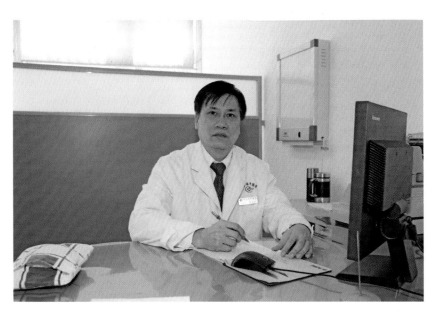

▲ 陈达灿（广东省中医院院长，教授，省名中医）

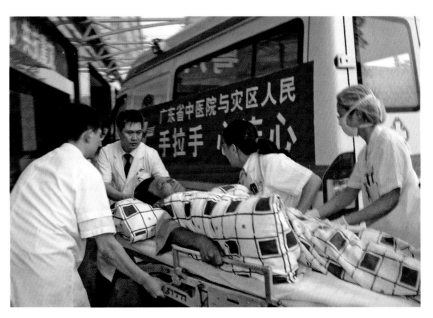

▲ 抗震救灾（2008年5月）

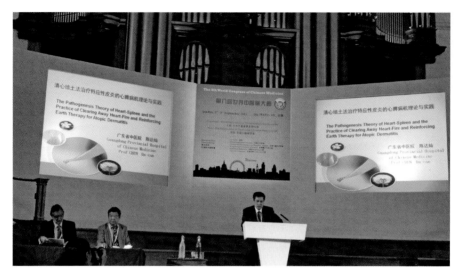

▲ 陈达灿教授在英国伦敦举行的世界中医药大会上演讲（2011 年 9 月）

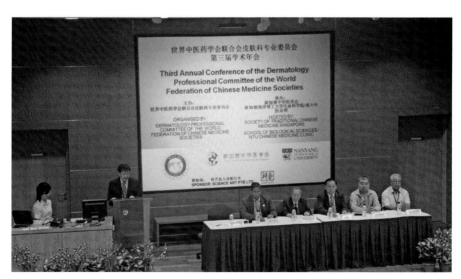

▲ 陈达灿教授在新加坡举行的世界中医药大会上演讲（2012 年 11 月）

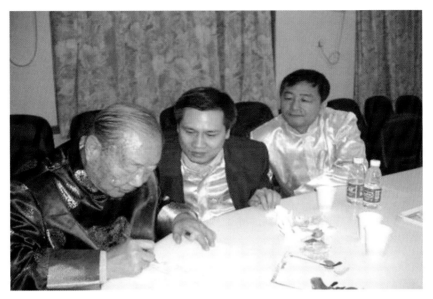

▲ 陈达灿教授跟师首届国医大师朱良春教授（2001—2004 年）

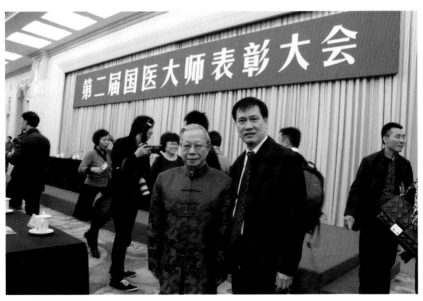

▲ 陈达灿教授跟师国医大师禤国维教授（1998—2001 年）

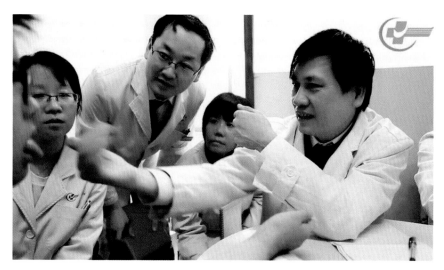

▲ 陈达灿教授临床带教

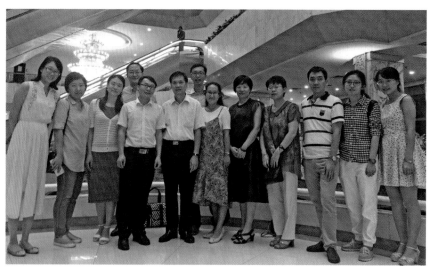

▲ 陈达灿教授与部分弟子合影

当代中医皮肤科临床家丛书（第三辑）

陈达灿

主审　陈达灿

主编　刘俊峰　莫秀梅

中国健康传媒集团

中国医药科技出版社

内 容 提 要

本书为陈达灿教授关于皮肤科的学术经验精华。从医家小传、学术思想、方药心得、特色疗法、专病论治、医话与文选、传承与创新七个方面，全面介绍了陈达灿教授的学医历程、学术特点及处方用药经验。本书适合中医临床家、皮肤科工作者及研究者、中医学生参考阅读。

图书在版编目（CIP）数据

陈达灿／刘俊峰，莫秀梅主编.—北京：中国医药科技出版社，2019.8
（当代中医皮肤科临床家丛书．第三辑）
ISBN 978 - 7 - 5214 - 1115 - 7

Ⅰ.①陈…　Ⅱ.①刘…　②莫…　Ⅲ.①中医学 - 皮肤病学 - 经验 - 中国 - 现代　Ⅳ.①R275

中国版本图书馆 CIP 数据核字（2019）第 071150 号

美术编辑　陈君杞
版式设计　麦和文化

出版　**中国健康传媒集团**｜中国医药科技出版社
地址　北京市海淀区文慧园北路甲 22 号
邮编　100082
电话　发行：010 - 62227427　邮购：010 - 62236938
网址　www.cmstp.com
规格　710 × 1000mm $^1/_{16}$
印张　18
字数　278 千字
版次　2019 年 8 月第 1 版
印次　2019 年 8 月第 1 次印刷
印刷　三河市航远印刷有限公司
经销　全国各地新华书店
书号　ISBN 978 - 7 - 5214 - 1115 - 7
定价　49.00 元

获取新书信息、投稿、为图书纠错，请扫码联系我们。

本书编委会

主　审　陈达灿

主　编　刘俊峰　莫秀梅

副主编　刘　炽　林　颖　李红毅

编　委　（按姓氏笔画排序）

丁常清　王海燕　邓家侵　叶思祺

刘　维　刘文静　李伟强　吴　卿

张　瑜　陈修漾　孟威威　赵　巍

晏烽根　黄楚君　温晓文　薛素琴

丛书前言

近年来，在国家中医药管理局、中华中医药学会的正确领导下，在老一辈中医皮肤科专家的关心和支持下，在所有中医皮肤科人的共同努力下，中医皮肤科事业取得了瞩目的成绩，涌现出了一大批中医皮肤科中青年骨干、专家。这些专家具有丰富的临床经验、独特的学术思想、较高的科研水平，已成为中医皮肤科事业发展的中流砥柱。

应广大读者的要求，中华中医药学会皮肤科分会组织相关人员编写了《当代中医皮肤科临床家丛书》第三辑，本辑专家以中青年为主，编写形式、内容与第一、二辑大致相同，但部分有所创新，旨在呈现当代中医皮肤科事业继承与发展的趋势，但由于诸多原因，仍有一大批中医皮肤科中青年专家未能出现在本辑，不失为一憾事。

在中华中医药学会的关心指导和中国医药科技出版社的大力支持下，本辑入选教授及团队通过辛勤努力，终于使《当代中医皮肤科临床家丛书》第三辑得以顺利出版，在此表示衷心的感谢！由于时间仓促，本辑可能存在不少问题，敬请同道指正。

杨志波
2016 年 11 月于长沙

禤 序

　　20 世纪 80 年代始，陈达灿于广州中医学院毕业后到广东省中医院皮肤科工作，并且一直谦虚地跟随我学习，其后成为我的第一批学术经验继承人。他勤奋好学，有着扎实的临床功底，开阔的临床思维，随后又师承国医大师朱良春教授。陈达灿从医 30 载，德艺双馨，厚德载物，是患者眼里的好大夫，学生心里的好老师，并获得广东省名中医称号，目前也是国家中医药管理局第六批全国老中医药专家学术继承工作指导老师。此外，陈达灿是广东省中医院院长，他勇于创新，管理成效显著，为广东省中医院的快速发展做出了杰出贡献。

　　1. 敢为人先，开拓进取

　　1995 年他负责皮肤科管理工作期间，敢为人先，改革和创新管理方法，充分发挥科室每个成员的特长，调动积极性，使科室临床水平、人才培养、中医特色、学科建设等方面有了跨越性发展。1997 年皮肤科成为医院第一批 2 个 A 级科室中的一个，并发展成为卫健委国家级重点专科和国家中医药管理局中医皮肤病学重点学科，成为全国规模最大、最具影响力、服务患者人数最多的皮肤专科之一。

　　2. 勇于创新，提高疗效

　　陈达灿先后以性病、脱发、特应性皮炎为主攻方向，并以提高临床疗效为目的研制了一系列有效的临床制剂。首创了"培土清心法"治疗特应性皮炎，该疗法的确切疗效经过"十一五"国家课题的临床验证，其核心内容已写入全国高等教育"十二五""十三五"规划教材中，撰写的"特应性皮炎中医诊疗方案专家共识"为临床医师提供了全新的治疗思路。治疗特应性皮炎的有效中成药"培土清心颗粒"已获得原国家食品药品监督管理总局药物临床试验批件，上市后将填补市面上尚无治疗特应性皮炎有效中成药的空白。此外，陈达灿提出脂溢性脱发本质为阴虚恋湿，立固肾滋阴、健脾除湿的治法，开发的益发口服液经多年的临床和实验研究证明疗效可靠，并且充分发挥中医药的特色疗法（梅花针叩刺、丹参穴位注射），采用综合疗法治疗重型脱发取得较好疗效。此外，陈达灿提出了补肾为主，兼以泄化瘀浊法治疗慢性难治性支原体、衣原体感染（非淋菌性尿道炎），临床疗效满意，研制的院内制剂"尿路清合剂"疗效确切，特别是为抗生素耐药的患者提供了有效的治疗药物，复发率低，无明显副作用。

3. 博采众长，不断进取

陈达灿带领团队开展的特应性皮炎临床及相关研究在国内中医界处于领先地位，但他仍不满足目前的临床疗效，不定期邀请中医界的名老专家进行特应性皮炎学术沙龙，吸取他们诊治特应性皮炎的有效经验，将中医辨证思路、用药经验和特色疗法进行归纳总结，针对性解决特应性皮炎治疗中的难点，不断提高临床疗效。陈达灿这种始终秉持虚心学习，勇于进取的工作态度值得学习。

看到如今有着如此成就的他，我非常欣慰，心情愉悦地阅读了由其弟子们整理的书稿，欣然为序。

禤国维

2019 年 1 月 10 日

前　言

　　陈达灿教授常说："中医是不是有效，就是要看临床疗效，实践是检验真理的唯一标准。"中医药的生命在于疗效，临床疗效的取得，在于扎实的中医理论基础，哲学的中医辨证思想，以及长期实践和创新中积累的行之有效的临床用药经验。陈教授17岁进入广州中医学院学习中医，毕业后一直从事中医皮肤科的临床、教学、科研工作，30年来不断进修学习，先后师承禤国维、朱良春两位国医大师，并获得全国首届中医药传承高徒奖。陈教授身兼数职，现任广东省中医院（广州中医药大学第二临床医学院、广东省中医药科学院、广东省中医药研究院）院长，广州中医药大学中西医结合学科带头人，中华中医药学会副会长。虽然日常行政工作繁忙，但从不间断临证实践，精湛的医术、显著的疗效、高尚的医德，吸引了大量国内外患者慕名前来就诊。陈教授常常采用一个简单的方剂、几味清灵的中药就解决了患者的病痛，这种遣方用药的自信源于对中医疗效有坚定的信念。

　　本书是在陈教授的弟子刘俊峰、莫秀梅、刘炽、林颖、黄楚君、邓家侵、刘维、陈修漾、吴卿、赵巍、孟威威等的协助整理下完成，以期为同道交流提供借鉴资料。

　　全书内容共七章，分为医家小传、学术思想、方药心得、特色疗法、专病论治、医话与文选、传承与创新等七个部分。其中医家小传部分，介绍了陈教授的学医、从医生涯及成长之路；学术思想、方药心得部分介绍了陈教授的学术特点和处方用药经验；特色疗法部分介绍了陈教授临床上常采用的特色疗法及心得和体会；专病论治部分详细介绍了常见病、多发病的治疗经验和体会，且附有医案，反映了陈教授的临证特点；医话与文选部分为对目前的主攻病种——特应性皮炎中西医发病机制异同的比较，对培土清心方的源流及中医药治疗的优势与特色的分析，以及陈教授在临床皮肤病诊疗与医患沟通方面的体会；传承和创新部分为陈教授撰写的文章及其弟子跟师过程中总结的跟师临床经验及心得，以及围绕主攻病种进行的相关研究。

在编写过程中，承蒙陈达灿教授亲自指导并审定书稿，特此感谢。在即将出版之际，特别感谢国医大师禤国维教授亲自为本书作序。由于编者水平所限，书中难免有不足之处，恳请各位同道批评和指正。

编者

2018 年 12 月 21 日于广州

目　录

当代中医皮肤科临床家丛书（第三辑）

陈达灿

第一章 医家小传

一、机缘巧合，白云山麓读岐黄

1962 年 7 月，陈达灿出生于广东阳江的一个平凡而普通的家庭。从小的艰难生活，锻炼了他吃苦耐劳，坚忍不拔的意志。虽然在农场子弟学校读书条件艰苦，但受严格的部队式管理和党员父亲的影响，加上天资聪颖、读书刻苦，他的学习成绩一直名列前茅，是老师眼中的好学生，高中更以全年级第一名的优秀成绩毕业。他喜爱理工科，申报高考志愿时本想报考工科学校，但妈妈身体不好，父亲和学校校长也都极力劝说他报读医科，遂机缘巧合进入广州中医药大学。上大学后他曾一度对中医兴趣不大，遗憾没有选择自己心仪的专业而缺乏学习的动力。入学后渐渐转变了想法，他想起家乡医疗条件不好，小时妈妈胃疼发作严重，总是半夜喊来乡医，不管多晚，医生总是毫无怨言地及时赶到给妈妈用上药，缓解妈妈的痛苦。"医生的工作是如此的高尚，我既然已经选择了这门学科，为什么不下定决心好好学习呢？不能再虚度时光了。"自此以后，他沉下心不再懊恼自己的选择，开始认认真真地勤奋学习中医理论。有一年 5 月酷暑，学校流感流行，他突然高热恶寒，盖多层棉被不得解，吃了不少退热西药，体温虽降但数小时后又反复高热，缠绵多日，非常痛苦。这时，教授温病的老师给他辨证处方白虎汤，并嘱咐买来大西瓜吃肉留皮，以西瓜皮煮水多次饮用。神奇的是，服药后虽没有骤然退热，但体温缓慢平稳下降，热退后神清气爽。他觉得夜间仍有心烦不安，遂自行参照《伤寒论》中"伤寒汗吐下后虚烦不眠，心下懊憹"口服栀子豉汤，奈何晚上买药不便，宿舍里只有老家带来的阳江豆豉，便试试将就着煮水饮用，心烦很快缓解。经历这次生病，他被深深地触动了，中医是如此博大精深，简便廉验，因此他下定决心，要好好学习中医，用好中医。从那时开始，他格外珍惜读书时光，把所有的时间用在学习上，反复研读四大经典，从而打下了扎实的中医基础。在学期间，哲学也是他喜欢的选修课之一，唯物主义的辩证思维启迪了他探索中医的本真，追溯中医的本源，深深影响了他的中医临床思维。1982 年在湛江第二中医院见习期间，他刻苦认真地跟随妇儿内科等老师学习，临床和理论相结合，使他的中医临证能力得到了提高，更加坚定了他要学好中医，为更多患者解除痛苦的信念。

1984 年，陈达灿以优秀毕业生的荣誉在广州中医学院毕业，并通过重重考核获得了留校资格，进入广东省中医院工作。按照医院的安排，他被分配到皮肤科工作。听说分配了皮肤专业，他暗暗高兴，"皮肤科虽是小科，可非常有中医的特色和优势，我要好好钻研，用简便廉验的中医手段，为病人解除病痛。"工作初期，他曾先后到中山二院、广医一院进修皮肤病性病的治疗和激光技术，打下牢固的西医皮肤专科知识基础。在中医方面，又受到皮肤科门诊梁剑辉、禤国维等教授的师承和教导，从此踏上了中医皮肤科这条道路。

二、结缘良师，从医之路更宽广

学习传统中医的重要方法是言传身教，在陈达灿中医皮肤临床的杏林之路上，离不开三位老师的启蒙和指导。

梁剑辉教授是广州中医药大学第一届优秀毕业生，在 20 世纪 70 ~ 90 年代任广东省中医院皮肤科科室主任，是第一位把陈达灿领进中医皮肤专科的老师。当年陈达灿一边开展门诊工作，一边跟随梁教授学习，传承了梁教授很多宝贵的中医临床经验。梁教授擅长荨麻疹、湿疹、脱发、痛等常见皮肤病的中医治疗，他的处方虽药味不多，但立意强，君臣佐使配伍灵活，用药轻灵，苦寒药少，颇具特色，对陈达灿中医用药的思路影响很深。

20 世纪 80 年代始，陈达灿跟师禤国维教授学习，下班后跟随老师夜诊数年。禤国维教授，第二届国医大师，广州中医药大学首席教授，全国名中医，岭南皮肤病流派的创始人之一。禤老的学术造诣深厚，他根据周易的阴阳理论，结合中医阴阳平衡的理论，提出"阴阳之要、古今脉承，平调阴阳、治病之宗"的皮肤科疑难疾病治疗思想。他创立了补肾法治疗疑难皮肤病，以六味地黄汤为底组成系列验方，治疗红斑狼疮、皮肌炎等难治性、顽固性皮肤病。禤国维教授传承了岭南皮肤病流派精髓，根据岭南地域的不同，阐发了痤疮、脂溢性皮炎肾阴不足、冲任失调、相火过旺的中医病机，认为皮脂当属中医"精"的范畴，属肾所藏，肾阴不足，相火过旺，虚火上扰，迫"精"外溢肌肤、皮毛，则皮脂增多，热蕴肌肤、皮毛则生痤疮、脂溢性皮炎，故治疗采取滋肾泻火、凉血解毒之法。禤老处方药味厚重，考虑周全，医术高超，德艺双馨，从医六十多年，心中时时刻刻装着病人。在这个阶段，陈达灿继承了禤老学术经验，在临床上发挥应用，而在禤老的熏陶和影响下，更让他立志成为一名仁心仁术的好医生。

在国家名中医师承计划的推动和医院的支持下，陈达灿从 2001 年开始师从全国名老中医朱良春教授。朱良春教授对虫类药悉心研究数十年，善用虫类药治疗疑难杂症，饮誉医坛，有"虫类药学家"美称，善用虫类药的攻坚破积、活血祛瘀之性治疗癥瘕积聚，肿瘤、顽痹等一切血瘀征象，以推陈致新；善用其息风定惊之性治疗肝风内动等晕眩、抽搐等神经系统疾病，以平肝息风；善用其宣风泄热、搜风解毒之性治疗风邪、热邪、毒邪所致的皮肤病、温热病和大风、历节病等；善用其消散痈肿、收敛生肌之功效治疗外伤、痈肿、顽疮等。朱良春教授善于治疗疑难顽痹（如类风湿性关节炎晚期、强直性脊柱炎等），认为顽痹病情顽缠，为精血亏虚、肾督受损、痰瘀交阻、经脉痹闭所致，以益肾壮督治其本，蠲痹通络治其标，研创了"益肾蠲痹丸"，疗效显著。

陈达灿继承了朱良春教授的中医辨证论治的学术思想和中药用药经验，在疑难皮肤病的病因病机、辨证用药上有所突破，在 2007 年获得了全国首届中医药传承高徒奖的荣誉。这个时期，更是陈达灿临床经验积累、深入思考和创新疑难皮肤病中医病机和治法的时期，如创立清心培土法治疗特应性皮炎的理论等。陈达灿在学术上厚积薄发，三位中医老师的启蒙和指导起了重要作用。

三、勇于创新，中医特色显身手

1995 年陈达灿开始担任广东省中医院皮肤科负责人，当时皮肤科还是一个只有几个人的小科室，他在科室里虽然资历不高，但他热爱科室，一心一意投入到科室的建设工作中。"科室管理要有自己的思想和方向"，他就任不久，就开始重视专科专病建设，积极推行中医特色疗法，加强研究生培养、科研工作和进行奖金分配改革等各方面工作，调动大家的工作积极性，让科室的每一个人都发挥自己的长处。他和禤老根据岭南的地域、气候特点，建立了地域特点鲜明的湿疹、脱发、痤疮、性病、红斑狼疮等专科，走在国内同行前列。他把工作重点放在更好的创新中医技术手段、发挥中医特色治疗、取得更好的临床疗效上，科室积极开展了脱发治疗、中药敷脐治疗、中药临方调配、中药面部美容倒模、激光治疗等各种特色治疗。"疗效是王道"，病人的口口相传，"一传十，十传百"，省中医皮肤科的名声远播，吸引了大量的病人前来就诊。科室多次获得广东省中医院先进集体的荣誉。

年轻的陈达灿对创新中药制剂有着浓厚的兴趣，他常常到制剂室虚心求学，有了想法马上制作，应用于临床。一次偶然机会，前来进修学习的医生提出，能不能有一种改善面部黄褐斑的中药制剂，陈达灿意识到临床的大量需求，开始查阅多种古籍文献，最终选定《千金方》中白芷、茯苓等多种美白中药，经过反复的临床应用和改良成为院内制剂增白散等系列产品。针对损美性皮肤病，内外结合，在中医辨证治疗的基础上，外用中药，配合石膏倒模技术、面部按摩以及冷热喷雾，不但提高了临床疗效，更是满足了患者需求，也带动科室的美容治疗室的发展。除了祛斑美白系列，陈教授还创新了脱发等系列产品，如茶菊脂溢性洗剂、硫黄脂溢性洗液、乌发生发酊、滋阴祛脂生发口服液、固肾健脾生发口服液，在临床应用二十多年，疗效甚佳，深受患者喜爱，至今仍是广东省中医院院内制剂销量最高的拳头产品。

在皮肤科当科室负责人的两年多，他带领科室在学科发展、科研、临床、特色疗法、制剂创新等各个方向齐头并进，从一个几人的小科，发展成为走在医院队伍前几名的重点专科。在管理科室事务的同时，他坚持一线临床工作，日间接诊 80～100 名病人，对于白天临床不能解决的问题，夜间则查阅古籍、文献资料寻求答案。当时他为主编一本中医皮肤科专著，一连几个月每晚泡在图书馆，用手抄写了整整几百页的文献，消化吸收，取其精华，虽然最后书籍因特殊原因未能出版，但年轻时代的大量临床实践经验与理论学习总结，为他今后的学术发挥筑牢了基础。

四、厚积薄发，传承弘扬写新篇

陈达灿教授师承梁剑辉、禤国维、朱良春等多位老师，博采众长，但他从不拘泥于老师的经验用药，而是融会贯通、积极创新、实践于临床。例如，中药豨莶草味辛苦性寒，可祛风湿，强筋骨，清热解毒，朱老常以稀莶草治疗风湿痹痛之证，祛风湿活血通络屡建其功，而陈教授在临床中发现，雄性激素型脱发患者因工作压力大、熬夜、睡眠少等因素而致体质肝肾阴虚，加之广州地属湿地，气候潮湿，复加饮食肥甘滋腻，往往证见肝肾阴虚，瘀血阻络，阴不养发而脱，湿邪化火熏蒸发浆而溢脂，治法上养阴则易恋湿，利湿则易伤阴；而豨莶草补肝肾、祛风湿、活血通络之功正切合该病病机，故大胆创新应用之，治以二至丸为基础方补益肝肾，加用豨莶草养阴利湿，通

4

其脉络，导其湿热，同时能平肝化瘀，开其毛窍，则邪去自安。又例如朱老因喜用虫类药治疗疑难杂症，而陈达灿教授在朱老应用虫类药经验的基础上发挥和创新，在临床中医辨证治疗上以虫类药物治疗疑难皮肤病，取虫类药善行之性入络搜风，取毒性之偏以毒攻毒，取得良好的效果。如慢性荨麻疹病因病机虽多，但均与风（外风、内风）有关，故其治疗当以祛风为首务。蕲蛇"风瘾疹瘙痒难除者，非此不除，有截风要药之称"，陈达灿教授治疗时加用蕲蛇（或乌梢蛇 15g ~ 20g）透剔搜风，配合僵蚕宣散风热解毒，蝉衣轻浮达表，凉散风热；佐以炒荆芥、赤芍祛风凉营，白鲜皮、地肤子、徐长卿清热利湿，祛风止痒疗效颇佳。如治疗复发性顽固性斑秃，陈达灿教授常在辨证论治基础上加用地龙干 10 ~ 15g，取地龙走窜之性以祛风通络、滋阴潜阳、通络生发，配合二至丸等药物补益肝肾以生发，对工作紧张、经常熬夜、血压偏高的青中年脂溢性脱发证属阴虚阳亢者尤为适宜。又如带状疱疹后遗神经痛临床上治疗非常棘手，虽皮损痊愈但痛如针刺，经久不除，往往是由于湿热未尽，余毒未清，瘀热互结，滞留经络，不通则痛，治宜清热利湿，活血化瘀，养血通络止痛，陈达灿教授针对痹症日久邪毒深遏肌肤腠理的病机主要环节，在辨证治疗上加用全蝎粉（3 ~ 5g 冲服）以毒攻毒、活血通络止痛以取效。

陈教授在长期的临床实践中创立了一套独树一帜的临证思路和方法，在脱发病、变态反应性皮肤病等方向有所建树。他认为皮肤病虽现于体表，却与五脏六腑有着密切的关系，尤其是脾胃二脏，常以脾胃论治各种皮肤病。李东垣云："内伤脾胃，百病由生……百病皆由脾胃衰而生。""脾主运化水湿"，脾不健运、湿邪内生引起渗液、流滋，如湿疹；"脾主肌肉"，脾虚气血生化无源，四肢肌肉无力，致皮痹、肌痹；"脾统血"，脾虚不能统摄，血行脉外则出现葡萄疫；脾与胃相表里，胃火上炎而至痤疮、口疮。岭南地区人群素体脾胃虚弱，脾不健运，湿邪内生，加之处于湿热之地，外湿、内湿相合导致湿邪缠绵难去，疾病缠绵难去。因此，从脾胃论治特应性皮炎、慢性湿疹、慢性荨麻疹、脱发、过敏性紫癜、红斑狼疮、硬皮病等疑难皮肤病，可取得良好疗效。陈教授认为，脱发多与肝肾、气血亏虚有关，但熟地、首乌、枸杞子等补肝肾、补气血之品质地滋腻，易碍脾生湿，影响诸药吸收、运化。脾胃为气血生化之源，为多气多血之脏腑，故治脱发在补肝肾气血的同时，更需固护脾胃，用药当清和，唯有清和之气，方能健运脾胃，助脾胃运化水谷，化生气血，滋养毛发。陈教授喜用太子参、山药、白术、茯苓等健运脾胃之品以增效，使补而不腻。皮肤病常因湿热之邪致病，陈达灿教授在辨证治疗湿热证的皮肤病时，强调苦寒攻下之剂中病即止，以防败胃，亦不过用辛香燥热，寒凉之品，以免损伤胃气，耗劫阴液。他用药轻灵，清利湿邪，少用性温燥之品，而常用性平味轻的药物如茯苓、薏苡仁、白术等以健脾渗湿；常以苍术、川朴、陈皮等理气化湿，亦多用淡竹叶、灯心草、泽泻淡渗利湿，"治湿不利小便，非其治也"，使湿邪从小便而出，因势利导，祛邪不伤正，事半而功倍。

五、海纳百川，杏林之树发新芽

陈教授从事临床、科研、教学工作三十载，身兼多职，虽然平常行政工作繁忙，但从不间断临证实践，医术精湛，吸引了大量国内外患者就诊，治疗各种常见、疑难中医皮肤疾病疗效显著。但他从不循古守旧，而是孜孜不倦地学习，在临床上不断创新。有时一个新的治法，一个新的用药，他会选择应用于不同的患者、不同的病种，进行反复实践来验证其疗效，形成自己新的理念。陈教授常常提醒学生们："遇到中医临证问题要多思考，不要因循守旧，一些新的用药和治疗思路要通过在临床上的反复实践、论证，才能取得突破。"

十多年前，陈教授接诊了几位非常严重的特应性皮炎华裔儿童患者，他们在国外治疗多年，应用多种药物甚至系统应用激素口服均不效，几乎丧失了治疗的信心，为寻求中医治疗而归国。他根据皮损辨证，结合"小儿脾常不足、心常有余""诸痛痒疮皆属于心、诸湿肿满皆属于脾"等中医理论，以清心火解毒、健脾渗湿、疏风止痒为治法，仅灯心草、淡竹叶、连翘、白术、钩藤寥寥数味，药虽轻清，却取得了意想不到的良好疗效。这引起了他的反复思考，在长期的临床实践中逐渐形成和创立了以培土清心法治疗特应性皮炎的辨证思路和治法。并由此总结"脾虚湿蕴、心火偏盛"是特应性皮炎的基本病机，发作期以心火偏亢为主，脾虚湿困为次，以灯心草、淡竹叶、连翘、白鲜皮等清心火疏风除湿；缓解期以脾虚湿困为主，心火偏亢为次，治以四君子汤加减，人参改为太子参以益气养阴润燥，配以白术、茯苓、山药、苡米、芡实等以健脾除湿固本。该病病程中虚实并见，在各个病程阶段辨证着重点不同，但健脾始终贯穿整个治疗过程，"胃喜润恶燥，脾喜燥恶湿"，脾气健运则湿邪得去。特应性皮炎多见儿童、青少年，他在治疗小儿皮肤病时尤其重视调理脾胃，因考虑小儿是"纯阳之体""稚阴稚阳"之体，其

"脏腑娇嫩，形气未充"，存在卫表不固、脾常不足的生理和病理特点，故治疗时常用四君子汤、参苓白术散、保和丸等健脾、运脾、消导之方，并在健脾的基础上配合祛风、清热、利湿、解毒之剂。

陈教授不断创新实践，不但体现在中医辨证内服药物方面，也强调内外合治、综合治疗的方法。他认为内治法能发挥中医整体观念、辨证论治的特色以治本；外治法直接作用于患病部位，提高局部药物浓度，药效直达病所以治标。两法配合应用治疗能起到相辅相成，标本兼治，提高疗效的作用。如他早在 20 世纪 90 年代开始就创新应用综合疗法治疗各种脱发，梅花针叩刺、金粟兰酊外搽红外线照射可疏通经络，运行气血，改善脱发区血液循环，刺激毛囊，兴奋毛发生长点，促进生发。以梅花针、刺络放血拔罐治疗带状疱疹后遗神经痛以活血化瘀通络止痛；以丹参、高丽参、当归穴位注射双手、足三里疗法可健运脾胃，益气血生化之源，活血化瘀通络，使气血充盛，经络通畅，毛发得以濡养。他还创新将中医推拿、按摩手法与基础润肤治疗相结合治疗特应性皮炎。他认为，中医外治法中的推拿、按摩不但可促进外用润肤保湿剂的吸收，而且通过辨证取穴，手法补泻，可扶正祛邪，调节全身脏腑、气血，起到改善皮损和瘙痒，缓解该病产生的焦虑情绪，促进患病儿童和青少年的心身健康、发育和成长的作用。推拿、按摩治疗时借助橄榄油、山茶油等润肤保湿剂，成为全身润肤基础治疗的一部分，并增强了润肤治疗的作用。推拿基本手法根据培土清心法选穴：发作期清心，清天河水，清小肠，揉总筋，运内劳宫，沿两侧膀胱经抚背；缓解期补脾，补脾经，揉脾俞，揉中脘；配合摩腹，捏脊，按揉足三里。选穴可根据皮损辨证加减：如皮疹鲜红或丘疹、水疱，渗液明显，加水底捞月，揉小天心，清脾经；皮肤干燥、粗糙、增厚或呈苔藓样变者，加补胃经，揉板门，按揉三阴交。也可根据全身症状辨证加减：如瘙痒剧烈者，上半身皮疹为主加掐曲池，下半身皮疹为主加按揉三阴交、掐风市；烦躁易怒或口舌生疮者加按揉、掐、捣小天心，清肝经；便溏、纳呆者加补大肠，揉脐，上推七节骨及揉板门；大便干结者加清大肠、退六腑，揉天枢，下推七节骨。其中，足三里、三阴交、曲池等穴位也可用于成人。可每天进行 1~2 次。小儿推拿可根据患儿整体和皮损辨证结合，选择简单易行的穴位，指导家长在家中进行治疗。从西医学的角度看，外用药物结合推拿、按摩手法可调节免疫系统、调整胃肠功能，对神经体液、内分泌和血液循环系统也有一定的调整作用。

六、言传身教，辛勤耕耘育新苗

中医药的生命在于疗效，而临床疗效的取得，在于坚定的中医信念，扎实的中医理论基础，哲学的中医辨证思想，以及长期实践和创新中积累的行之有效的临床用药经验。陈教授常常说："中医是不是有效，我们就是看临床，实践才是检验真理的唯一标准。"他临证时言传身教，基本不用西药，常常是一个简单的方剂、几味清灵的中药就解决了患者多年的顽疾，让学生们树立了学习中医的信心。不管在学习还是工作中遇到临床问题，他不厌其烦地为学生释疑解惑，毫无保留地向学生们传授经验，鼓励他们不断实践和创新。

在科研方面，陈教授做学问、做研究的严谨、认真、高要求是出了名的，一篇讲稿、一篇论文往往经过反反复复的思考和修改。他强调要实事求是，不要怕出阴性结果，常说："作为我的学生，你们做研究一定要诚实，阳性结果也好，阴性结果也好，千万不能在做学问上面造假"，"研究要掌握方法，要用先进的、规范的、国际公认的方法从事研究，这样的研究才有意义，才能得到认同"，"如果我们做研究只是为了做研究，那就大错特错了，我们踏踏实实做研究不是为了名，也不是为了利，而是为了研究更好的治疗方法，更好地提高临床疗效，为更多的病人提供更好的治疗方案。"科研要努力服务于临床，最终目的是为临床服务，不能因为要做科研而做科研。从"十五"攻关课题、到"十一五"攻关课题、中澳合作项目课题、国家自然科学基金课题等，都紧紧围绕着寻找临床最优方案的目的开展，以求更好地提高特应性皮炎的临床疗效，应用于临床。值得骄傲的是，培土清心法经过多年的理论和临床实践的论证，已获得全国同行的认可，成为中国特应性皮炎中医治疗专家共识的主要内容。2017年9月，陈达灿教授研发的培土清心颗粒获得原国家食品药品监督管理总局药物临床试验批件，有望进一步研发新药帮助到更多的特应性皮炎患者。

陈教授常常告诉学生，学习永无止境，要谦虚地保持一种学习的态度，勤求古训，博采众长，像海绵一样吸取新方法、新知识。他虽公务繁忙，却仍然坚持每周出门诊，出差路上、午间休息，挤出时间读古籍、看文献、学英文。他门诊有一个小小的习惯，有从其他医生转诊来就诊的患者，他一定会详读之前的病历、处方、用药，根据用药反应，再结合患者的体质、病情特点，扬长避短，学习他人所长。陈教授常常不满足和拘泥于既有的临床疗效，不断创新中医治疗理念。在繁忙工作之余，他一直孜孜不倦地阅读百家书籍，常随身带有中医书籍，即使是中午休息、出差、开会前后的简短时间，亦每每取书而阅。纳百家之长，有容乃大。虽然他带领团队开展特应性皮炎已经十多年，在国内中医界较为领先，但他仍然不断创新中医辨证的思路、用药和特色疗法，不定期邀请中医界的老专家组织特应性皮炎学术沙龙，汲取其他中医大家的经验。陈教授的言传身教，带出了一批皮肤科的骨干力量，他的学生遍布全国，都在自己的岗位上努力进取和工作着。

七、德艺双馨，前进路上不停步

陈教授1984年从广州中医学院毕业到了皮肤科，一直以来的宗旨就是踏踏实实、一步一个脚印地做一个好医生。他从医三十载，德艺双馨，厚德载物，是病人眼里的好大夫，是学生心里的好老师。除了当医生，陈教授还身兼数职，1997年担任广东省中医院副院长，2011年任广东省中医院（广州中医药大学第二附属医院，广州中医药大学第二临床医学院，广东省中医药科学院）院长。广东省中医院的服务病人量已经连续十多年保持全国第一，主要业务指标居全国同行前列；在第三方研究与评估机构发布的"中国中医医院竞争力100强"，2013～2017年连续5年排名全国第一。医院的规模不断扩大，目前已经发展成为拥有五间三甲医院、三个分门诊的大型综合性中医院，还包括广东省中医药科学院、广东省中医药研修院。作为一个院长，在其位谋其政，陈教授说："相对于医生角色，院长面对的是一个庞大的系统，环境更为复杂，需要慎之又慎，而医生相对单纯些，看好了病就有成就感，工作也相对有规律，重要的是有良好的医德、医术。院长要考虑医院的长远发展，要不断思考如何创新才能应对政策、环境的变化，做好掌舵人"，"在国家新的医改政策的引领下，我们医院一定会继续秉承中医水平站在前沿，西医学跟踪得上，管理能力匹配到位，为患者提供最佳的诊疗方案，探索构建人类最完美医学的宗旨，孜孜以求，勇攀医学高峰。"陈教授认为充分发挥中医特色和优势，是推进中医事业发展的战略选择，也是各级中医院的立院之本。根据我院自身的实际情况，确立了"形成中医特色和优势，提高中医临床疗效"的医院建设和发展思路，通过构建高素质的中医、中西医结合人才队伍，以专科专病建设为龙头和制定相应的激励保障机制等三大措施，全面构建发挥中医特色优势的环境和氛围，取得了较好的效果。他的出色表现被中国医院协会授予"全国优秀医院院长"，中国科学技术协会授予"全国优秀科技工作者"荣誉称号。

另外，陈教授是广东省中医院皮肤科的学术带头人，广州中医药大学中西医结合学术带头人，也是中华中医药学会副会长，广东省中医药学会副会长，兼任世界中医药学会联合会皮肤科专业委员会会长，中华中医药学会皮肤病专业委员会副主任委员，中国中西医结合学会皮肤性病专业委员会副主任委员，广东省中西医结合学会皮肤科专业委员会主任委员等学术任职。在繁忙公务的同时，他数十年如一日地坚持学术研究，思考中医的发展，不断思考临床问题、解决临床问题。即便走上管理岗位，也要保证每周的专家门诊，保证跟一线医护人员的业务交流，平时管理工作太多，就把周末和休息时间拿出来做学术。陈教授说，"医生没有所谓的八小时工作制概念，确实是个很苦的职业，而且由于患者个体差异、未知因素以及客观条件的限制，医生有时面对疾病真的是束手无策，显得很无力很焦虑，再加上患者的不理解，医生也会有很多委屈。但是能帮到人的时候，又很容易就收获快乐，病人的痊愈就是对医生最大的奖赏。做学术研究也是，医生需要不断学习和提高，不断思考，路虽然很苦，但有所突破，对临床工作有所促进和帮助，又是非常让人快乐的事情。"陈教授在 2014 年和 2016 年先后被授予"广东省五一劳动奖章"和"全国五一劳动奖章"。

"成功的关键，在于胸襟和眼界，思想有多高，路就有多远。要超越自我是最难的，应该不断学习和思考，寻找出路和方向。"这是陈教授对自己三十年工作的感悟，也是他鞭策在中医道路上努力前行的后辈们的肺腑之言。

第二章　学术思想

一、谨守病机，三因制宜

中医学根植于中国文化，是自然科学与人文科学兼而有之的独特医学，运用了古代哲学的思辨方法，并影响和指导着中医人的临床思维，最具代表性的为天人相应的整体观、阴阳五行生克制化的平衡观、扶正祛邪以及治未病的防治观，体现在处方用药中，讲究的是一种平衡和相互关系。辨证论治常存在辨病和辨证之统一，而皮肤病辨证则较为复杂，皮损辨证和整体辨证在不同情况下会有所侧重。陈教授认为，每一种疾病都存在一种基本病机和传变规律，而变化的则是根据地域、气候、时间、感邪的程度和个人体质状态导致同一疾病在不同的人中体现的证有所不同，应三因制宜，把握病机的关键点。

《太平圣惠方》云："岭南土地卑湿，气候不同，夏则炎热郁蒸，冬则温暖无雪，风湿之气易伤人。"陈教授在长期临床实践观察中发现，岭南地区长年潮湿闷热，这种气候的特殊性决定了人群容易感受湿热之邪，导致各种皮肤病高发。湿热之邪为患，伤人气阴、阻滞气机，导致病程缠绵难愈。南方人体质原不如北方人壮实，且外来湿邪长期耗伤阳气，加之现代城市人不喜劳作活动，长期待空调房，喜饮冷饮凉茶，暴饮暴食，工作压力大，精神紧张熬夜，导致先天之精和后天之气失去固护，都决定了岭南皮肤病正虚邪恋的特点，尤其常见脾虚为本，湿邪留恋之证，而少见明显大寒大热之证。

陈教授处方考虑到岭南地域和人体体质的因素，选药少用附子、石膏、麻黄、大黄等过温或过寒之药，也不过用辛香燥热、寒凉之药，以免损伤胃气、耗劫阴液，而多采用清轻宣气、气味平和之品，如一些花、叶类药物和岭南地道草药，以求祛邪不伤正。如疏风止痒用金银花、桑叶、菊花、荆芥、防风、蝉衣、苏叶；清热利湿用萆薢、茵陈、土茯苓、白鲜皮、地肤子、马齿苋；清肝胆之热用黄连、栀子、虎杖、钩藤、车前草；清热解毒用鱼腥草、连翘、灯心草、蛇舌草；祛内风止痒用白蒺藜、乌蛇；燥脾湿用白术、苍术、陈皮、厚朴；清胃热养阴用知母、花粉；清肠道湿热用布渣叶、火炭母、鸡布茵；清热凉血用生地、赤芍、丹皮、白茅根、水牛角等。

在治疗湿热证的皮肤病时，应抓轻重缓急，标本先后。如湿疹形于外而发于内，以湿热为标，脾虚为本，先治其标，后期调理脾胃，利气助运，以固正气。苦寒攻下之剂应中病即止，勿使苦寒太过，可以使用一些炒制药物例如炒黄连、炒栀子减少药物苦寒之性，以防败胃。"治湿不利小便，非其治也"，小儿多用淡竹叶、灯心草、布渣叶、白茅根等淡渗利湿，使湿邪从小便而出，因势利导，可祛邪不伤正；也常以陈皮、苍术等燥湿理气；后期可以性平味轻的药物如太子参、云苓、苡仁、白术等健脾渗湿固本。

二、脾土为枢，顾护后天

陈教授提出治疗疑难皮肤病，以"脾土为枢"的学术思想，补益不碍胃，攻邪不伤脾，重视健脾、理脾和护脾。他认为皮肤病虽现于体表，却与五脏六腑有着密切的关系，尤其是脾胃二脏。李东垣云："内伤脾胃，百病由生……百病皆由脾胃衰而生。"脾胃之气互根互生，相互协同，共同完成水谷精微的化生过程，并以之濡养五脏六腑、四肢百骸。"有胃气得生"，故脾胃之气，后天之本，也是一身正气之所在，"正气存内，邪不可干"，胃气的强弱决定着疾病的转归，脾为后天之本，脾为中土，五脏相关，脾胃在疾病发生发展及预后起到举足轻重的作用。一些急重的皮肤病如药物疹、红皮病，急性期控制后，可通过培护正气以促进机体修复的作用；一些免疫系统的慢性疾病如红斑狼疮、天疱疮或者后期的疮疡等，可通过固护后天之本、扶正祛邪，促进疾病向愈。

固护脾胃更是慢性皮肤病稳定好转、减少复发的关键因素。例如，特应性皮炎的中医辨证治疗中预防和减少复发的关键就在健脾和运脾，而西医学也证明，肠道微生物和消化道生态平衡的建立，对于预防特应性皮炎的产生和治疗有一定的意义。特应性皮炎好发于儿童，小儿是"纯阳之体""稚阴稚阳"之体，其"脏腑娇嫩，形气未充"，存在卫表不固、脾常不足的生理和病理特点，故陈教授在治疗小儿皮肤病时尤其重视调理脾胃，治疗时常以四君子汤、参苓白术散、保和丸等健脾、运脾、消导，并在健脾的基础上配合祛风、清热、利湿、解毒之剂，处方时更充分考虑到小儿口味，选用一些甘淡而不苦寒之品，便于孩子服药。

皮肤病以湿邪为病居多，湿邪为患，来源于天地人，外常兼夹其他外邪，如风、寒、暑、热邪，内常脾胃运化失职，湿邪内生，湿邪困脾，湿邪化热，蕴于肌肤而为病，内外湿相合导致湿邪缠绵难去。《素问·至真要大论》曰："诸湿肿满，皆属于脾。"脾胃为气机升降的枢纽，脾主运化水湿，脾不健运、湿邪内生引起渗液、流滋，如湿疹、大疱病等；故在论治湿疹、特应性皮炎、天疱疮等慢性皮肤病应非常重视脾胃在发病中的主导作用，通过调理脾胃升降为枢，枢纽一开，便能宣通三焦气机，让湿邪有所去路。

"脾主肌肉"，脾虚气血生化无源，四肢肌肉无力，致皮痹、肌痹；"脾统血"，脾虚不能统摄，血行脉外则出现葡萄疫；"脾为气血生化之源"，血不能濡养肌肤，血不能滋养生发，故见皮肤干燥、瘙痒和脱发；"脾开窍于口""脾之华在唇""脾胃相互表里"，脾之湿热、胃火上炎而至口疮、唇炎。故除了湿疹皮炎、特应性皮炎等疾病外，陈教授常从脾胃论治皮肌炎、硬皮病、老年性瘙痒症、脱发、过敏性紫癜、口腔溃疡、口周皮炎、唇炎等疑难皮肤病，如脱发治以培土滋阴补肾，色素性皮肤病以培土化瘀祛邪，难治性性病以培土补肾泻浊等；治病求其本，升脾阳、降胃气，固护脾阴、勿伤脾阳，取得良好疗效。

陈教授治脾用方不投猛剂，不用大方，平中见奇，以参苓白术散、四君子汤、补中益气汤、平胃散、藿朴夏苓汤等方灵活加减。陈教授认为，脾胃为多血气之脏腑，用药当清和，唯有清和之气，方能健运脾胃，选药多选用平和之品，助脾胃运化水谷。例如陈教授喜用太子参，其补气之药力虽较人参、党参弱，养阴清火之药力亦不如西洋参，但其味甘、微苦、性平，兼具补气、养阴、生津之功，既可益气健脾，又可生津润肺，补而不燥，是补气中的一味清补之品，尤其适合慢性脾虚兼夹湿热之体质所用。

三、病证结合，衷中参西

陈教授认为，两种医学理论体系的对立和争鸣对医学的影响显而易见，有利有弊，他主张中西医交融，取长补短，中医辨证和西医辨病相结合是一种可行的形式。他认为任何疾病的发生和发展都有一个主要矛盾，都有其发生发展和演变的规律，故应在辨病的基础上进行辨证论治。例如药物疹、病毒疹等发热皮疹类疾病，大部分存在卫气营血的传变规律，热在卫分和气分则清卫气分热，热在营血分则清营凉血，有一分热邪就清解一分，使之不留后患，如果热退正虚，则以扶正养阴为主。

而在辨病明确疾病的基本病机和传变规律之后，辨证需要抓主证和主症，主证决定全局主导地位，主症不仅是辨证的关键，也是取得疗效的关键。例如陈教授治疗各种脱发疾病，脱发多与肝肾、气血有关，肝藏血，肾藏精主骨，其华在发，肝肾精血同源，为毛发生长之必需物质，故治从肝肾方面论治，以二至丸加味。但在某一阶段，患者以头油增多、舌苔厚腻为主要表现，则考虑本虚标实，以湿热上蒸为主，此时补肝肾、养精血之品质地滋腻，滋腻碍脾，易生湿生热，影响诸药吸收、运化。故应调整治疗角度，抓脾虚不运、湿热内蕴的主证，忌补虚太过，闭门留寇，治以补益脾胃、助运湿热之邪，可选用蒲公英补肾化湿，豨莶草祛风除湿，陈皮、白术健脾燥湿，丹皮、泽泻去肾之阴火等药物，配合太子参、怀山药、薏仁肉、茯苓等健运脾胃之品以增效，使补而不腻。又如患者过敏性皮肤病瘙痒剧烈，用祛风利湿解毒等药物后不解，抓瘙痒烦躁的主症，加用潜镇安神、平肝息风之品，如生龙骨、生牡蛎、珍珠母、龙齿、夜交藤、合欢皮等中药治疗。

陈教授认为中医对病机的认识部分可参西医的理，以指导中医临床的治法。如冻疮、硬皮病末端血管舒缩功能障碍，可用桂枝、干姜、当归、毛冬青、花椒等中药煎煮外泡以温通经络、活血化瘀、改善局部的循环。在中医辨证论治的基础上，遣方选药可参考西药的药理。如在带状疱疹、生殖器疱疹和病毒疣等常见病毒感染性皮肤病的治疗中，可选用大青叶、板蓝根、生薏苡仁、虎杖、木贼、牛蒡子等清热解毒而现代药理证实具有抗病毒、抑制病毒复制的中药；在荨麻疹、湿疹、特应性皮炎等常见过敏性皮肤病的治疗中，可搭配荆芥、蝉衣、苦参、马齿苋、白鲜皮、地肤子、黄芩等疏风清热利湿且在药理中具有抗过敏止痒作用的中药。另外，对一些复杂难治的皮肤病，可中西医结合治疗，取中西医的长处，并充分发挥中医治疗的优势。如对免疫性大疱病、重症药物疹和结缔组织病的治疗，配合使用激素抢救病人生命，全阶段配合中药益气养阴、固护脾胃、扶正祛邪以减轻激素副作用、帮助激素撤减，提高患者生活质量。在急性变态反应性皮肤病的治疗中，西药止痒效果更快，因此在急性期消除症状时，在中医辨证论治的基础上适当配合西医抗组织胺等药物，而对慢性湿疹、慢性荨麻疹则采用纯中药治疗为主，以求邪去正复，减少复发率。

四、勤求古训，知常达变

陈教授从事临床、科研、教学工作三十载，熟读经典，中医基础理论扎实，在临床中谨守病机、扩大方剂的使用范围，妙用古方经典验方治疗慢性皮肤病，如活用麻黄桂枝各半汤、乌梅丸、玉屏风散、四逆散等治疗慢性荨麻疹，以三仁汤、四妙散、五苓散等治疗慢性湿疹，效果显著。人体气机运行模式以升为阳，以降为阴，以脾土为枢纽，肝木心火升于左，肺金肾水降于右，一气周流，如环无端。陈教授在临床实践中研习经方，体会到了经方用意之处，诊治皮肤病过程中不但注重脾土枢机的斡旋作用，而且更注视三焦气机的升降运动及气化功能，令气机升降周流恢复常态，疾病康复。

在从医路上，陈教授勤求古训，并师承多位老师，其中朱良春教授、禤国维教授更是两位著名的国医大师。他博采众长，但不拘泥于老师的经验，而是融会贯通、实践于临床。"知其浅而不知其深，犹未知也；知其偏而不知其全，犹未知也"，陈教授常教导学生，要做一名好医生，首先要打好扎实的中医理论基础，更应该时时注意培养"知常达变"的哲学思维方法。常是一般，变是变化。知常达变，就是了解与掌握一般规律，举一反三；熟悉疾病的中医基本病机和治则是基础，但在中医临床工作中要根据具体病人具体分析，包括以正常人为常，达病人之变；以一般疾病规律之常，达不同季节和地域之变；以一般疾病规律之常，达不同病人个体体质之变等内容。

三十多年前，陈教授刚从事皮肤专业时，皮肤科还是一个"小科"，在众多专科中不受重视；但随着时代的发展，皮肤、黏膜、皮肤附属器的疾病不断增加，现在病种已达到两千多种，有些皮肤病"易诊难治"，西医治疗困难，但发挥中医特色和优势可取得良效，更有些皮肤病诊断困难，西医诊断不明就不好用药，而中医则可以通过辨证论治改善病情，表明了中医药治疗皮肤病有非常好的潜力和前景。随着气候环境和社会环境的变化，不但出现了很多新的皮肤疾病，原有皮肤病的病谱和中医病机也在不断变化，需要皮肤科医生与时俱进，知常达变，用良好的中医思维指导临床用药，才能取得良效。

五、怡情调志，身心并治

《内经》云"不治已病治未病"，"治未病""未病防变"是中医的优势思维，在疾病的稳定期，也要适寒暑、慎起居、调饮食、节房事、劳逸结合、舒畅情志，以避免疾病的反复。陈教授认为，慢性皮肤病虽难治，但绝不是不治之症，对患者进行慢性病管理，提高患者依从性，指导患者避免精神紧张和过度劳累，保持轻松平和的心态去勇敢面对疾病，是治疗中非常重要的一部分。他在临证中非常注重患者心理疏导，特别是特应性皮炎、湿疹、白癜风、黄褐斑等一些与情绪心理影响密切相关的慢性皮肤病。

陈教授在临证过程中接触了大量特应性皮炎的患儿和家属，发现患儿在不同程度上都有心理情绪方面的困扰，比较小的孩子还不能通过语言进行心理的疏导，对此他认为可以配合小儿推拿治疗，教会孩子家长一些简单的推拿手法，让家长回家做。小儿推拿的过程，是父母关爱抚触、与孩子心灵沟通的过程，通过辨证取穴、手法补泻，不但可改善皮损和瘙痒，增强体质，调节全身脏腑、气血，还可以缓解该病产生的焦虑情绪，起到促进患病儿童和青少年心身健康、发育和成长的作用。

另外衣食住行等的调护也非常重要。小儿特应性皮炎较成人容易治疗，但小儿体质属稚阴稚阳，易虚易实，易寒易热，张景岳云"小儿之病脏气轻灵，随拨随应，非外感风寒，则内伤饮食"，脾胃虚弱，易得伤食之证，如果在缓解期不重视心理、饮食、运动等方面的调护，疾病就容易复发。因此在缓解期的慢性病管理中应该尤其注重健康宣教，通过建立病友交流群，定期召开病友会，特应性皮炎之家公众号科普等方式，在衣食住行、皮肤护理各方面进行指导，让众多病友获益。

六、立足时代，传承创新

近年来，随着社会的进步，生活水平的不断提高，特应性皮炎的发病率大大增加，成为皮科专科门诊的一大类疾病，其病程缠绵难愈，西医治疗主要为糖皮质激素、钙调磷酸酶抑制剂等外用制剂，均存在药物依赖、停药反跳等副作用。陈教授作为广东省中医院皮肤科的学术带头人，成立了特应性皮炎专科和工作团队，牢牢抓住中医辨证治疗该病的优势作为切入点，主持进行了国家十一五攻关课题"清心培土法治疗特应性皮炎"等一系列的研究，主编《特应性皮炎中西医结合治疗》等专著，带领研究团队对该病进行深入的研究和探讨，走在了国内研究的前沿。

第三章　方药心得

第一节　用药心法

一、虫类药物的临床应用

陈教授的恩师，首届国医大师朱良春教授善用虫类药治疗疑难杂症，饮誉医坛，有"虫类药学家"美称。著有《虫类药的应用》一书，深入浅出地系统介绍了前人和自己的临床用药体会，包括适应证、用法用量、毒性和副作用、方剂组合加减及用药时限等，引起了国内中医界很大的反响。

陈教授在朱老应用虫类药经验的基础上发挥和创新，在临床中医辨证治疗上加用地龙、全蝎、乌蛇、蝉衣、僵蚕等虫类药物治疗疑难皮肤病，取虫类药善行之性入络搜风，取毒性之偏以毒攻毒，取得良好的效果。

1. 龙齿

龙齿为古代哺乳动物如象类、犀牛类、三趾马等的牙齿化石，性凉，味涩甘。归心、肝经。功可镇惊安神，清热除烦，主治惊痫，癫狂，心悸怔忡，失眠多梦，身热心烦。《神农本草经》曰："主小儿大人惊痫，癫疾狂走，心下结气，不能喘息，诸痉。"《药性论》云："镇心，安魂魄。"《日华子本草》谓其可"治烦闷，癫痫，热狂"。

现代药理研究发现，龙齿可降低小鼠体内单胺类神经递质及其代谢产物，具有安神、抗惊厥作用；所含钙离子，可降低血管通透性，并可减轻骨骼肌的兴奋性，可用于合并焦虑等病证。

【临证心得】

（1）龙齿和龙骨都有镇心安神作用，多用于心悸易惊，心烦，失眠多梦等，但龙齿较龙骨在镇心安神方面功效更强。临床对于变态反应性皮肤病及红斑鳞屑性皮肤病，如急性湿疹、银屑病进行期，表现为局部皮疹鲜红，瘙痒明显、烦躁不安、难以入眠，多梦等，常在清热凉血祛湿的基础上，配合龙齿以加强镇心安神，清热除烦止痒之功。

（2）脂溢性脱发，是青春期后的秃发，男女两性均可发生。本病患者往往伴有睡眠欠佳，精神紧张，治疗过程中去除以上诱发因素，对于控制毛发脱落，增强病人信心，促进新发慢慢长出常起着重要作用。陈教授利用龙齿擅长安神除烦的特性，在脱发的辨证处方中随证加入龙齿，常可获得较好疗效。

（3）一般用量为10~30g，打碎先煎。

2. 牡蛎

本品质重，味咸涩，性微寒，无毒，归肝、肾经，重可去怯，咸能软坚，涩可软坚，涩可收敛，功擅敛阴，潜阳，镇惊，止汗，涩精，化痰，软坚。牡蛎首载于《神农本草经》，书中将其列为上品。其中记"牡蛎，主伤寒寒热，温疟洒洒，惊恚怒气，除拘缓鼠瘘，女子带下赤白，久服强骨节"。《汤液本草》谓其"入足少阴，咸为软坚之剂，以柴胡引之，故能去胁下之硬；以茶引之，能消结核；以大黄引之，能除股间肿；地黄为之使，能益精收涩，止小便，本肾经之药也"。张锡纯认为："生龙牡虽为收涩之品，但敛正气而不敛邪气，凡心气耗散，肺气息贲，肝气浮越，肾气滑脱，用之皆有捷效，即证兼瘀、兼疼，或兼外感，放胆用之，毫无妨碍。"

现代研究发现，牡蛎作用于神经系统，具有镇静、镇痛、抗惊厥作用；并具有收敛解毒作用；牡蛎含有钙盐，能致密毛细血管，降低血管的通透性，起到抗过敏作用。

【临证心得】

（1）牡蛎功擅平肝潜阳、息风止痒，常可用于肝阳偏亢为表现之皮肤病，如神经性皮炎、脂溢性脱发等；此外，牡蛎配合祛邪外出之麻黄，两药一收一敛，治疗营卫不和之荨麻疹等皮肤病，常奏奇效；若汗多者，可改用煅牡蛎来增强收敛固涩的功能，疗效更佳。

（2）特应性皮炎患者若因心肝火旺，出现心烦、急躁、多动，睡眠不安的表现，陈教授常在自拟"培土清心方"中加入牡蛎、钩藤以清心除烦，助眠安神。此外，《本草纲目》中记载牡蛎"清热除湿"，又可"潜阳安神"，颇为切合特应性皮炎的病机。同时，对湿疹皮炎类皮肤病在辨证的基础上，加入牡蛎也可增强疗效。

（3）伴有神经衰弱的皮肤病患者，临床多合并肝经证候，治法常用养肝、清肝、平肝、息风、疏肝、安神等疗法。牡蛎敛阴潜阳安神，为治疗神经衰弱之常用药物，可随证配伍清解滋养，温补药物而收效。

（4）牡蛎可配合用于疣的治疗。对于青年面部的扁平疣，生于足底的跖疣，针对病因辨证论治的同时加入重镇安神，软坚散结之牡蛎，常可获良好疗效。

（5）《本草经疏》论牡蛎"凡病虚而多热者宜用，虚而有寒者忌之，肾虚无火，精寒自出者非宜"。对于脾胃虚寒，无热象虚火时确当慎用，或减量，或煅用。一般用量10～30g。

3. 蝉衣

蝉衣又名蝉蜕、伏蜻、知了皮，是黑蚱蝉若虫羽化时脱落的皮壳。药性咸、甘，微凉，归肺、肝二经，具有疏散风热、透疹止痒、明目退翳、祛风解痉、利咽开音等功效。《本草纲目》谓其"治风头眩晕，皮肤风热，痛疹作痒，破伤风及疔肿毒疮，大人失音，小儿噤风天吊，惊哭夜啼，阴肿"。《本草衍义》："治目昏翳。又水煎壳汁，治小儿出疮疹不快。"

现代研究发现，蝉衣中含有大量甲壳质、氨基酸、蛋白质、有机酸类，还含有酚类、黄酮类、甾体类、糖类、油脂、乙醇胺及多种微量元素，具有抗惊厥、镇静、解热、抗过敏、免疫抑制、抗肿瘤等作用。

【临证心得】

（1）蝉乃土木余气所化，饮风吸露，其气清虚，善于透发，主疗一切风热证。治皮肤疮疡风热，用蝉蜕，从其类也。在蝉衣的诸多功效中，其疏风清热止痒之效突出，对风热犯表之皮肤病具有良好疗效。在治疗荨麻疹、瘙痒症等皮肤病时，多与僵蚕相配，增强疏泄风热之力，复入菊花、薄荷、白蒺藜等品，更是治疗瘾疹瘙痒、风热表证的有效用药。配伍紫苏叶可增强发散风邪，并可以和中解毒，尤适用于鱼虾蟹过敏引起的皮炎。

（2）蝉衣善于透疹，对于水痘、麻疹等皮疹应出而不发或疹出不畅者，用之可以促进透发。

（3）蝉衣用于皮肤病时量宜小，取其轻轻之性，一般小儿用量可用3～5g，成人用量5～10g。

4. 珍珠母

中药珍珠母为合浦珠母贝或蚌壳动物三角帆蚌等双壳类动物去除角质层的贝壳，其性味甘咸、微寒，归肝、心经。珍珠母功擅镇心安神，养阴息风，清热坠痰，去翳明目，解毒生肌。《本草纲目》谓其能"安魂魄，止遗精白浊，解痘疗毒"。《中国医学大辞典》记载其可"滋肝阴，清肝火。治癫狂惊痫，头眩，耳鸣，心跳，胸腹膜胀，妇女血热，血崩，小儿惊搐发痉"；更强调"此物（珍珠母）兼入心、肝两经，与石决明但入肝经者不同，故涉神志病者，非此不可"。

现代研究发现珍珠母主要成分为碳酸钙，还含有有机物、氨基酸以及少量微量元素，具有镇静、抗惊厥、抗氧化、抗过敏等作用。

【临证心得】

（1）本品入肝、心两经，肝藏魂，心藏神，故凡心神不宁，烦躁失眠者，在辨治中加用本品，有潜阳安神、养颜濡肤的作用。此外，还可用于肝郁日久化火，耗伤阴血之血瘀于颜面的色素沉着性皮肤病，如黄褐斑等皮肤病均可使用。以其质重，一般用量为 30 ~ 45g，收效始佳。

（2）有软坚散结之功。如囊肿型痤疮、瘢痕疙瘩、斑块或者结节状皮损，在活血化瘀的基础上可酌情应用，达到散坚消肿的作用。

（3）珍珠末为中医外科常用药物，利用珍珠末解毒敛疮生肌，兼有镇心安神的特性，在特应性皮炎的辨证处方中随证加入珍珠末，可促进糜烂皮损的愈合和养颜润肤作用，并能改善患者的睡眠和缓解心烦、急躁的情绪。研末内服，每次 0.1 ~ 0.3g。多入丸散用。

5. 羚羊角骨

羚羊角，性味咸、寒，归入心、肝经，有清热镇痉，平肝息风，解毒消肿的作用。用于治疗高热神昏、谵语发狂、惊痫抽搐、目赤肿痛等症。《神农本草经》："主明目，益气起阴，去恶血注下，安心气，常不厌寐。"近代医家张锡纯在《医学衷中参西录》中强调其"最能清大热，兼能解热中之大毒。且既善清里，又善透表，能引脏腑间之热毒达于肌肤而外出"。羚羊角骨，为羚羊角的骨塞，约占总角重量的 40%。《中医学新编》："羚羊角价格昂贵，羚羊角骨有相似功效，而力较差，用量宜大，一般三至五钱。"

现代研究发现，羚羊角与羚羊角骨所含成分和微量元素基本相同，均含角蛋白、磷酸钙、不溶性无机盐、多种氨基酸和磷脂等，只是羚羊角以角蛋白为主，而羚羊角骨骨质偏多。临床作用方面，两者均具有镇静、抗惊厥作用，其对中枢神经系统抑制作用可能与脑内儿茶酚胺减少有关；解热作用与安乃近相似，此外，还有降压、抑制平滑肌兴奋，抗菌、抗病毒及提高免疫的作用。

【临证心得】

（1）羚羊角骨具有清心平肝、泄热止痒之功效，对于心肝两脏火盛，出现烦躁、易怒、夜间瘙痒等症尤为适用，此外，羚羊角骨可以定心神，与龙齿配伍共奏清心安神之功。用量较羚羊角量稍大，儿童 5 ~ 10g，成人 10 ~ 20g。

（2）羚羊角骨既可以清里，也可以透表，急性发作期皮疹鲜红时常与金银花、连翘协同"透热转气"。本品虽为寒性，但与其他寒冷之品不同，对胃肠影响较小。

6. 水牛角

水牛角味苦咸，性寒，归心、肝经，专入血分，善清心肝胃三经之火而有凉血解毒之功，作为犀角的代用品，为治血热毒盛之要药，既善清心凉营，常用于温热病热入营血，热盛火炽的高热、神昏；又有凉血、定惊之功，主要用于发斑发疹，吐血衄血，惊风，癫狂。《名医别录》中曰："水牛者燔之，治时气寒热头痛"，《陆川本草》强调其"凉血解毒，止衄"。

现代研究表明，水牛角与犀角，在性味、功效上基本相同，从成分分析上亦基本一致，主要含有甾醇类、多种氨基酸、碱性肽类、蛋白质等，具有止血、镇静、镇痛、强心、抗炎等作用。

【临证心得】

（1）国医大师朱良春教授治疗郁久化热之痹症伴有环形红斑及皮下结节者，喜用水牛角，常用处方：制川乌、桂枝、当归、生地、白芍、知母、忍冬藤、广地龙、炙僵蚕、乌梢蛇、甘草。环形红斑及皮下结节者加水牛角30g，丹皮10g。本品可清热、凉血、解毒，朱老治疗血小板减少性紫癜，常用于配伍生地、紫草、赤芍、白芍、旱莲草等；治疗过敏性紫癜，常配伍蝉蜕、僵蚕、徐长卿、仙鹤草、牛角䚡、牡丹皮、赤芍药、煅花蕊石等。另外，对于结缔组织病治高热不退，身发斑疹，如系统性红斑狼疮，朱老常用水牛角、羚羊角粉、人工牛黄配伍使用，效果颇佳。

（2）本品多用于热毒炽盛而皮肤焮红者，如在红皮病型银屑病的治疗中常用。红皮病型银屑病是在原发皮损部位出现潮红，迅速扩大，最终全身皮肤呈弥漫性红肿，大量麸皮样脱屑。"血分有热"在红皮病型银屑病中表现突出，陈教授认为水牛角是凉血清热的首选。需要注意的是，红皮病型银屑病患者常经过复杂的治疗，虚实夹杂者多见，如见舌质淡暗者，应配以四君子汤或四物汤以兼顾气血，扶助正气。

（3）玫瑰糠疹发病初期以血热风盛为主，重用水牛角凉血消斑，配合金银花、连翘疏风清热，透热转气，临床效果颇佳。

（4）水牛角清热凉血解毒之功与犀角相似而药力较缓，可作犀角的代用品，但用量较犀角为大，一般用量 15 ~ 30g，病情重者可用至 30 ~ 60g，宜先煎。若冲服，则用其浓缩粉 3 ~ 6g。中虚胃寒者慎服。

7. 地龙

地龙又名蚯蚓，始载于《神农本草经》，味咸，性寒，归肝、肺、肾经。《嘉祐本草》谓其能："涂丹毒，并敷漆疮效。"《得配本草》曰："能引诸药直达病所，除风湿痰结，治跌仆，祛虫瘕，破血结。"地龙具有泄热定惊、行水解毒、平喘通络、镇肝降压之功，临床常与蜈蚣相伍成息风定痉药对，用治高热神昏、惊痫抽搐等癫狂热证。

现代研究发现地龙含有 15 种氨基酸，并含有丰富的微量元素，如铁、锶、硒、镁、锌、铜等；还含有蚯蚓解热碱、蚯蚓素、蚯蚓毒素，以及纤溶活性成分蚯蚓纤维蛋白溶解酶。地龙有溶栓和抗凝、抗心律失常、降血压、抗惊厥和镇静、解热、平喘、抗肿瘤等多种作用。

【临证心得】

（1）地龙有泻热解毒之功，朱良春教授认为凡斑疹为火邪所遏，或内陷而色紫黑者，或营血郁热型的荨麻疹，均可用之。常用广地龙、甘草各 9g，煎服，每日一帖，连服 2 ~ 3 日治疗斑疹或荨麻疹有效。此外，朱老常用地龙治疗下肢溃疡可促进愈合，具体方法：局部清洗后，以纱布蘸地龙浸出液敷贴于溃疡患处，一日换三次，创面肉芽可渐变红润，溃疡可缩小至愈合。现代药理研究显示，地龙可促进肉芽组织中肌纤维母细胞增生，对伤口的愈合有促进作用。

（2）地龙其性走窜，善于通络，引药直达病所，陈教授在辨证论治的基础上加用地龙 10 ~ 12g，配合二至丸等药物补益肝肾以生发，治疗顽固性复发性斑秃和脂溢性脱发取得一定的效果。工作紧张、经常熬夜易耗伤阴精，是脱发的常见诱因，以地龙滋阴潜阳，通络生发，契合脱发阴虚阳亢的病机，颇有效。地龙含多种矿物质，其丰富的蛋白质水解后所得的多种氨基酸，为毛发生长提供充足营养；地龙富含包括尿激酶和纤维溶解酶等在内的多种生物活性酶，有助于促进机体新陈代谢，改善头皮局部血液微循环，为头发生长提供良好环境。

（3）地龙性寒，脾胃虚弱或便溏者、小儿等慎用，孕妇忌用。

8. 全蝎

全蝎又名全虫，味辛、性平，有毒，性走而不守，归肝经。全蝎乃治风要药，凡惊风、搐搦，必不可少；并擅窜筋透骨，对于风湿痹痛，久治不愈

当代中医皮肤科临床家丛书（第三辑）

陈达灿

者，更有佳效；尚可开气血之凝滞，解毒医疮，内消僵肿，近人用治癌肿、结核、血栓闭塞性脉管炎等，均据此引申而出。《开宝本草》谓其能"疗诸风瘾疹，及中风半身不遂，口眼歪斜，语涩，手足抽掣"。《医学衷中参西录》："蝎子，善入肝经，搜风发汗。治惊痫抽掣，中风口眼歪斜或周身麻痹；其性虽毒，转善解毒，消除一切疮疡。为蜈蚣之伍药，其力相得益彰也。"全蝎具有祛风止痉、攻毒散结、通络止痛的功效，用治疗各种风湿痹痛、三叉神经痛、顽固性偏正头痛、风疹疮肿均有较好的疗效。

现代研究发现全蝎含蝎毒，多种氨基酸和无机元素，有抗惊厥、抗癫痫、镇痛作用，也有抗血栓、抗肿瘤等多种作用。蝎毒素可直接引起骨骼肌自发性抽搐和强制性痉挛，最终不可逆性麻痹。蝎毒可影响细胞色素氧化酶和琥珀酸氧化酶系统，可使胎儿骨化中心延迟或消失、胎儿骨骼异常，有致畸作用。

【临证心得】

（1）全蝎是国医大师朱良春教授在临床上常用的虫类药物之一，如采用蝎甲散治疗下肢丹毒。蝎甲散由生全蝎30g，炮山甲45g组成，取生全蝎解毒消痈之功，伍穿山甲之祛风通络，散血消肿，解毒攻坚。二者共研细末，每服4.5g，每日一次。一般服药一次后，寒热可趋清解，局部肿痛及淋巴结肿大可消，多于3日缓解或痊愈。

（2）带状疱疹后遗神经痛临床上治疗非常棘手，中医认为本病乃湿热毒邪为患，虽皮损痊愈，但痛如针刺，经久不除，往往是由于湿热未尽，余毒未清，瘀热互结，滞留经络，不通则痛。治宜清热利湿，活血化瘀，养血通络止痛。陈教授认为痹症日久邪毒深遏肌肤腠理，在辨证治疗上加用全蝎粉（3～5g冲服）以毒攻毒、活血通络止痛，疗效显著。现代药理也支持全蝎蝎毒对小鼠内脏痛、皮肤痛及刺激大鼠三叉神经诱发皮层电位均有较强的抑制作用，蝎尾的止痛作用比蝎身强5倍，散剂吞服又较煎剂为佳。且全蝎可抗惊厥、镇静、安神，对改善患者的睡眠也起到一定的作用。

（3）治疗复发性生殖器疱疹，常在辨证基础上加入全蝎或蜈蚣，起到解毒搜风、剔邪止痛，减少复发的作用。

（4）全蝎一般的用药剂量范围为2～5g。全蝎研末吞服较煎剂为佳，每次0.5～1g，研末前需用清水漂去盐质后干燥备用。研末吞服时宜从小剂量开始。过敏体质者慎用，因为在常规剂量时也可能发生毒性或过敏反应。

9. 蜈蚣

味辛，性微温，有小毒，入肝、心经。蜈蚣是一味功效多样的药物，既能息风解痉、搜风通络，又能开瘀解毒、消肿缓痛，尚有益肾壮阳，振奋精神之功，临床应用甚为广泛。

蜈蚣始载于《神农本草经》，后世的本草中也多有记述。《本经》早就谓其"主啖诸蛇虫鱼毒，温疟，去三虫"。《别录》以之"疗心腹寒热，结聚，堕胎，去恶血"。《日华子本草》强调"治痛癖"，《本草纲目》重点突出它"治小儿惊痫风搐，脐风口噤，丹毒，秃疮，瘰疬，便毒，痔瘘……"《医林纂要》谓其"入肝祛风，入心散瘀，旁达经络，去毒杀虫"。近代医家张锡纯论其功效最为全面，他指出蜈蚣"走窜之力最速，内而脏腑，外而经络，凡气血凝聚之处，皆能开之。性有微毒，而转善解毒，凡一切疮疡诸毒，皆能消之。其性尤善搜风，内治肝风萌动，癫痫眩晕，抽掣瘛疭，小儿脐风；外治经络中风，口眼歪斜，手足麻木"。这是张氏于《医学衷中参西录》中经验之谈，甚为确切。

现代研究发现蜈蚣含有类蜂毒样的组胺样物质、蚁酸、多种氨基酸等，具有抗惊厥、抗心肌缺血动脉硬化、抗菌、抗肿瘤、促进免疫功能的作用。

【临证心得】

（1）朱老常用蜈蚣治疗下肢溃疡，局部用金银花、野菊花适量煎水冲洗后，撒上蜈蚣粉末适量，再用膏药覆盖。每日换1次，10天为1个疗程。有化瘀解毒，促使溃疡愈合的作用。治疗脱发、斑秃：用活蜈蚣十余条，浸入半斤豆油中，三日后用棉球蘸油涂搽患处，每日2次，7~14日为1个疗程，可促进毛发再生。治疗病毒性疱疹或复发性口疮：以蜈蚣研细末，麻油或鸡蛋清调搽，日2~3次，对促进黏膜的修复效果佳。

（2）陈教授治疗生殖器疱疹发作期，在辨证基础上加用1~3条蜈蚣，不去头足，有扶正祛邪之功，可减少疱疹的复发。生殖器疱疹病程长，容易复发，久病入络；蜈蚣性走窜通络，以毒攻毒，可入络剔邪外达，治疗复发性生殖器疱疹有较好疗效。

（3）蜈蚣的一般用药剂量范围为3~5g。蜈蚣的传统用法以散剂为主，每次1~1.5g，日2~3次冲服或装胶囊吞服。值得注意的是大剂量使用蜈蚣易发生毒性反应。过敏体质者慎用，在常规剂量时也可能发生毒性或过敏反应。一般使用宜从小剂量开始，如无不适，可适当加量，以知为度。临床也可加用徐长卿、地肤子以防止过敏现象。

10. 乌梢蛇

味甘，性平，归肺、脾、肝经，功效祛风通络，定惊止痉。《药性论》："治热毒风，皮肤生疮，眉须脱落，痒疥等。"《开宝本草》："主诸风瘙瘾疹，疥癣，皮肤不仁，顽痹诸风。"《得配本草》强调其："入手太阴肺经。治皮肤不仁，疗风淫热毒，功用与白花蛇同，但白花蛇主肺风，为治白癜风之要药，乌梢蛇主肾风，为治紫云风之专药。两者主治悬殊，而乌蛇则性善无毒耳。"

现代研究发现乌梢蛇全体含17种氨基酸，蛇蜕含骨胶原，肌肉中含果糖 - 1，6 - 二磷酸酶，原肌球蛋白，蛇胆中含胆酸等。具有抗炎、镇静、镇痛、抗惊厥等作用。

【临证心得】

（1）朱老常用乌梢蛇来治疗手足皲裂症：乌蛇、冰片、苦参、生半夏、生黄柏、金毛狗脊、地骨皮，加醋煎煮，浸泡患部。

（2）陈教授常用乌梢蛇治疗慢性荨麻疹。慢性荨麻疹病因复杂，易反复发作。其中医病因病机多与"风"有关，故祛风为首务，在辨证处方基础上常加用乌蛇 15～30g 以搜风通络，息风止痒。本品祛风而不发散，有激发正气而不耗气伤阴之效，为一般辛散解表药所不及，治疗慢性顽固性瘙痒性皮肤病如慢性荨麻疹往往取得较好的疗效。

（3）乌梢蛇用药剂量范围一般为 10～15g。血虚生风所致痉挛抽搐不宜用。

二、岭南药物的临床应用

岭南中医药在中医发展史上占有重要地位，其中以使用岭南草药为特点的岭南学派自成一体。运用岭南特色草药治疗皮肤病，不仅适合岭南特殊地域的疾病，也可推广使用于其他地区，陈教授在继承岭南皮肤病学派用药经验的基础上，形成了其独特的用药经验，即在辨证论治的基础上灵活选用岭南特色药物，具有良好的效果。

1. 布渣叶

为椴树科植物破布叶的干燥叶，是广东地产药材之一，最早见于清·何克谏所著的岭南本草《生草药性备要》，名为"破布叶"，并载其："味酸，性平，无毒，解一切蛊胀，清黄气，消热毒。作茶饮，去食积。又名布渣。"布渣叶性味淡、微酸，平；归脾经、胃经。功效清热消滞，利湿退黄，化痰。

现代研究发现布渣叶具有抗炎、镇痛、促消化、解热、抗衰老、降血脂、杀虫等作用。

【临证心得】

（1）对于脾胃湿热所致皮肤病，布渣叶可以起到清利脾胃湿热的作用，临床上在健运脾胃同时配合使用布渣叶，疗效显著，尤适用于小儿脾胃湿热兼有食积者。

（2）布渣叶尚有祛脂作用，常常治疗脂溢性皮炎、脂溢性脱发、痤疮等皮肤病由于湿热所致的头面油腻症状，辨证基础上配伍使用可以起到减少皮脂分泌的作用。

（3）用量一般为 10～15g。

2. 溪黄草

性味甘、苦、凉，归肝、胆、大肠经。功效清热利湿，凉血散瘀。广州部队《常用中草药手册》记载其："清热，利湿，退黄。治急性黄疸型肝炎，急性胆囊炎。"

现代研究发现溪黄草含有挥发油类、萜类、多酚类、黄酮类、神经酰胺类化合物等，具有增强免疫、抗肿瘤、保肝利胆、抗氧化、防菌防腐等作用。

【临证心得】

（1）岭南气候多阴雨，皮肤病发病机理多与湿热相关，胃肠湿热往往是发病的基本病因，清热利湿是岭南地区皮肤病治疗的重要法则，而溪黄草入肝胆、大肠经，清热利湿，对于肝胆、大肠湿热之皮炎、湿疹类皮肤病可以在草薢渗湿汤基础上配合使用溪黄草，疗效更为显著。

（2）用量一般为 15～30g。

3. 木棉花

性味甘、淡、凉。归脾、肝、大肠经，具有清热、利湿、解毒、止血的功效。《南宁市药物志》："去湿热。治血崩，金创。"《中药新编》："利尿及健胃。"《岭南采药录》："消暑。"

现代研究发现木棉花含有多糖和花青素等有机成分；另外含有多种微量元素铜、锌、钾、钠、钙、镁、锶和锂等，与有机成分可能产生协同作用。具有抗菌、抗炎、抗肿瘤作用。

【临证心得】

（1）湿热较重的皮肤病患者，出现乏力、大便黏滞不爽的表现，可配合木棉花以祛湿清热化浊。此外，作为保健药膳，采用新鲜木棉布，配伍陈皮、粳米，加适量蜂蜜做成粥，可起到健脾、祛湿、凉血止血、润肺止咳的功效，在南方盛夏尤为适用。

（2）用量一般为 10~15g。

4. 火炭母

性凉味苦、酸。归脾、肝、大肠经。具有清热解毒，利湿消滞，凉血止痒，明目退翳的功效。《岭南采药录》："治小儿身热惊搐，臌胀。"

现代研究发现火炭母含有黄酮类化合物、酚酸、鞣质、挥发油、甾体等成分，具有抗菌、抗炎、降压、解痉、催眠的作用。

【临证心得】

（1）湿热内盛伤及大肠之血络，出现便血、腹泻较重、水样便的情况，可选用火炭母以清利湿热，凉血止血。

（2）用量一般为 15~30g。

5. 救必应

性味苦、寒。归肺、肝、大肠经。具有清热解毒，利湿，止痛的功效。《岭南采药录》："清热毒。"

现代药理研究发现救必应具有抗菌、抗心律失常、降压的作用。

【临证心得】

（1）湿热内蕴，既有大便偏烂，黏滞不爽，又有腹胀、腹痛较为明显者，则可选用救必应以清热利湿、缓急止痛。

（2）用量一般为 15~20g。

6. 青天葵

性味苦、甘、平。归心、肺、肝经。具有清肺止咳、健脾消积、镇静止痛、清热解毒、散瘀消肿的功效。《岭南采药录》："治瘰疬，和肉煎汤服或炒食；理痰火咳血，消火疮，水煎服；浸酒治内伤。"

青天葵具有抗病毒、抗炎、抗肿瘤、镇咳平喘等作用。

【临证心得】

（1）皮肤病兼有轻度的表证，如伴有发热、微咳等症状，可选用青天葵，取其解毒散瘀、清肺止咳、健脾消积的功效，尤其适用于小儿皮肤病中，湿热瘀阻兼有表证或食积的状况，常常在清热利湿的基础上加上青天葵，既针对皮肤病的主要病机有发挥作用，又兼顾次证，清热止咳、消积健脾，配合使用疗效突出。

（2）用量一般为 10g~15g。

7. 鸡骨草

性味甘、苦、凉；无毒。功效清热利湿，散瘀止痛。主要用于黄疸型肝炎，胃痛，风湿骨痛，跌打瘀痛，乳痈，乳腺炎。

现代研究发现鸡骨草有护肝、免疫调节、抗炎、抗菌、抗病毒、降脂等作用。

【临证心得】

（1）岭南气候多湿热，肝胆湿热成为发病的主要病机，对于肝经湿热内蕴之带状疱疹可以在龙胆泻肝汤清利肝胆湿热的基础上配合使用鸡骨草，清热利湿止痛的疗效更为显著。

（2）用量一般为 10～15g。

8. 白花蛇舌草

性味苦、甘、寒，归胃、大肠、小肠。功效清热解毒，消痈散结，利湿通淋。广州部队《常用中草药手册》："清热解毒，活血利尿。"

现代研究发现白花蛇舌草具有抗肿瘤、增强免疫、抗氧化、心脏保护、神经保护、抗衰老等作用。

【临证心得】

（1）白花蛇舌草具有清热解毒作用，可用于治疗如毛囊炎、痤疮、带状疱疹等感染性皮肤病，这类患者往往既表现有湿邪内阻的症状，又有热毒内盛的表现，可在此时选用蛇舌草以祛湿清热、凉血解毒。陈教授也常用白花蛇舌草配伍治疗银屑病，对于瘀毒热结型，既可以清热解毒，也可活血化瘀，切中病机而治之；此外，对于红斑狼疮患者有热象表现，可在辨证基础上选用。

（2）用量一般为 15～30g。

9. 土茯苓

性味甘、淡、平。功效除湿，解毒，通利关节。《滇南本草》："治五淋白浊，兼治杨梅疮毒、丹毒。"

现代研究表明土茯苓具有抗炎、抗肿瘤、免疫抑制、抗菌等作用。

【临证心得】

（1）生殖器疱疹、外阴或阴囊湿疹等表现为湿热下注的患者，常在萆薢渗湿汤的基础上加入土茯苓以增强清热利湿解毒之功。

（2）梅毒后期，常用土茯苓配伍生薏苡仁、蜈蚣、薄盖灵芝等以达解毒除湿、扶正祛邪之功，但其用量一般宜大，根据患者体质，用量可在

30g～60g。

（3）银屑病病情缠绵，反复发作，一方面重视从血论治，另一方面认为与"湿""毒"有关，治疗中常配伍土茯苓、石上柏，取其除湿解毒之功。

（4）用量一般为15～30g。

10. 毛冬青

味微苦甘，性平。功效活血祛瘀，清热解毒，祛痰止咳。《广西中草药》言其"清热解毒，消肿止痛，利小便，无论寒热痹皆可配伍使用"。

现代研究表明毛冬青具有降压、抗凝、抗炎、免疫调节作用。

【临证心得】

（1）陈教授认为毛冬青对于血管性皮肤病治疗效果尤为突出，对于下肢血管性疾病如结节性红斑、过敏性紫癜、变应性血管炎等疾病由血热引起者，多以清热凉血、活血化瘀为治疗原则，常在四妙勇安汤基础上加入毛冬青，不仅增强了凉血活血的作用，对于有肿胀疼痛者消肿通络止痛效果更为明显；对于脾虚、气虚或者阳虚等引起者，在给予健脾、益气、养血等补益的同时，配伍毛冬青活血化瘀疗效较佳。

（2）用量一般为10～30g。

11. 石上柏

性味甘、涩、苦。归肺、肝经。功效清热解毒，祛风除湿。《全国中草药汇编》："清热解毒，抗癌，止血。主治癌症，肺炎，急性扁桃体炎，眼结膜炎，乳腺炎。"

现代研究表明石上柏提取物具有细胞毒作用，多用于恶性肿瘤等，具有抗诱变、抗炎、抗病毒、镇咳、提高机体免疫力、降血压及祛风湿等药理作用。

【临证心得】

（1）红斑鳞屑性皮肤病的急性期多为血热或兼有血瘀，临床上多以清热凉血，兼以活血化瘀为治疗原则，陈教授常以犀角地黄汤加减并配伍石上柏，具有清热解毒、凉血活血、祛风除湿的作用，对于寻常型银屑病急性期、关节病型银屑病均有较好的疗效。

（2）用量一般为10～30g。

12. 芒果核

为漆树科植物芒果的果核，性味甘、酸、苦、平，归肺、脾胃经，功效健脾、行气、止咳、化痰、消积、补肾。

现代研究发现芒果核具有抗菌消炎、防癌抗癌、降低胆固醇和甘油三酯的作用。

【临证心得】

（1）对于湿热兼有积滞的皮肤病儿童患者，可在清热利湿基础上加上芒果核，增强清热利湿、消积导滞功效。

（2）对于肾虚湿热的皮肤病，如脂溢性脱发、结缔组织病，配伍芒果核具有补肾、祛湿的功效。

（3）用量一般为10～15g。

13. 五指毛桃

又名五爪龙，常称为"南芪"，性味甘，微温，归脾、肺、肝经。具有健脾补肺、行气利湿、舒筋活络之功。广州部队《常用中草药手册》："益气固表，舒筋活络，行气化湿。治肺结核咳嗽，慢性支气管炎，盗汗，病后体弱，产后无乳，妇女白带，胃痛，胸痛，无名肿毒。"

现代研究发现五指毛桃具有调节免疫、消化系统促进、抗菌、抗氧化等作用。

【临证心得】

（1）陈教授认为五指毛桃与黄芪相比，黄芪补气多燥，易生热，而五指毛桃具有益气健脾，而温燥之性不显，因此对于一些结缔组织病如系统性红斑狼疮，以及斑秃、脂溢性脱发等慢性疾病，且辨证属肝肾阴虚为主，日久兼有气虚者，临床表现为肢倦无力、食少腹胀等症状者，常在补益肝肾的基础上配伍具有健脾、补肺、益气、行气之五指毛桃，以及配伍具有培补元气的薄盖灵芝均具有良好疗效。

（2）用量一般为30～60g，可酌情加减。

14. 独脚金

又称为"疳积草"，性味甘、淡、凉，归肾、脾、肝经。功效清热，消积。

现代研究发现独脚金具有一定的抗氧化、抗炎、抗疟疾、抗生育活性、抗雄性激素、细胞毒活性作用，此外，独脚金对食欲减退具有良好疗效。

【临证心得】

（1）对于儿童特应性皮炎、湿疹等疾病，慢性期往往有脾虚湿困的表现，如纳差，甚至有厌食、腹胀、便溏等不适，治疗中常以健脾渗湿为主，酌情加减消食运脾之药物，有走有守，临床上多以参苓白术散为基础方以达益气健脾除湿之功，另外配合"二金"——独脚金、鸡内金，使脾胃得以健运，食积得以消化，对于儿童皮炎湿疹类皮肤病慢性期伴有纳差、食积等症状时尤为适用。

（2）成人用量一般为 10 ~ 15g；小儿 3 ~ 10g。

15. 糯稻根须

性味甘、平，归心、肝经；功效固表止汗，益胃生津，退虚热。《本草再新》："补气化痰，滋阴壮胃，除风湿。"

现代研究发现糯稻根须含有 16 种氨基酸，并含有糖类及黄酮类成分，有明显的滋阴、保肝作用。

【临证心得】

（1）陈教授认为变态反应性皮肤病患者见有卫气不足、营卫不和，表现为体虚、汗多，临床治疗时在益气健脾、调和营卫基础上，配伍糯稻根、浮小麦敛汗护阴；对于斑秃患者，部分患者尚有气虚汗多等症状，多在培补肝肾、益气固表的同时，佐以糯稻根、浮小麦等敛阴止汗之品。糯稻根还可入心经，"汗为心之液"，对于心火偏亢所致的汗液过多更有独特的疗效。

（2）用量一般为 15 ~ 30g。

16. 有瓜石斛

味甘淡，性微寒。功效益胃生津，滋阴清热，润肺，止咳。广东地区习惯用有瓜石斛，其具有和正品石斛相似的疗用，且在岭南地区产量大，价格较金钗石斛便宜，为岭南医家所多用。

现代研究发现石斛能促进胃液分泌而助消化，使其蠕动亢进而通便。此外有镇痛解热作用。

【临证心得】

（1）脾胃为后天之本，气血生化之源，具有运化津液的作用，许多皮肤病慢性期，如特应性皮炎、湿疹慢性期迁延不愈，往往出现皮肤干燥、脱屑、苔藓样变、瘙痒剧烈，口干、唇燥，舌红少津，在辨证过程中除血虚风燥证外，尚有脾胃气阴不足表现，脾开窍于唇，脾胃气阴不足，津不上承，则有口干、唇燥之象，陈教授常在益气健脾的基础上配伍有瓜石斛等滋养胃阴之品，具有气阴双补的作用，对于脾胃气阴不足的皮肤病具有良好疗效。

（2）用量一般为 10 ~ 15g。

17. 海金沙草

性寒，味甘，归膀胱、小肠经。功效清热解毒，利尿通淋，止痛。

现代研究发现海金沙提取物具有抗溃疡、解痉、抗菌、抗氧化、抗炎、降血脂和镇痛等药理作用。

【临证心得】

（1）现代医家用海金沙多用其孢子，取其利尿通淋作用，而岭南尚有记载全草煎煮外洗治疗婴儿湿疹等皮肤病。特应性皮炎、湿疹急性期，多表现为红斑、丘疹、丘疱疹，甚至出现明显渗液，除内服药物外，外用药物具有迅速止痒、缩短病程的作用，陈教授常使用海金沙草，配合金银花、野菊花、黄精等清热解毒、祛湿止痒药物外洗，效果非凡。

（2）外用适量，可与其他药物配伍煎水外洗。

18. 入地金牛

又称两面针，性味辛、苦、温，有小毒。归肝、心经。具有祛风通络、胜湿止痛、消肿解毒的功效。《岭南采药录》："理跌打及蛇伤。患牙痛，煎水含漱。"

现代研究发现入地金牛有镇痛、抗炎、止血、抗溃疡、保护肝脏等作用。

【临证心得】

（1）入地金牛具有很好的消肿止痛作用，制作成酊剂，对于以疼痛为主要表现的皮肤病如带状疱疹、甲沟炎，使用入地金牛酊外涂，具有良好的消肿止痛作用。

（2）外用：煎水洗；捣敷；或制成酊剂外用。

19. 飞扬草

性味微苦、微酸、凉。归肺、膀胱、大肠经。具有清热解毒、利湿止痒的功效。《岭南采药录》："治小儿烂头疮，疮满耳、面，脓水淋漓，以之捣敷，煎水洗，能解肿毒，解胡满藤毒。"

现代研究发现飞扬草具有利尿、降压、抗菌、抗炎、抗肿瘤等作用。

【临证心得】

（1）对于湿疹皮炎类以红斑、丘疹瘙痒、渗出为主要表现的皮肤病，中医外洗是一大特色，陈教授常常使用以飞扬草为主药的飞扬洗剂外洗，治疗皮炎湿疹类皮肤病，具有祛风清热止痒的良好效果，尤适用于外阴、肛门处的瘙痒等症。

（2）外用适量，煎水洗。

三、藤类药物的临床应用

藤类药物善走经络，具有祛风除湿、活血通络解痉挛之功效。陈教授常应用藤类药物的养血活血、通经活络之功效，随证加减治顽固性皮肤病，如湿疹、原发性皮肤淀粉样变等病症；同时藤类药物多有养血祛风止痒之功，常用治瘙痒性皮肤病。

1. 鸡血藤

性温，味苦、微甘，入心、脾二经，可补血活血、养血舒筋，调理气血之运行。《饮片新参》云："鸡血藤，祛瘀血，生新血，流利经脉。"

现代研究发现鸡血藤具有促进造血功能、抗肿瘤、抗病毒、免疫调节、对酪氨酸酶双向调节、抗炎、抗氧化、镇静催眠等药理作用。

【临证心得】

（1）朱老应用单味鸡血藤治疗小儿鱼鳞病、银屑病静止期及消退期、脱发，取其养血润燥祛风、活血祛瘀生新的作用。

（2）鸡血藤既有通络之功，又有养血之效，常应用于治疗慢性湿疹、皮肤淀粉样变病，临床以皮肤肥厚呈苔藓样变、皮损色暗淡或伴有色素沉着者为佳。此类皮肤病由于病程日久，患者兼有脾虚、湿邪、蕴热、血瘀之象，治疗常以健脾利湿、养血活血为法，治疗过程常在三术汤基础上加鸡血藤。鸡血藤具有"去瘀血，生新血"的功效，称之为"血分之圣药"，取其既可以养血活血，也可疏通经络之功，疗效颇佳。

（3）鸡血藤多温润，行补兼备，对于老年性皮肤瘙痒症，属血虚风燥者，常配伍夜交藤，养血润燥止痒，临床疗效颇佳。

（4）用量一般为 10~30g。

2. 钩藤

性凉，味甘，主入肝经，清透泄热，可祛风止痒、清热平肝。《本草新编》载："钩藤，去风甚速，有风症者必宜用之……但风火之生，多因于肾水不足，以致木燥火炎，于补阴药中，少用钩藤，则风火易散，倘全不补阴，纯用钩藤以祛风散火，则风不能息，而火且愈炽矣。"

现代研究发现钩藤及钩藤碱能明显降低大脑皮层的兴奋性，具有显著的降压、镇静、安眠、解痉等作用。

【临证心得】

（1）对于瘙痒性疾病，不论疾病属于新久虚实，皆可应用钩藤。古方多用皮，后多用钩，取其力锐耳。久煎无力，故宜后下。钩藤是陈教授治疗神经性皮炎等瘙痒性皮肤疾病喜用的药物之一，神经性皮炎的发病和神经精神因素有明显的关系，多数患者伴有失眠、烦躁易怒、焦虑不安等神经衰弱的症状，肝火偏旺是本病瘙痒的主要病机，在治疗此病时，常在疏肝、养肝的基础上配伍使用清热平肝之钩藤，可起到较好的止痒作用。

（2）可治疗特应性皮炎。陈教授认为脾虚心火为特应性皮炎的核心病机，发病与心、脾关系密切，在发作期心火易亢，肝木易旺，患儿常常伴有肝火偏旺的表现，如：兴奋、多动多语、冲动任性、性情急躁易怒、注意力不集中等表现，常在培土清心基本方中加入钩藤清心热，息肝风，并配伍牡蛎，起到清热平肝、止痒安神之功。

（3）用量一般为5~15g，入煎剂宜后下。

3. 夜交藤

性平，味甘、微苦，入心、肝、脾、肾经，有安神养血、祛风通络止痒的功效。《本草从新》记载："首乌藤，补中气，行经络，通血脉，治劳伤。"

现代研究发现夜交藤的生理活性物质大黄素具有抗炎、抗病毒、抑菌等药理作用；此外，夜交藤具有明显的镇静催眠作用。

【临证心得】

（1）《本草正义》："治夜少安寐。"朱老认为在各种安神药中，以夜交藤安神最佳，其善于养血，对于血虚所致的失眠最为适宜。陈教授治疗血虚伴有难以入睡的皮肤患者常使用夜交藤30g，配伍酸枣仁、龙齿、白蒺藜等，取其养血安神止痒之功。

（2）《本草纲目》谓其主治"风疮疥癣作痒，煎汤洗浴"，对于瘙痒性皮肤病内服外洗均有较好疗效。陈教授临床上常用来治疗老年性皮肤瘙痒症，常采用夜交藤配生地黄、徐长卿、银花藤、鸡血藤等，用于治疗老年人阴血亏虚、血虚生风之痒疗效颇佳。

（3）夜交藤有活血、通经、止痒之功。对于顽固性肥厚性皮肤病不仅"久病多瘀""久病入络"，且有血虚不能滋养肌肤的表现，治疗常在三术汤（白术、莪术、苍术）基础上配伍夜交藤、鸡血藤、钩藤，取其养血、活血、通络、止痒之功。

（4）用量一般为10~30g。

四、花类药物的临床应用

花类药物多轻灵清化，性味平和，常于疏理气机，调畅气血，常用于治疗皮肤科、妇科等疾病，现代研究表明花类药物主要含有挥发油、有机酸、黄酮类物质及多糖类物质，具有抗菌、调节免疫、维持血管正常抵抗力、镇

当代中医皮肤科临床家丛书（第三辑）

陈达灿

静安神等功效，陈教授临床上常应用花类药物治疗痤疮、痈疽疮毒，过敏性紫癜、特应性皮炎、黄褐斑、皮肤瘙痒症等皮肤疾病。

1. 金银花

又名双花，忍冬花。性寒，味甘，归肺、心、胃经，具有清热解毒、疏散风热的功效。用于治疗痈肿疔疮、喉痹、丹毒、热毒血痢、风热感冒、温病发热。

大量研究表明，金银花中富含挥发油、有机酸、环烯醚萜、黄酮及三萜皂苷等多种化学成分。金银花提取物及其化学成分具有多种药理活性，包括抗炎、抗菌、抗病毒、抗氧化、保肝及抗肿瘤等功效。有"中药抗生素"之称。

【临证心得】

（1）本品甘寒，清热解毒，散痈消肿，治疗痈疮初起，红肿热痛，常与野菊花、蒲公英、地丁同用，如五味消毒饮；也可治疗病毒性皮肤病，如水痘、风疹，常与连翘、牛蒡等配伍，如银翘散。

（2）本品善清心，有透热转气之功，常与连翘相须为用有透营转气之功。对于特应性皮炎、湿疹急性发作期、日光性皮炎，皮肤出现片状红斑，属热入营分者，陈教授常常采用金银花配伍连翘、羚羊角骨，一方面清营分之热，另一方面有助于透营转气，即叶天士所谓的"入营犹可透热转气"之意。此外，采用金银花配合黄精、甘草水煎外洗，治疗特应性皮炎、婴儿湿疹，有清热解毒、润肤止痒之功。

（3）治疗血管性疾病，如过敏性紫癜、变应性血管炎、血栓闭塞性脉管炎，常采用四妙勇安汤（金银花、玄参、当归、甘草）加减，清热养阴，解毒活血。

（4）用量一般为 5～15g。

2. 野菊花

苦、辛，微寒。归肝、心经。功效疏风、清热、明目、解毒。用于疔疮痈肿，目赤肿痛，头痛眩晕，内服、外敷皆可。

现代研究发现野菊花的有效成分主要有萜类、挥发油、黄酮类化合物、多糖、维生素等成分，具有抗病毒、抗菌、抗炎和免疫调节、保护心血管系统、抗肿瘤、保肝和神经保护等作用。

【临证心得】

（1）野菊花长于清热解毒，应用野菊花治疗热毒炽盛型的疮疡痈肿，表现为红肿热痛者，常与金银花配伍增强清热解毒之功。

（2）对于湿疹、特应性皮炎伴有细菌感染者，表现为皮疹红肿，糜烂、渗液者，常用野菊花配伍金银花、艾叶等水煎，湿敷后外洗。

（3）内服用量一般为 10 ~ 15g；外用适量。

3. 槐花

性苦，微寒。归肝、大肠经。功效凉血止血，清肝泻火。《药品化义》："槐花味苦，苦能直下，且味厚而沉，主清肠红下血，痔疮肿痛，脏毒淋沥，此凉血之功独在大肠也，大肠与肺为表里，能疏散皮肤风热，是泄肺金之气也。"《日华子本草》："治五痔，心痛，眼赤，杀腹脏虫及热，治皮肤风，及肠风泻血，赤白痢。"

现代研究发现槐花的提取物芦丁、槲皮素、鞣质均具有止血作用；所含的芦丁和槐花多糖具有抑菌活性，对金黄色葡萄球菌的抑菌活性最强。槐花中的芦丁和三萜皂苷等药用成分，具有增强毛细血管韧性、防止冠状动脉硬化、降低血压、改善心肌循环的功效。

【临证心得】

（1）槐花有清肝泻火、凉血解毒之功，陈教授常用来治疗痤疮、脂溢性皮炎等皮肤病；此外，槐花有清泄大肠之功，对伴有热结便秘者尤为适用；若兼有脾胃虚弱者，使用炒槐花以缓和其苦寒之性。

（2）槐花苦寒清热，大肠与肺相为表里，能疏散皮肤风热，临床治疗湿疹、特应性皮炎等皮肤病兼有肠热者最为适宜。

（3）槐花具有凉血止血之功，对于血热引起的过敏性紫癜、变应性血管炎等血管性疾病，常在四妙勇安汤基础上加槐花凉血止血，配伍茜草既能止血又不发生瘀血。

（4）用量一般为 10 ~ 15g。

4. 合欢花

性味甘，平。归心、肝经。功能解郁安神。适用于虚烦不眠、抑郁不舒、健忘多梦等症。《神农本草经》谓其"主安五脏，利心志，令人欢乐无忧"。《本草便读》："能养血。"《四川中药志》："能和心志，开胃理气，消风明目，解郁。治心虚失眠。"

现代研究发现合欢花的主要成分为黄酮类，其次是挥发油类及多糖等，临床药理表明合欢花有镇静催眠、抗抑郁、抑菌等作用。

【临证心得】

（1）合欢花具有解郁安神之功，陈教授常用其治疗神经性皮炎、瘙痒症、结节性痒疹等神经功能障碍性皮肤病，此类皮肤病常与情志不畅有关，常表现为剧烈的瘙痒，影响睡眠，久治不愈患者常常伴有烦躁、焦虑等表现，陈教授对于此类疾病常配伍用合欢花，取其解郁安神止痒之功，疗效颇佳。

（2）合欢花具有行气、养血之功，常用于治疗气血不和所致的色素障碍性皮肤病如黄褐斑、炎症后色素沉着、瑞尔黑变病等。黄褐斑，多因肾阴亏虚、肝郁脾虚、气血不和所致，在补益肝肾基础上配伍具有疏肝健脾、行气养血之功的合欢花疗效甚好。

（3）用量一般为5～10g。

5. 素馨花

性味苦、平，归肝经。功效行气调经止痛，清热散结。《岭南采药录》谓其解心气郁痛，止下痢腹痛；广州部队《常用中草药手册》："治肝炎、肝硬化的肝区病，胸肋不舒，心胃气痛，下痢腹痛。"

现代药理研究发现素馨花具有抗病毒、抗肿瘤、抗氧化、降血糖、抑菌和抗炎等作用。

【临证心得】

（1）素馨花可以养心安神，治疗失眠、健忘等心系症状，也可用于胸胁胀满等肝郁症状。陈教授认为对于女性皮肤附属器疾病、色素性皮肤病，肝、脾两脏在病因病机中占有重要地位，如痤疮、黄褐斑等皮肤病与肝郁脾胃气滞有重要关系，往往表现为月经先期或后期、月经前出疹较多，经前期少腹胀痛，常在培补肝肾的基础上佐以疏肝理气的素馨花以疏肝理气、行气导滞，此外，素馨花尚有安心气作用，对于上述皮肤病兼有心气失养所致眠者差，有较好疗效。

（2）用量一般为5～10g。

五、临床常用对药

1. 薏苡仁与萆薢

薏苡仁，甘、淡、凉，归脾、胃、肺经，功效利水消肿，渗湿，健脾，除痹，清热排脓。萆薢苦、平，入肾、胃经，《本草纲目》云："长于去风湿，所以能治缓弱顽痹、遗浊、恶疮诸病之属风湿者……能治阳明之湿而固下焦，故能去浊分清。"二者配伍常用来治疗脾虚兼有湿热下注，湿热郁于肌肤而致下肢皮肤丹毒、湿疹、足癣感染，临床表现为潮红、肿胀，或伴瘙痒、疼痛、脾虚明显者，配伍白术、薏苡仁（宜炒用），健脾祛湿，标本兼治；热毒明显者加金银花、地丁加强清热解毒之功。

2. 白术与生地

白术，性味苦、甘、温，归脾、胃经。其具有补脾益气，燥湿利水，固表止汗之功效。《珍珠囊》言其"除湿益气，和中补阳，消痰逐水，生津止渴……"《神农本草经读》记载为："以白术之功在燥，而所以妙处在于多脂……今以生术刮去皮，急火炙至熟，则味甘温而质滋润，久服有延年不饥之效。"白术能使干燥坚硬之大便变润变软，容易排出，有良好的通便作用，并不引起腹泻。据现代药理研究，白术有促进肠胃分泌的作用，使胃肠分泌旺盛，蠕动增速，大剂量应用，作用尤为显著。生地，甘、苦、寒，归心、肝、肾经。《神农本草经》记载其滋肾阴，增津液，润脾土而长肌肉，《本经逢原》："专凉血滋阴，外润皮肤荣泽。"

特应性皮炎、慢性湿疹、慢性荨麻疹、脱发等皮肤病的发生和发展与脾胃虚弱密切相关，这类患者往往脾虚的同时伴有便秘。大便的正常传导变化须依赖肾主津液的濡润和脾胃中气的推动，肾虚则津液竭而大便结燥，中气虚弱，传导乏力而气滞，皆可形成便秘。白术与生地配伍即可健脾益气，滋阴润肠，增水行舟达到通便的作用，也有润泽皮肤的功效。对于白术的使用量要大，成人至少30g以上，小儿可酌减。

3. 徐长卿与白鲜皮

徐长卿，辛温，归肝、胃经，具有祛风除湿、行气活血、止痛止痒的功效。白鲜皮，苦寒，归脾、胃、膀胱经，具有清热燥湿、祛风解毒之功。二药配伍一寒一热，祛风除湿止痒之效较佳，临床配伍用于治疗风、湿、热侵袭皮肤所致的湿疹、荨麻疹等瘙痒性皮肤病疗效较佳。此外，徐长卿有疏肝止痛之功，常与白鲜皮配伍来治疗带状疱疹后期患者疼痛伴瘙痒不适。

徐长卿配伍白鲜皮也是陈教授的老师朱老喜欢使用的外用对药。朱老常用徐长卿、白鲜皮、苍耳子、蛇舌草各30g，煎后熏洗，止痒效果较为明显。此外，朱老常采用自拟方治疗婴儿湿疹收效显著，徐长卿、生地各12g，赤芍9g，紫草、炒枳壳各5g，白鲜皮、焦山楂各10g。

4. 鱼腥草与白鲜皮

鱼腥草和白鲜皮，用于湿热较明显者。鱼腥草，性微寒，入肺经，有良好的清热解毒、利尿通淋之功；白鲜皮清热解毒、除湿止痒；鱼腥草入肺经，可泄热解毒，清上利下，使湿热从小便而出；白鲜皮入脾胃经，可清除胃肠湿热，二药相配，上下作用，共奏清热除湿解毒之功，尤其适用于伴有脓肿的湿热疮毒。

5. 桑叶与桑白皮

桑叶，甘、苦、寒，归肺、肝经，具有疏散风热、清肺润燥、清肝明目之功。《得配本草》记载桑叶"去风热，利关节，疏肝，止汗"等多重作用。桑白皮，甘、寒，归肺经，具有泻肺平喘、利水消肿之功。陈教授常用二药配伍来治疗面部皮肤病，如激素依赖性皮炎、接触性皮炎、过敏性皮炎，临床表现为红斑、肿胀伴有瘙痒者，桑叶轻清疏散，清热祛风；桑白皮辛散苦降，利水消肿；桑白皮降气为主，桑叶以宣肺为要，二药伍用，一宣一降，祛风清热消肿甚妙。

6. 紫苏叶与防风

紫苏叶，辛温偏燥，归肺、脾经，具有疏风、发表散寒、行气宽中、解鱼蟹毒之功，且能改善胃肠道功能。防风性辛、微温、甘，质松而润，祛风之力较强，为"风药之润剂"，具有祛风解表止痒之功效。二药相配增强发散解毒止痒之功，尤其适用于食鱼蟹过敏者。

7. 白蒺藜与合欢花

白蒺藜，性辛、苦、微温，归肝经，功效平肝疏肝，祛风明目。合欢花，性味甘、平，归心、肝经，功效解郁安神。陈教授常使用二药配伍治疗黄褐斑、面部脂溢性皮炎、面部过敏性皮肤病、激素依赖性皮炎等颜面损容性皮肤病，特别是女性患者，因病程较长，治疗经历复杂曲折，效果不显，除皮肤表现外，病程中常易于出现焦虑、抑郁等不良情绪。白蒺藜性升而散，既可治疗风热面赤，又可疏肝解郁；合欢花甘平，补阴之功最捷，既能安五脏，和心志，解郁结，又能活血消肿；且白蒺藜与合欢花二药配伍，一补一散，补泻兼施。

8. 白茅根与芦根

芦根甘、寒，归肺、胃经，具有清热泻火、生津止渴、除烦、利尿之功；白茅根，甘、寒，归肺、胃、膀胱经，具有凉血止血、清热利尿、清肺胃热之功。陈教授常用二药配伍来治疗水痘、麻疹、风疹等病毒性皮疹，或者面部各种皮炎、湿疹等疾病，临床表现为红斑、肿胀，或者伴有发热、烦躁、口渴者。白茅根味甘而不滋腻，性寒而不碍胃，利水而不伤阴，善清血分之热；芦根味甘亦不滋腻，生津而不恋邪，专清气分之热，且清中兼能透风热，二药配伍，一清一透，气血双清；此外，《重庆草药》记载"芦根治骨蒸潮热，虚热头痛，风火牙痛"，芦根可以清虚热，与白茅根相伍虚实并清。

9. 玄参与牡蛎

牡蛎，咸、微寒、归肝、胆、肾经。功效重镇安神，强阳补阴，软坚散结。玄参，甘、苦、咸、微寒，归肺、胃、肾经。功效清热凉血，泻火解毒，滋阴。玄参解毒为主，牡蛎以散结为要，采用二者配伍来治疗痤疮，临床表现为脓肿、囊肿、结节者，相互为用，共奏滋阴解毒，软坚散结之功；痰瘀重者常加浙贝母、夏枯草、丹参加强化痰散结、活血化瘀之功。

10. 薏苡仁与青蒿

薏苡仁，甘、淡、凉，归脾、胃、肺经，功效利水消肿，渗湿，健脾，除痹，清热排脓。青蒿，苦、辛、寒。归肝、胆经。功效清透虚热，凉血除蒸，解暑，截疟。青蒿性虽苦寒，但无苦寒败胃之虞，如《本草从新》言："凡苦寒药多与胃家不利，唯青蒿芬芳袭脾，宜血虚有热之人，以其不犯冲和之气尔。而寒泄泻者仍当避之。"二药配伍常用来治疗暑热季节的夏季皮炎、日光性皮炎、湿疹等皮肤病，这类皮肤病往往由于脾虚失运，湿邪内生，外界暑湿之邪与内湿相搏而致。青蒿芳香醒脾化湿，薏苡仁健脾渗湿，二者配伍湿邪去而脾运健，标本兼治。若脾虚明显者常加白术、茯苓。

第二节　经方传真

经方的用意深远，为历代医家所推崇。历代不乏解析经方的著作，可谓仁者见仁智者见智。陈教授在多年的临床实践中，运用经方治疗皮肤病颇有心得，现结合具体病例及体会举隅之。

一、桂枝麻黄各半汤

【出处】《伤寒论》

【组成】桂枝、芍药、麻黄、杏仁、生姜、大枣、炙甘草。

【功效】外散风寒，内滋营阴。

【释义】本方来源于《伤寒论》第23条："太阳病，得之八九日，如疟状，发热恶寒，热多寒少，其人不呕，清便欲自可，一日二三度发。脉微缓者，为欲愈也；脉微而恶寒者，此阴阳俱虚，不可更发汗、更下、更吐也；面色反有热色者，未欲解也，以其不能得小汗出，身必痒，宜桂枝麻黄各半汤。"为治"以其不得小汗出，身必痒"之太阳病，应外散风寒、内滋营阴，取微汗令阴阳调和而解。桂枝麻黄各半汤方中用小量桂枝、麻黄以防发散太过，用白芍益阴敛营，生姜、大枣、炙甘草调中以敷布津液。从而可以恰如其分地达到微汗的目的。

【心悟】桂枝麻黄各半汤不仅可以治疗太阳病，而且可用于治疗荨麻疹、颜面部皮炎等皮肤病属邪气不甚、营卫不和证者，症见反复起红斑、风团、无汗、舌苔薄白、脉微等。

验案举例：慢性荨麻疹一例

王某，女，35岁，初诊日期：2017年11月14日。因"全身皮肤反复风团伴瘙痒3月"就诊。患者3个月前无明显诱因全身皮肤散在出现风团伴瘙痒，先后服用抗组胺药物如西替利嗪片、氯雷他定片得到控制，停药后风团反复出现，患者不愿意服用西药，要求中医治疗。刻下症：双侧上肢少许风团，正常肤色，平时怕冷恶风，风团夜晚易于反复。胃纳可，大便干，眠可。舌淡，苔白，脉细。中医诊断：瘾疹（营卫不和）；西医诊断：慢性荨麻疹。处方：桂枝麻黄各半汤合玉屏风散加减：炙麻黄5g，桂枝10g，白芍10g，大枣15g，炮姜10g，党参15g，白术30g，防风15g，生地20g，五味子15g，细辛1.5g，炙甘草5g。二诊：服药7剂后风团发作的次数较前明显减少，瘙痒感轻微，仍怕冷恶风，胃纳欠佳，大便调，上方加肉苁蓉10g、鸡内金15g。三诊：服药7剂后皮疹未再反复，怕冷及恶风较前明显减轻，守方继服7剂，患者诸症消退，病愈停药。

按：荨麻疹属中医"瘾疹"范畴，究其病机多为素体卫表不固，风邪夹寒或夹热乘虚侵袭肌肤，致营卫失和所致。本患者风团反复出现伴瘙痒，平素怕冷、恶风，为卫气不固、营卫不和的表现，治以益气固表，调和营卫，方选桂枝麻黄各半汤合玉屏风散加减治疗，方中党参代替黄芪，与白术、防风配伍益气固表，祛风止痒，具有御风屏障之功；麻黄桂枝各半汤外散风寒，内滋营阴，加酸收之五味子内固营阴。患者怕冷，兼有肾阳虚之表现，方中细辛、肉苁蓉配伍温阳祛寒；此外，大量白术配伍生地健脾益气，滋阴润肠，增水行舟而达通便之功。诸药合用共奏益气固表、调和营卫之功。

二、小柴胡汤

【出处】《伤寒论》

【组成】柴胡、黄芩、人参、半夏、炙甘草、生姜、大枣。

【功效】和解少阳。

【释义】小柴胡汤为和解少阳之方，可疏泄湿热之邪从少阳而出。此症由于湿热蕴结中焦，脾土枢机不利，气机升降失常，郁于少阳所致。该方取黄芩、半夏清热燥湿、降逆，党参、生姜、大枣、炙甘草健脾和中，敷布津液；柴胡和解表里，疏肝，升阳，主心腹肠胃中结气，饮食积聚，寒热邪气，推陈致新。该方用意首先是化解中焦湿热，然后以柴胡疏肝解郁，疏泄湿热之邪从少阳而出，从而达到转枢脾胃，令气机升降恢复常态之功。

【心悟】该方在皮肤科的应用也非常广泛，可用于治疗湿疹、特应性皮炎、荨麻疹、痤疮、脂溢性皮炎等各种皮肤病证属少阳湿热，疏机不利之症。症见皮疹反复，此消彼长，汗出如常，胸胁不舒或见口苦、咽干、目眩，舌苔腻，脉弦。

验案举例：脂溢性皮炎一例

邓某某，女，47岁，初诊日期：2016年8月14日。因"颜面反复红斑脱屑瘙痒2年，复发1周"就诊。2年前无明显诱因颜面部出现红斑，随后加重，外院多次治疗，病情时好时差，反反复复。刻下症：面部淡红斑，伴咽痛、口苦、心烦、大便干结，舌红，苔黄腻，脉弦细。中医诊断：面油风（少阳湿热），西医诊断：脂溢性皮炎。治宜和解少阳，疏肝清热祛湿。处方：柴胡15g，黄芩15g，丹参20g（后下），白芍15g，法半夏10g，布渣叶15g，枳实15g，玄参20g，丹皮10g，栀子15g，桔梗15g，炙甘草5g。7剂，每日1剂，服药在1周后患者面部红斑明显改善，觉干燥微痒，眠差，大便通畅，前方去布渣叶、半夏，加生地15g、沙参15g，养阴润燥，珍珠母30g镇心安神，继服14剂诸症消退。

按：中医认为，脂溢性皮炎是由于禀赋不耐，皮毛腠理不密，因感受风湿热毒邪（或接触某种物质），致风湿热毒诸邪搏结于皮肤所致。风湿热毒之邪外袭，与气血相搏，发于肌肤则发疹脱屑瘙痒。本案患者除皮疹外，尚有心烦、口干、咽痛、大便干结、舌红、苔黄腻、脉弦等少阳小柴胡汤方证，临床局部与整体辨证结合，诸药合理调整搭配，切中疾病之病机，最终使临床症状明显好转。对于小柴胡汤的临床应用，历代医家多以《伤寒论》所论外邪既不在太阳之表而汗之，又不在阳明之里而下之，惟邪客少阳之半表半里用此汤以和解之；或以《伤寒论》所述"但见一证便是，不必悉具"。皮肤病的病机多为体质素虚，而外邪入侵，留恋肌肉腠理之间，正邪交战，发诸于外，实病其内，所以既需重视局部辨证，更应放眼全身病机症状，而小柴胡汤能解半表半里之邪，能退阳经之热，外达透邪，阻断病邪内陷，内外兼顾，起到枢转之机的作用，临床将小柴胡汤应用于皮肤病中，同时抓住"有柴胡证，但见一证便是，不必悉俱"，常获显效。

三、三仁汤

【出处】《温病条辨》

【组成】杏仁、白蔻仁、生薏苡仁、半夏、飞滑石、白通草、竹叶、厚朴。

【功效】宣畅气机，清利湿热。

【释义】三仁汤适用于湿温初起邪遏气分，湿重于热之轻证。湿与热合，黏腻胶着，热蒸湿动，湿热弥漫，充斥三焦，三焦为气机升降的通道，也是人体阳气和水液运行的通道。三仁汤中杏仁宣上，白蔻仁畅中，薏苡仁渗下，因势利导，使邪从三焦而出，三焦通畅，使人之阳气与津液运行正常。此外，湿热为病，如油入面，难解难分，正如吴鞠通所言："徒清热则湿不退，徒祛湿则热愈炽"，湿为阴邪，方中豆蔻仁、厚朴、半夏温运中州脾阳，化郁结之湿，使湿化热解；此外，湿为有形之邪，热为无形之邪，热邪以湿为载体，故以薏苡仁、竹叶、通草、滑石淡渗于下，湿邪从小便而出，湿去则热自散。全方药性平和，无温燥辛散太过之弊，有宣上畅中渗下、上下分消之功，寓启上闸，导水湿之邪下行，可使气畅湿行，暑解热清，脾运正常，三焦通畅，诸证自除。

【心悟】岭南地区属亚热带，气候湿热，湿热引发的皮肤病甚是常见，如湿疹、汗疱疹、痤疮、黄褐斑、脂溢性脱发、带状疱疹等，均可采用三仁汤加减治之，临床辨证要点为湿热证且湿重于热者，皮疹红斑颜色不显，湿象较重，如表现为渗液明显，或伴有身重、疲倦乏力、纳呆、便溏、舌体胖大或伴有齿痕、苔白或白腻、脉濡。脾虚明显者常加茯苓、白术。

验案举例：湿疹一例

陈某，男，45岁，初诊日期：2016年6月28日。因"躯干及四肢皮肤多形皮疹伴瘙痒反复1年加重2周"就诊。1年前无明显诱因躯干出现红斑、丘疱疹、少许渗液伴瘙痒，随后皮疹增多，蔓延至双侧下肢，在外院诊断为"湿疹"，内服西替利嗪片、复发甘草酸苷片，外用地塞米松乳膏、糠酸莫米松乳膏等药膏，病情可暂缓解，但随后反复。2周前无明显诱因病情加重，躯干及四肢出现密集淡红斑、丘疱疹，其中双下肢部分皮疹伴少许渗液，瘙痒甚，前来就诊。刻下症：躯干及四肢皮肤密集淡红斑、丘疹、少许丘疱疹，部分皮疹搔抓后出现糜烂、渗液，瘙痒甚。自觉腹胀，胃纳欠佳，大便烂，眠欠佳。舌淡红，边有齿痕，苔白腻，脉濡。中医诊断：湿疮（湿热证，湿重于热）；西医诊断：湿疹。治则：清利湿热。处方：三仁汤加减，薏苡仁30g，白蔻仁5g，杏仁10g，厚朴10g，法半夏10g，淡竹叶10g，滑石20g（先煎），草薢15g，徐长卿15g，白鲜皮15g，苍术10g，金银花15g，陈皮5g，甘草5g。7剂，水煎内服，每日1剂。2016年7月5日复诊，服药7剂后瘙痒明显减轻，躯干及四肢皮疹大部分消退，无渗液，腹胀减轻，胃纳可，大便成形，睡眠欠佳，舌苔白腻较前变薄。上方去金银花、陈皮、草薢、滑石，薏苡仁改为炒薏苡仁，加茯神15g，继服7剂后皮疹消退，瘙痒消失。随后复诊以苍术改为白术，巩固治疗。

　　按： 本患者湿疹病史反复1年，有脾虚湿蕴的表现，适逢岭南地带湿热偏盛之时，再与夏季湿热之邪相搏，充于腠理，浸淫肌肤则发为本病。躯干四肢出现淡红斑、丘疱疹、渗液、胃纳欠佳、大便烂、苔白腻、脉濡等均为湿热表现，且为湿重于热，湿邪阻滞三焦气机故见腹胀不适，治以三仁汤调畅气机，清化湿热；加草薢加强渗湿之功；陈皮理气燥湿；金银花、徐长卿、白鲜皮共奏祛风除湿止痒治功；后期湿热之邪渐去，生薏苡仁改为炒薏苡仁，苍术改为白术，加强健脾渗湿之功以固其本。

四、四逆散

【出处】《伤寒论》

【组成】柴胡、芍药、枳实、炙甘草。

【功效】透邪解郁，舒肝理脾。

【释义】四逆散为疏肝解郁之方。吴昆曰："少阴病四逆者，此方主之。此阳邪传至少阴，里有热结，则阳气不能交接于四末，故四逆而不温。"方中取小量柴胡疏肝解郁，升发阳气，去寒热邪气；配白芍敛阴柔肝，共同调节气机之出入，可使柴胡升散而无耗伤阴血之弊；以枳实破气消积，加强舒畅气机之功，与柴胡配伍一升一降，舒畅气机，升清降浊；以炙甘草健脾和中。综合四药，共奏舒肝解郁之效，使郁热得解，清阳得伸，四逆和则皮疹自愈。

【心悟】该方常用来治疗因气郁、气滞所导致的胁肋、脘腹疼痛，或伴有手足不温，或皮疹遇热加重、脉弦等诸多疾病。本方命名虽为四逆，但临床应用过程中不必拘泥于四逆之有无，常可用于治疗胆碱能性荨麻疹、痤疮、脂溢性皮炎、慢性湿疹等证属肝气郁滞者。

验案举例： 慢性荨麻疹一例

颜某某，女，44岁，初诊日期：2017年2月14日。因"全身皮肤反复风团伴瘙痒2月余"前来就诊。2个月前无明显诱因全身出现红色风团伴瘙痒，曾在当地医院就诊，诊断为荨麻疹，先后服用氯雷他定片、西替利嗪片、酮替芬片等抗过敏药物治疗，服用后病情可控制，停药后反复，患者间断服用抗过敏药物，病情时好时差。近期病情加重，受热、精神紧张或压力大时尤为明显，前来就诊。刻下症：躯干散在少许红色风团。平素易疲倦，情绪不宁伴心悸，手足不温，胃纳可，二便调，难入睡。舌淡暗，边有齿痕，舌尖稍红，苔薄白，脉弦。中医诊断：瘾疹（阳气内郁，心肾不交）；西医诊断：慢性荨麻疹。治则：疏肝健脾，交通心肾。处方：四逆散合交泰丸加减：柴胡15g，白芍15g，枳实10g，甘草5g，炒黄连10g，肉桂1.5g（焗服），山萸肉10g，五味子10g，浮小麦30g，太子参15g，茯神20g，钩藤15g，大枣15g，牡蛎30g，龙齿30g（先煎）。7剂，水煎内服，每日1剂。服用上方7剂后，皮疹消退，瘙痒消失，且风团未出现反复现象；患者心悸明显减轻，手足发冷较前好转；仍感觉疲倦，上方太子参量调为20g，去大枣加五指毛桃30g，加强健脾益气之功。继服7剂而愈。

按： 中医学认为本病的发生与禀赋不耐，加之感受外界的风、湿、热诸邪侵犯皮肤致营卫不和有关，本病虽在腠理，但是与脏腑气血功能密切相关。西医认为本病是一种变态反应性疾病，治疗常以抗组胺药物为主，但是很多患者苦于用药有效，停药反复，总体疗效不佳。本患者为中年女性，荨麻疹反复发作2月余，尤以精神紧张或压力大时风团发作或加重，同时伴有情绪不宁，手足发冷，以上为少阳枢机不利，肝气郁结，营卫失调的表现；肝气不得疏泄，导致阳气内郁，不能达于四末，故见手足不温；肝气郁结，郁而化火，母病及子，故见心火偏盛，心火不能下降，致心肾不交则出现舌尖红、心悸、难以入睡的表现；舌淡、边有齿痕，疲倦为脾气虚之征。综上，病机为阳气内郁，心肾不交，以四逆散疏肝解郁，气血流畅，清阳得伸，阴阳之气自相顺接，营卫调和则风团自消；交泰丸加龙骨、牡蛎、五味子、山萸肉、茯神交通心肾，潜镇安神；钩藤兼清心肝之火，大枣补中益气，养血安神，诸药合用共奏疏肝健脾，交通心肾之功。

五、五苓散

【出处】《伤寒论》

【组成】茯苓、猪苓、白术、桂枝、泽泻。

【功效】利水渗湿、温阳化气。

【释义】五苓散适用于三焦气化不利，水湿内停，津液不布，或兼外邪未解之病证，其功善化气布津、分消水气，主要针对水湿停蓄身体局部或者水津不能布散全身的皮肤诸病，临床常见皮肤肿胀、水疱、糜烂、渗液等，舌象常表现为胖大，舌质淡，舌苔滑润，脉浮或弦。此外，或伴口渴与小便不利，因人体水液代谢由脾、胃、肺、肾、膀胱、三焦共同完成，如三焦不利，气不化津、水湿内停，加之脾虚不能布散津液上承则口渴，不能下输膀胱则出现小便不利，故非真正津液不足的表现。该方以泽泻、猪苓、茯苓配伍桂枝化气利水，分消水气，既可温阳化气与利小便并举，恢复三焦气化功能以治本，又除已停水气以治标；茯苓、白术配伍桂枝化气布津，实脾制水，使体内水液随阳气布达周身。

【心悟】湿疹、血管神经性水肿、丹毒、带状疱疹、天疱疮等急性皮肤病，临床表现虽各不相同，但气化失司、水湿内停是其共同病机，无论寒热均可辨证加减使用；此外，临床对于部分慢性干燥性皮肤病，辨证为血虚风燥、肌肤失养，临床采用养血润燥治疗无效者，需考虑由水湿内停，不能化气布津，肌肤失养所致，如皮肤瘙痒症、指掌角皮症，常可采用本方加减治疗。

验案举例：汗疱疹一例

王某，男，25 岁，初诊日期：2017 年 8 月 22 日。因"双手反复水疱伴瘙痒 1 年余"就诊。1 年前无明显诱因双手掌出现深在性水疱伴瘙痒，未治疗，随后皮疹增多，手指侧也出现类似皮疹，曾在外院诊断为"汗疱疹"，口服依匹斯汀片、谷维素，外用曲安奈德乳膏后缓解，其后反复发作，时轻时重，近日加重伴瘙痒甚，前来就诊。刻下症：双侧手掌、手指两侧可见粟粒大小深在性水疱，自觉瘙痒；手掌不温，无汗出，其余部位汗出如常。心烦，眠差，胃纳欠佳，口干多饮，饮不解渴，二便调，舌淡胖，苔白微腻，脉弦。中医诊断：湿疮（气化失司，水湿内停），西医诊断：汗疱疹。治则：通阳化气、利水渗湿。处方：五苓散加减：茯苓 15g，白术 15g，猪苓 15g，桂枝

10g, 泽泻10g, 炒薏苡仁20g, 白鲜皮15g, 甘草5g。2017年8月29日复诊，服药7剂后手掌及指侧水疱全部消退，瘙痒消失，眠可，患者自述手掌近日温暖，有汗出，口干较前减轻，上方加太子参15g, 继服7剂后诸证皆消。

按：《伤寒论》第71条曰："太阳病，发汗后，大汗出，胃中干，烦躁不得眠，欲得饮水者，少少与饮之，令胃气和则愈，若脉浮，小便不利，微热消渴者，五苓散主之"；第72条又曰："发汗已，脉浮数，烦渴者，五苓散主之。"本患者出现水液停留于手掌及指侧，并伴有口干多饮、饮不解渴、心烦、眠差的表现，为五苓散证的表现。因三焦不利，气不化津，水湿内停手掌及指侧，出现水疱伴瘙痒，加之不能输布散津液上承则口渴，饮不解渴。治以五苓散通阳化气、利水渗湿，薏苡仁健脾渗湿，白鲜皮燥湿止痒，7剂后除口干症状外，余症皆消，故在上方基础上加太子参加强健脾益气之功，正如《医宗金鉴》所说，五苓散"加人参，名春泽汤，其意专在助气生津"。

六、乌梅丸

【出处】《伤寒论》

【组成】乌梅、细辛、干姜、桂枝、附子、蜀椒、黄连、黄柏、人参、当归。

【功效】缓肝理中，寒热并治，阴阳两调。

【释义】该方寒、热并用，辛、甘、酸、苦、咸五味俱全，五脏同调。肝气从左升，以舒畅调达为顺，以郁而不舒、散而不收为逆；心火上居君位，以不受邪逆上扰为安；肺气从右降，以宣通为顺；肾司二便，为水火之脏，以水中藏火为顺；脾居中位，以平稳枢转为健。方中乌梅、当归养血敛肝阴，桂枝升散通肝阳；细辛通窍宣降肺气；黄连泻心中逆气；附子温肾阳，黄柏坚肾阴，二者共藏肾气；人参、干姜、蜀椒益气理中，枢转中焦。全方顺应气机升降之序，令一气周流。

【心悟】该方脉证包括脉微、手足逆冷、消渴、气上撞心、心中疼热、饥而不欲食、久利不止。得食而呕又烦。凡皮肤病久治不愈，见到以上寒热错杂证，可使用乌梅丸原方改为汤剂，瘙痒者随证加防风、蒺藜、白鲜皮、地肤子等，常常可收到意想不到的效果。

验案举例：慢性荨麻疹一例

向某某，女，30岁，初诊日期：2016年6月10日。因"全身反复风团瘙痒10余年，复发加重1个月"前来就诊。患者从十多岁开始周身散发红色风团，以四肢明显，夜间好发，数小时内可自行消退无痕迹，发作时瘙痒剧烈，虽经西药抗过敏以及脱敏等治疗，皮疹时好时坏。1个月前。患者不明原因皮疹再次发作，尤其夜间明显，瘙痒难耐，烦躁，影响睡眠，严重时伴眼睑、口唇肿胀，无胸闷呼吸困难，无咽痛咳嗽。刻下症：暂未见明显风团，皮肤划痕阳性（++），体倦，怕冷，纳差，大便溏，小便可。舌红，苔根部稍黄腻，脉沉细弦。中医诊断：瘾疹（寒热错杂）；西医诊断：荨麻疹。治则：疏风泻热，温中散寒。中药处方：乌梅15g，炒黄连6g，黄柏15g，细辛2g，干姜5g，桂枝10g，党参15g，当归10g，白芍10g，荆芥10g，防风10g，甘草5g。7剂，水煎服，每日1剂。服上方7剂后患者出疹减少，瘙痒缓解，但仍怕冷，便溏，眠差，上方调整用乌梅20g，细辛3g，干姜10g，7剂，水煎服，每日1剂。服上方7剂后风团发作明显改善，仅局部略感瘙痒，夜间偶有疹出。怕冷及睡眠改善，大便软烂成形，精神明显好转，守方继服14剂皮疹基本控制，诸症改善，随访3个月皮疹未再发作。

按：中医认为荨麻疹的发病是由于素体禀赋不耐，外加六淫之气的侵袭，或饮食不慎、七情内伤、气血脏腑功能失调所致。本病患者因素体虚寒，外受风邪发为瘾疹，病久郁而化热，导致寒热错杂、虚实兼夹之证，故采用乌梅丸加减以清上温下。方中乌梅酸收配合桂枝、白芍敛阴和营，调和营卫，配干姜、细辛疏风散寒，配荆芥、防风祛风止痒；党参、甘草健脾益气固表；当归、白芍养血柔肝，"治风先治血，血行风自灭"；配黄连、黄柏滋阴清热。诸药合用，达到寒热并治、扶正祛邪之效。方中有收有散，有补有泻，有升有降，在临床中根据病情加减可辨治各类过敏性疾病。

七、麻黄连翘赤小豆汤

【出处】《伤寒论》

【组成】麻黄、连翘、杏仁、赤小豆、大枣、生梓白皮、生姜、炙甘草。

【功效】解表散邪，清热除湿。

【释义】该方主治太阳、阳明合病之表邪未解、瘀热在里之证。方中麻黄、生姜、杏仁散表寒辛开肌表，使湿热从上而出，赤小豆清利湿热，使湿热从下而出，是为上下分消，"开鬼门""洁净府"兼而有之。生梓白皮、连翘苦寒，清解在里之"瘀热"。诸药协同，辛散苦寒并用，共奏外解表邪以散郁热，内清湿热以退黄之效。方中诸药借麻黄透散之功，"邪有出路"，使气机畅达，湿毒之邪从表而解，瘀阻得散，诸症自消。

【心悟】麻黄连翘赤小豆汤主治病症为内有湿热之邪郁于里，外有风寒之邪外束，故曰"伤寒瘀热在里"。表邪外束，则在里之湿热难以外越，反之，湿热内蕴，亦阻碍表邪外解，从而形成了表闭而湿热内蕴、郁而发黄的证候，呈现表寒兼里有湿热之象。临床应用，抓住恶寒、无汗、心烦、舌红、苔白黄腻，皮疹以痒、肿、痛、渗出等表实里热证为辨证要素，加减变化可用于治疗湿疹、荨麻疹、药疹、大疱性皮病等各类急、慢性皮肤病。

验案举例：湿疹一例

林某某，男，74岁，初诊日期：2017年11月6日。因"全身泛发红斑丘疹伴瘙痒10余年，复发加重1个月"就诊。有高尿酸血症及骨关节炎病史。患者10年前开始不明原因全身弥漫性红斑丘疹，进行性加重，伴剧烈瘙痒，曾诊断"湿疹"，予抗过敏等药物治疗后病情控制，此后仍时有反复，以秋冬季节尤甚。1个月前，患者皮疹再次复发，尤以头面为甚，伴头面潮红肿胀明显。遂来我科就诊，刻下症：神疲，周身弥漫性红斑丘疹脱屑，颜面潮红肿胀，伴眼睑浮肿，双小腿足背肿胀，瘙痒明显，夜不能寐，恶寒，无发热，烦躁，双小腿及足背瘀暗肿胀，未见糜烂渗液，纳可，眠可，大便干结，小便调，舌暗红，苔黄厚腻，脉沉。患者1个多月前曾有染发史。中医诊断：湿疮（风湿热蕴证）；西医诊断：湿疹。中药予麻黄9g，杏仁15g，连翘15g，赤小豆15g，桑白皮15g，防风15g，枳壳15g，玄参20g，生地15g，徐长卿15g，甘草6g，局部外用消炎止痒霜（院内制剂），西药配合西替利嗪口服液。服药7剂后，患者周身皮疹改善，头面肿胀明显消退，瘙痒缓解，晨起眼睑仍浮肿，全身皮肤干燥脱屑明显，足踝部稍肿，大便先干后软，口干，纳可，眠差，舌红苔薄黄脉弦细，上方去玄参、枳壳，加太子参15g、茯苓15g，继服7剂后患者周身皮疹及头面肿胀基本消退，皮肤干燥改善，脱屑减少，瘙痒控制，嘱加强皮肤护理。

按：湿疹属中医学"湿疮""浸淫疮"范围。中医认为本病多因风、湿、热、毒等原因引起，尤以湿邪为主，病久致虚致瘀，临床治疗当以清热利湿、祛风止痒为法。然纵观本病例，患者全身皮疹泛发、头面潮红肿胀，为风热毒邪内侵外犯之症；恶寒、眼睑足背浮肿为风邪束表、湿邪聚结之象；大便干结、舌暗红、苔黄厚腻为湿热蕴里，故证属风湿热蕴，方选麻黄连翘赤小豆汤加减以解表散邪、清热除湿。方中麻黄解表散邪，配防风、徐长卿加强祛风散邪止痒之功；与连翘、桑白皮、赤小豆相配以清利在里湿热之邪，解毒消肿；配杏仁成表里双解、湿热分消之势；枳壳宽中行气通便；玄参、生地清热解毒、凉血养阴，以防止耗散寒凉之品损伤阴液。方证相合，故疗效明显。患者年老体弱，治疗宜中病即止，注意顾护正气，故后期治疗加用太子参、茯苓健脾益气，促进病情恢复。

八、半夏泻心汤

【出处】《伤寒论》

【组成】半夏、黄连、黄芩、干姜、甘草、大枣、人参。

【功效】调和肝脾，寒热平调，消痞散结。

【释义】半夏泻心汤多用于寒热错杂、虚实夹杂、脾胃功能失调之痞证。方中半夏燥湿化痰，开结降逆，和胃消痞；干姜辛热，与半夏相伍温中散寒；黄芩、黄连苦寒，两者相合，泄热燥湿；姜夏与芩连相配伍，乃寒热并用、辛开苦降之法，可散寒泻热，宣达气机，消痞散结，使升降得复，阴阳调和；人参、大枣、甘草益气补脾，健运中焦。全方辛开苦降，寒热并用，攻补兼施，共奏散寒泻热、消痞散结之效。

【心悟】本方主治上热下寒之寒热错杂之症。临床应用以心下痞，或满、或胀、或闷、或嘈杂，口干苦，呕而肠鸣，或下利，舌苔腻而微黄为辨证要点。临床常用于湿疹、脂溢性皮炎、痤疮、荨麻疹等病。皮肤病辨治过程中，可不拘泥于皮损，关键在于找准病机，抓住中焦虚寒、湿滞郁久化热，辨清寒热偏重，灵活加减调配方药，常获奇效。

验案举例：痤疮一例

刘某，女，44岁，初诊日期：2016年9月21日。因"颜面多发红色丘疹结节脓疱2个月"来诊。2个月前无明显诱因面部开始出现丘疹，随后皮疹较前增多，熬夜后加重。刻下症：面部丘疹、结节、脓疱，伴纳差，胃脘胀满，大便烂，舌淡，边有齿痕，苔薄黄，脉细。中医诊断：粉刺（寒热错杂）；西医诊断：痤疮。处方：黄芩15g，黄连6g，党参15g，干姜5g，陈皮10g，法半夏15g，桑白皮15g，赤芍15g，连翘15g，蒲公英30g，炙甘草6g。7付，水煎服，每日2次。服药7剂后，患者面部皮疹明显转暗，纳改善，眠差，大便烂。原方去桑白皮，加白芷5g，酸枣仁25g。再服7剂皮疹明显消退，剩少许粉刺。继调整处方予黄芩15g，黄连5g，党参15g，干姜5g，法半夏15g，皂角刺15g，茯苓15g，山药15g，蒲公英30g，连翘15g，甘草6g，继服 7 剂，皮疹基本消退。

按：痤疮属中医肺风粉刺范畴，纵观历代文献对粉刺的病因病机的认识，均认为是肺胃血热，上熏头面所致。《外科正宗》说："粉刺属肺……总皆血热郁滞不散所致。"《医宗金鉴·外科心法要诀》云："此证由肺经血热而成。"但临床应用过程中不应拘泥。本例患者以面部出现红色丘脓疱疹为主诉，是肺经风湿蕴热之证，但患者同时伴舌淡、纳差、大便烂等症，应为素体脾胃虚寒，即上热下寒、寒热错杂之象，因此临症治疗时若一味苦寒攻伐，必犯虚虚之戒，使脾胃更虚。故本案对症选用专治上寒下热的半夏泻心汤加减以清上温下，方中黄芩、黄连、桑白皮宣肺清上，泻上焦之热；党参、干姜温中健脾，半夏、陈皮除湿化痰，甘草健脾和中；配连翘、公英解毒散结。诸药合用，药证相合，故收效迅速。

第三节　成方心悟

陈教授在多年的临床实践中，运用成方治疗疑难皮肤病颇有心得，现结合具体病例及体会举隅之。

一、二至丸

【**出处**】明·吴旻辑《扶寿精方》

【**组成**】旱莲草、女贞子。

【**功效**】补益肝肾、滋阴止血。

【**释义**】方中以女贞子为君药，味甘苦，性凉，补中有清，可滋肾养肝，益精血，乌须发。《本草纲目》谓之能强阴健肾膝，变白发，明目。臣以墨旱莲，味甘酸，性寒，既能滋补肝肾之阴，又可凉血止血。《本草纲目》谓之能乌须发，益肾阴。二药配合，补益肝肾，滋阴止血，药少、力专、性平，补而不滞，共奏补益肝肾，滋阴止血之功。

【**心悟**】常用于痤疮、脂溢性皮炎、雄性激素性脱发、斑秃、红斑狼疮、紫癜等各种皮肤病证属肝肾阴虚者。

验案举例：普秃一例

杨某，女，30 岁。2008 年 6 月 24 日初诊。诉 4 年前无明显诱因开始出现头发散在脱落，夏季加重，逐渐加重，半年内腋毛及全身毳毛全部脱落，曾到多家医院就诊，服用激素治疗，毛发部分生长，但停药后再次迅速脱落。平素精神紧张，现症见面色㿠白，头皮松弛，无毛发，月经正常，纳眠一般，二便调，舌淡苔红微黄脉沉细。否认脱发家族史。中医诊断：油风；西医诊断：普秃。辨证：肝脾肾不足，气血亏虚。治法：平补肝肾，益气健脾，养血生发。基本方药：二至丸加味，旱莲草15g，女贞子15g，山药30g，桑寄生30g，太子参15g，五爪龙20g，菟丝子15g，杞子15g，蒲公英30g，牡蛎30g，丹参20g，甘草5g。7剂，每日1剂，每剂服用2次，餐后1小时温热服。

二诊，7月15日，胃纳差、眠差，舌红苔白腻脉细。考虑虚火上炎扰乱心神，上方加芡实15g固肾健脾，酸枣仁30g养血安神，龙齿30g潜镇虚火。

三诊，7月22日服药后头皮少许瘙痒，起数个红色丘疹，口干，考虑肾阴不足，虚热内生，上方加丹皮15g、麦冬15g、石斛15g养阴清热。

四诊，7月29日，头皮无瘙痒，夜眠差，上方加生地养阴。

五诊，8月12日，开始见头皮松弛减轻，少许白色毳毛生长，口干、舌红，上方加桑白皮15g清肺热，北芪30g益气养血活血生发，旱莲草、女贞子加量至30g以加强平补肝肾之功。后患者约2周复诊一次，中药在上方基础上随诊加减，服药至11月18日，可见满头白色毳毛生长，局部已变黑，有新生的睫毛、腋毛。

按： 该病例中患者肝脾肾不足、精血亏虚，经平补肝肾、益气健脾养血治疗后获效。普秃疗程较长，长期应用补肾养血等补益药物容易导致虚不受补，出现口干唇燥、头皮瘙痒、多梦等阴虚内热的表现，而二至丸药虽二味，却能补肝肾益阴血而不滋腻，是平补肝肾的代表方，适合患者长期服药以平补肝肾，填精生发。陈教授谨守病机，基本方以二至丸加味以平补肝肾，健脾养血，填精生发，方中女贞子、旱莲草、菟丝子补肾填精，山药、太子参、五爪龙益气健脾，杞子养血生发，蒲公英补肾生发，丹参活血生发，牡蛎收敛固涩、牢固发根、改善睡眠，甘草调和诸药。方使精血之源充足，毛发得以濡养，肾精足而头发生。除普秃、斑秃、脂溢性脱发等毛发性皮肤病，二至丸还可用于红斑狼疮、脂溢性皮炎、痤疮、面部激素依赖性皮炎等证属肝肾阴虚等多种皮肤病的治疗。

二、玉屏风散

【出处】《世医得效方》

【组成】黄芪、白术、防风。

【功效】益气固表止汗。

【释义】玉屏风散用于气虚，卫表不固，自汗不止，容易外感之证。方中黄芪甘温，内补脾肺之气，外可固表止汗，为君药；白术健脾益气，助黄芪以加强益气固表之功，为臣药；佐以防风走表而散风邪，合黄芪、白术以益气祛邪。黄芪得防风，固表而不致留邪；防风得黄芪，祛邪而不伤正，有补中寓疏，散中寓补之意。

【心悟】常用于慢性荨麻疹、复发性生殖器疱疹、湿疹、多汗证属气虚卫表不固者。

验案举例： 复发性生殖器疱疹一例

周某，女，29岁，2004年2月3日初诊。外阴反复起簇状水疱2年，于月经后1周发作，现无新发水疱，伴经期头痛，易疲劳，多梦，舌淡，苔白，脉细。查单纯疱疹病毒抗体（HSV-IgG）：阳性。中医诊断：热疱。西医诊断生殖器疱疹。证属气虚夹湿，治以补脾益气，佐以清热利湿。方用玉屏风散加味。处方：黄芪、白术、茯苓各20g，防风10g，虎杖、牡丹皮各15g，蒲公英、山药、太子参、珍珠母各30g，甘草5g。每天1剂，水煎服。

二诊，2月17日，服14剂后胃纳改善，仍易疲劳，多梦，守方加淫羊藿10g，板蓝根30g，薏苡仁40g，加强补肾及清热利湿解毒之功，并酌加牡丹皮、赤芍、珍珠母清虚火安神。

三诊，3月16日，月经后1周，疱疹无发作，精神、睡眠均改善，无其他不适，仍以上方去虎杖、板蓝根，加连翘、玄参各15g。服药头三个月疱疹复发次数减少，期间疱疹曾发作1次，发作期加大板蓝根、大青叶、生薏苡仁、连翘，以清热利湿抗病毒，皮损灼热、痛痒等减轻，水疱在2天内消退，精神、胃纳、睡眠较前明显改善。服药半年，水疱未见发作。

按： 陈教授常灵活运用玉屏风散以治疗复方性斑秃、慢性顽固性荨麻疹、白癜风、生殖器疱疹等疑难皮肤病。生殖器疱疹是单纯疱疹病毒感染生殖器皮肤黏膜引起，目前尚无确切抗病毒药能根除潜伏病毒及预防复发。中医认为其外因感受风热毒邪，内因脾胃湿热，湿热之邪循经下注二阴而发病。陈教授认为，本病缠绵难愈，存在本虚标实两方面，本虚为气虚，肺气虚卫表不固，邪气易犯，脾虚运化失职，湿邪留恋难化。故在缓解期应标本兼治，补脾益气，辅以清热利湿。方以玉屏风散合四君子汤，并选加板蓝根、薏苡仁、大青叶、连翘、虎杖等清热利湿解毒之品，玉屏风散通过补益正气，调节机体免疫力，扶正祛邪，能改善症状，并降低疱疹复发率。黄芪固表而外有所卫，白术固里而内有所据，防风遍行周身既祛已有之风邪，又防再来之风邪，表里皆固，风邪不得入侵如屏风之围护。

三、四君子汤

【出处】《太平惠民和剂局方》

【组成】人参、白术、茯苓、炙甘草。

【功效】益气健脾。

【释义】本方为治疗脾胃虚弱的基础方。方中人参、白术、茯苓、炙甘草四味药物皆平和之品，不偏不盛，不热不燥，补而不峻，益而无害，取《中庸》"君子致中和"之义，故名"四君子汤"。大凡脾胃内伤，中气不足，正虚感邪，元气不支者，皆可加减化裁运用之。

【心悟】常用于特应性皮炎、湿疹、神经性皮炎、白癜风、黄褐斑等各种皮肤病证属脾虚之证。

验案举例：神经性皮炎一例

关某，女，38岁。全身起皮疹伴瘙痒10年。初诊时间：2007年3月20日，诉3个月前由于工作紧张，情绪波动，全身再发较多斑丘疹，部分苔藓样变，瘙痒剧烈，经口服马来酸氯苯那敏、多塞平、硫唑嘌呤、谷维素、维生素B，普鲁卡因局部封闭，胎盘针穴位注射等治疗无效，现精神压力大，心烦，动辄落泪，瘙痒剧烈，难以入睡，胃纳可，二便调畅，舌淡苔薄白脉滑。专科检查：全身可见较多暗红色肥厚斑丘疹、斑块，苔藓样变，以颈部、四肢伸侧、腰背部、骶部等摩擦部位为甚，少许抓痕、血痂，无水疱、糜烂、渗液。中医诊断：牛皮癣。西医诊断：泛发性神经性皮炎。辨证：脾虚湿困，心火炽盛。治法：益气健脾，清心火利湿。方药：四君子汤加味。太子参30g，云苓20g，白术15g，生薏苡仁30g，淡竹叶15g，灯心草6扎，珍珠末2支（冲），白鲜皮20g，青蒿10g，徐长卿15g，牡蛎30g，白芍15g，甘草6g。7剂，每日1剂，每剂服用2次，餐后1小时温热服。

二诊，服药1周，无新发皮疹，红斑变暗，瘙痒明显减轻，情志改善，纳眠可，二便调，舌淡红苔薄黄，脉细。原方去牡蛎，灯心草减量至5扎，加防风12g，连翘10g，加用健脾渗湿冲剂口服。再次耐心与患者解释病情，开导患者的情绪，使其放松精神。

三诊，上方加白蒺藜 12g，加强祛风止痒之功，服用 7 剂后皮疹基本消退，无瘙痒。停药后随访半年，未见复发。

按：神经性皮炎，中医列入癣门，由于顽固难愈，故统称"顽癣""牛皮癣"。又因形态不同，称为"风癣""刀癣"。巢氏《诸病源候论》记载："摄领疮如癣之类，生于颈上，痒痛，衣领拂着即剧。"临床上根据其皮损范围的大小，分为局限性和泛发性两大类型。其中，局限性以外治法为主，泛发性以内治法为主。其病因病机由于心绪烦扰，七情内伤，内生心火，而本质为脾气亏虚，气血生化失源，血虚生风生燥，肌肤失养。脾虚生湿，湿性黏腻，病程缠绵，故容易复发。

患者病程缠绵 10 年，近期由于工作压力大，情绪波动而病情加重。《脾胃论》云："思则伤脾"，"饮食损胃，劳倦伤脾，脾胃虚，则火邪乘之而生大热"，故脾气亏虚，心火独盛。脾气亏虚，则营血不足，无法濡养肌肤，见皮损干燥、肥厚、苔藓样变；心火独盛，心神不宁，故见情绪波动，心烦，睡眠差，部分皮损鲜红，瘙痒剧烈。脾湿不运，故见舌淡苔白腻；湿性黏腻故反复发作、缠绵难愈。故治宜益气健脾，清心火利湿止痒。方中以四君子汤为基本方，太子参易党参以益气养阴，茯苓、白术、薏苡仁益气健脾除湿，灯心草、淡竹叶、竹叶等清心火，牡蛎、珍珠末等潜镇安神止痒。除内服方药外辅以心理疏导，患者诉服用中药第 3 天开始瘙痒明显减轻，睡眠、情志明显改善，皮损也逐渐好转，1 个月后痊愈，疗效显著。根据辨证侧重，可随证加减。如脾虚可加山药、苍术，风盛可加用乌蛇、荆芥、蝉衣、全蝎，阴血不足、血虚风燥可加熟地、白芍、当归、麦冬、天冬、石斛，血虚血热明显可加用丹皮、赤芍、白茅根、紫草根、茜根等养阴润燥、凉血活血之剂，湿热盛可加苦参、黄芩、地肤子、白鲜皮，肝郁气滞可加柴胡、郁金等。

四、犀角地黄汤

【出处】《备急千金要方》

【组成】犀角、生地黄、芍药、牡丹皮。

【功效】清热解毒、凉血散瘀。

【释义】本证多由热毒炽盛于血分所致，热入血分，热扰心神，故身热谵语；破血妄行，血不循经，则吐血、衄血、便血、尿血；热毒耗伤血中津液成瘀故见舌绛。方中君药犀角苦咸寒，凉血清心解毒，现多用水牛角代替。生地甘苦寒，凉血滋阴生津，养阴清热，凉血止血。赤芍和丹皮清热凉血，活血散瘀为佐药。

【心悟】常用于银屑病、红皮病、麻疹、风疹等各种皮肤病，证属血热炽盛、热扰心营、血热发斑者。

验案举例：银屑病一例

梁某，女，35岁。头皮背部四肢散在红斑、鳞屑3个月，伴瘙痒，纳可，眠差，二便调，舌红苔黄，脉滑。专科检查：头皮、背部见散在红斑，上覆多层薄白色鳞屑，刮除鳞屑可见薄膜现象，筛状出血，指甲呈顶针样改变。中医诊断：白疕。西医诊断：寻常型银屑病。辨证：血热蕴肤。治法：清热凉血。方药：犀角地黄汤加减。水牛角25g（先煎），生地15g，丹皮15g，赤芍15g，玄参15g，太子参12g，虎杖15g，公英30g，玉竹12g，蛇舌草15g，丹参30g，甘草6g。7剂，每日1剂，每剂服用2次，餐后1小时温热服。

二诊，服药7剂，背部皮疹部分消退，双下肢新发散在红色丘疹，仍瘙痒明显，二便调和，舌红苔黄，脉滑。拟方：水牛角25g（先煎），生地15g，丹皮15g，赤芍15g，白鲜皮20g，石上柏15g，虎杖15g，防风12g，白术25g，珍珠母30g，甘草5g。

三诊，皮损颜色变淡，瘙痒减轻，睡眠改善，二便调，舌尖红苔薄黄，脉滑。上方去石上柏、虎杖、珍珠母，加土茯苓20g，连翘12g。

四诊，未见新发皮损，原有皮损部分消退，颜色继续变淡，无瘙痒，纳眠可，二便调，舌尖红苔薄黄，脉滑。拟方：土茯苓20g，生苡仁30g，赤芍15g，丹皮15g，连翘12g，防风12g，生地15g，白术25g，白蒺藜15g，麦冬12g，首乌10g，石斛15g，甘草5g。

五诊，皮损基本消退，遗留少许色素沉着，纳眠可，二便调，舌淡红苔薄黄，脉弦。上方去防风，加鸡血藤15g以养血润燥。

按：银屑病是一种常见的红斑鳞屑性皮肤病，慢性经过，容易复发，中医学中称为"白疕""蛇虱""疕风"等，《医宗金鉴·外科心法》云："此证俗名蛇虱，生于皮肤，形如疹疥，色白而痒，搔起白皮。"一般认为，本病为情志内伤、脾胃失和、外感风热毒邪等郁久化火，心火亢盛，毒热伏营，久则阴血耗伤，气血失和，化燥生风，气血瘀滞。本病例皮损初起，颜色鲜红，迅速增多，结合舌脉辨证为血热，治以清热凉血，以犀角地黄汤为基本方，药用水牛角、生地、丹皮、赤芍、玄参、虎杖、公英、连翘、丹参等以清热凉血解毒活血。根据病机转变，后期配以玉竹、石斛养阴清热防热邪伤阴，全方相合而奏清热凉血之功。二诊患者仍有新发皮损，且瘙痒明显，考虑血热未清，血热生风，治以清热凉血，加用白蒺藜、防风、白鲜皮以清热祛风止痒。后期皮损消退，瘙痒减轻，此时热毒始退，但同时存在阴血耗伤的一面，则治疗上除清热凉血解毒、清退余邪外，尚应注意养阴养血，如选用麦冬、首乌、石斛、鸡血藤等。

五、四妙勇安汤

【出处】《神医秘传》

【组成】金银花、玄参、当归、甘草。

【功效】清热养阴，解毒活血。

【释义】四妙勇安汤最早见于华佗《神医秘传》，曰："此疾发于手指或足趾之端，先疹而后痛，甲现黑色，久则溃败，节节脱落。内服药物金银花三两，玄参三两，当归二两，甘草一两，水煎服。"清末鲍相璈将其收载《验方新编·卷二》，命名"四妙勇安汤"。除此方取名"四妙"者，言本方虽然药味仅有四味，但是剂量大、用力专，服后效果勇猛，迅速使邪去病，堪称功效绝妙，故称"四妙勇安汤"。四妙勇安汤重用银花清热解毒为君，玄参凉血滋阴，软坚散结为臣，当归养血活血为佐，甘草益气兼解百毒为使，四药合用共奏清热养阴，解毒活血之效。

【心悟】常用于紫癜、血管炎、结节性红斑、硬红斑、皮肤感染、皮肤溃疡等各种皮肤病证属瘀热互结者。

验案举例：青斑样血管炎一例

彭某，女，15 岁。双下肢反复起紫癜 2 年，伴左小腿溃疡 1 年。初诊时间：2017 年 7 月 11 日。双下肢瘀点瘀斑，左小腿溃疡，无瘙痒，疼痛明显。外院行左踝关节外侧溃疡处病理提示符合青斑样血管炎。曾外院口服激素及阿司匹林、贝前列腺素、双嘧达莫等药物治疗，症状反复发作。纳差，眠可，二便调。舌淡，苔薄白，脉弦细。末次月经 7 月 2 日，痛经、血块，周期正常。专科检查：双下肢网状青斑，小腿散在紫红色瘀点、瘀斑、褐色色素沉着斑，分布以小腿下 1/3 为主。双踝部可见数个小如米粒、大如蚕豆的溃疡，边缘紫红，触痛，溃疡面覆盖黏着黑痂，未见脓性分泌物。中医诊断：葡萄疫。辨证：气血亏虚，瘀热互结。西医诊断：青斑样血管炎。治法：益气活血，化瘀清热。方药：四妙勇安汤加减。当归 10g，玄参 10g，金银花 15g，牛膝 10g，丹参 10g，白术 10g，黄芪 10g，薄盖灵芝 15g，赤芍 10g，木蝴蝶 15g，白花蛇舌草 15g，甘草 5g。每日 1 剂，每剂服用 2 次，餐后 1 小时温热服。患者为外地病人，电话随访，患者诉连续服用中药汤剂 1 个月，皮疹疼痛明显减轻，溃疡部分愈合。

按：青斑血管炎以血管闭塞为主要病理改变，西医治疗困难，中药治疗有一定优势。本病常虚实并见，实为寒凝、湿热、血瘀，虚以气血亏虚多见。该病例下肢网状青斑、紫癜、溃疡，痛有定处，痛经血块，为瘀阻肌肤、不通则痛，而整体症见纳差、舌淡、脉细，为气血亏虚之证，气无力推动血行，久则成瘀，瘀郁而化热，故溃疡周围红晕肿痛，治以四妙勇安汤为主方，以银花清热解毒，玄参凉血解毒，当归养血活血，甘草益气调和诸药，配合黄芪、白术、薄盖灵芝益气行血，蛇舌草清热解毒消疮，赤芍活血化瘀止痛，全方共奏益气活血清热解毒之功。值得指出的是，方中木蝴蝶性凉味甘苦，常治以利咽润肺，疏肝和胃，本方以治疗疮疡久不收口，有敛疮生肌之功。

六、阳和汤

【出处】《外科证治全生集》

【组成】熟地、肉桂、白芥子、姜炭、生甘草、麻黄、鹿角胶。

【功效】温阳补血、散寒通滞。

【释义】本证多由素体阳虚，营血不足，寒凝湿滞痹阻肌肉、筋骨、血脉所致。方中重用熟地滋补阴血，填精益髓，配以血肉有情之鹿角胶补肾助阳，益精养血，两者共为君药。佐以麻黄引阳气达于肌表，通行周身。配伍姜炭、肉桂温阳，白芥子化痰散结。全方补血与温阳并用，化痰与通络相伍，益精气，扶阳气，化寒凝，通经络，化痰通络以治标，温阳补血以治本。用于阴性痈疽，犹如离照当空，阴霾自散，故名之"阳和"。

【心悟】常用于硬皮病、慢性溃疡、紫癜、血管炎、结节性红斑等各种皮肤病证属血虚血瘀、阳虚寒凝者。

验案举例：硬皮病一例

黄某，女，36 岁。面部、四肢末端皮肤变硬 1 年余。初诊时间：2008 年 5 月 9 日。患者 1 年前出现双上肢肿胀、皮肤变硬，无瘙痒疼痛，范围逐渐增大，面部、小腿皮肤亦出现皮肤变硬，遂来我院门诊就诊。目前症见：面部、四肢末端皮肤变硬，皮损凹陷，颜色黯淡，少许瘙痒，无触痛，胃纳差，疲倦乏力，怕冷，便溏，脱发，四肢末端肤温冷。舌淡胖嫩，边有齿印，苔薄白，脉细弱沉。专科检查：面部、四肢末端皮肤变硬，颜色黯淡，毛发减少，无触痛。诊断：皮痹，辨证：肺脾肾虚。西医诊断：硬皮病。治法：补肺健脾，温肾活血通络。方药：黄芪20g，当归10g，熟地15g，白芥子5g，鸡血藤20g，丹参20g，甘草10g，白芍15g，炙麻黄5g，鹿角胶10g（烊服）。每日1剂，每剂服用2次，餐后1小时温热服。

二诊，2018年6月16日复诊。患者自觉乏力、四肢末端肤温较前改善，仍有皮肤硬化。上方加用积雪草15g软坚散结，黄芪加量至30g，加用薄盖灵芝10g加强益气之功。中药处方：黄芪30g，当归10g，熟地15g，白芥子5g，鸡血藤20g，丹参20g，甘草10g，白芍15g，炙麻黄5g，鹿角胶10g（烊服），积雪草15g，薄盖灵芝10g。每日1剂，每剂服用2次，餐后1小时温热服。30剂。外治，以金粟兰酊外搽以活血化瘀，通络软坚。三诊后以上方加减治疗约半年，电话随访患者诉皮肤硬化得到明显改善，无疲倦乏力恶寒等症状。

按：硬皮病属中医学的"皮痹""脉痹"等范畴。《素问·痹论》谓："痹在于骨则重，在于脉则血凝而不流，在于筋则屈不伸，在于肉则不仁，在于皮则寒。"它以皮肤浮肿，继之皮肤变硬、萎缩为主要症状，属五体痹之一。沈金鳌曰："麻木，风虚病，亦兼寒湿痰血病也……按之不知，掐之不觉，有如木之厚。"其所述与硬皮病症状非常相似。《诸病源候论》曰："痹者，其状肌肉顽厚，或肌肉疼痛，由血气虚则受风湿而成此病。"陈教授认为，硬皮病主要因素体阳虚致营卫不固，腠理不密，寒湿之邪乘虚内袭；阳虚不能化寒燥湿，寒湿凝滞，使气滞血瘀，经络阻隔，肌肤脏腑痹塞不通而成。病虽先于皮毛和肺，但其本在脾肾。肺主皮毛，肺气亏虚，失却"熏肤充身泽毛，若雾露之溉"的作用，故皮肤失去柔润，变硬如革，干燥，无汗；脾主肌肉、四肢，脾气亏虚，失其健运，气血生化乏源，饮食不能滋养肌肤，故肌肉萎缩而四肢活动困难。久病及肾，肾主骨生髓，肾虚则关节僵直、活动障碍。陈教授常选用阳和汤合当归四逆汤化裁治疗。若气虚体弱者，加重黄芪至30~60g，五爪龙30g，人参10g，黄精30g以益气补虚；如多汗易感，肌表不固，加防风以固表祛风；若脾虚夹湿者，加茯苓15g，白术10g以健脾利湿；若皮肤麻痹疼痛者，加威灵仙15g，羌活15g以祛风除湿、通痹止痛。

第四节 自拟经验方

陈教授在 30 多年的临床实践中，精研中医皮肤科疾病的诊疗方法，总结出较多确有良效的内服、外用方，其中部分处方已研制成为广东省中医院的院内制剂，因疗效确切，深受广大患者好评。此外，"培土清心"中药组合及其制剂已获得国家知识产权局专利，"培土清心颗粒"已获原国家食品药品监督管理总局临床药物试验批件，将填补医药市场治疗特应性皮炎有效中成药的空白。

一、培土清心方

【组成】太子参、山药、薏苡仁、连翘、灯心草、淡竹叶、钩藤、牡蛎、甘草等。

【功效】培土清心，祛风止痒。

【主治】用于治疗特应性皮炎、湿疹属于脾虚心火旺型者。

【加减】皮疹鲜红酌加羚羊角骨（先煎）、白茅根、金银花；有渗液者酌加金银花、蒲公英、萆薢、土茯苓；瘙痒明显者酌加白鲜皮、防风；眠差者酌加龙齿（先煎）、珍珠母（先煎）；纳差者酌加鸡内金、独脚金；皮疹肥厚，苔癣样变者酌加白术、苍术、莪术。

【方药分析】方中太子参补益脾胃，培土渗湿；而连翘为疮家圣药，可清心火，又解热毒。正如叶天士谓连翘"辛凉，翘出众草，能升能清，最利幼科，能解小儿六经郁热"。清心解表之中，有清心透表之力。参翘二药共奏培土清心之功，为君。淡竹叶、灯心草清心除烦导赤，轻清而能去实，甘淡而不伤正；薏苡仁、山药平补脾胃，健脾除湿，助君调理心脾，共为臣药。钩藤善清少阴、少阳之火，平肝祛风，以形而治痒；生牡蛎潜阳养阴，重镇安神，同属佐药。甘草调和诸药为使。全方紧扣病机，轻灵平正，清而不伤正，养而不留邪，共奏培土清心，祛风止痒之功。

【注意事项】治疗过程中需要权衡脾虚、心火的轻重，适时调整处方中健脾及清心药物之间的比例。

二、三术汤

【组成】白术、苍术、莪术。

当代中医皮肤科临床家丛书（第三辑） 陈达灿

【功效】健脾燥湿、活血通络、软坚散结。

【主治】稳定期银屑病、结节性痒疹、神经性皮炎、慢性湿疹等病程缠绵难愈、皮损色泽暗淡肥厚、苔藓样变的慢性皮肤病。

【加减】血热者加生地、丹参、茜草凉血祛瘀；若湿热较重者，加炒栀子、绵茵陈、地肤子等药物以清热利湿；若瘙痒剧烈，致心神不宁、睡眠欠佳者，酌加用珍珠母、龙齿等重镇安神；脾虚明显者加茯苓、炒薏苡仁加强健脾之功。

【方药分析】三术汤为陈教授经验方，采用此方加减治疗肥厚性皮肤病，效果显著。方中白术健脾化湿，配以苍术燥湿运脾，两者共奏健脾除湿之效，消除顽湿之本，相得益彰，标本同治。正如《本草崇原》谓："凡欲补脾，则用白术，凡欲运脾，则用苍术，欲补运相兼，则相兼而用，如补多运少，则白术多而苍术少，运多补少，则苍术多而白术少，品虽有二，实则一也。"然顽固性皮肤病多日久顽固，瘀结较重，配伍莪术以破血行瘀，三术共用，起到健脾燥湿、活血化瘀、软坚散结之功。

三、痤疮方

【组成】女贞子、旱莲草、山药、连翘、蒲公英、生地、丹参、桑叶、甘草等。

【功效】滋阴清热、凉血解毒。

【主治】痤疮、脂溢性皮炎、激素依赖性皮炎等属于阴虚内热证者。

【加减】风热者可加青蒿、芦根；有脓疱者加金银花、夏枯草；皮疹鲜红加羚羊角骨；结节、囊肿加浙贝母、法半夏、牡蛎、玄参；大便干燥加槐花。

【方药分析】本方为陈教授基于二至丸基础上所创，二至丸具有滋阴清热、补益肝肾之功，《本草经疏》及《本草求真》中记载二药均为阴寒之品，虽有补益作用，但是脾胃虚寒者服药后必腹痛腹泻，因此方中以山药固护脾胃。连翘、蒲公英清热解毒、消肿散结，张锡纯认为"连翘善理肝气，既能舒肝气之郁，又能平肝气之盛"，对伴有肝气郁结者尤为适用。生地、丹参清热凉血化瘀。桑叶在方中有双重功效，一为疏风清热兼滋阴凉血，二为清轻上浮，引诸药上行。全方共奏滋阴清热、凉血解毒之功。

四、白癜方

【组成】女贞子、旱莲草、何首乌、黄芪、白术、补骨脂、白芷、防风、白蒺藜、牡蛎、甘草等。

【功效】补益肝肾、调和气血、温肾补阳。

【主治】白癜风。

【加减】皮损进展期可侧重祛风、清热、利湿、收敛，可加选白鲜皮、绵茵陈、川草薢、乌梅；眠差者可选龙齿、珍珠母、百合、合欢皮、合欢花等。小儿肝常有余，脾常不足，健脾益气选四君子汤之类，祛风常选钩藤、白蒺藜等；女性患者经前加强通经活络，选用丹参、鸡血藤、赤芍等；经期注意疏肝平肝之品，如郁金、白芍、合欢皮等；经后着重补肾养血，加用菟丝子、熟地、黄精等药物。根据发病部位选用引经药物，如颜面部选用白芷、葛根、羌活等，发于上肢加桑枝、忍冬藤等，发于肢端加丝瓜络、鸡血藤，发与下肢加牛膝、草薢等药物。

【方药分析】本方为陈教授治疗白癜风的经验方。方中二至丸滋阴补肾，补骨脂温肾补阳、温通经脉，与二至丸配伍调节阴阳平衡；玉屏风散卫外固表，何首乌补益精血，二者配伍调和气血；防风、白蒺藜、白芷疏散内外风邪，配伍牡蛎散中有收。诸药配伍共奏补益肝肾、调和气血、温肾补阳之功。

五、银黄洗剂

【组成】金银花、黄精、甘草。

【功效】疏风清热，润燥止痒。

【主治】特应性皮炎、小儿湿疹。

【加减】针对红肿、糜烂、渗出的皮损，金银花∶黄精∶甘草＝2∶1∶1，水煎冷却后湿敷；针对红斑、丘疹、无渗液的皮损，金银花∶黄精∶甘草＝1∶1∶1，水煎冷却后外洗；针对干燥、脱屑、肥厚苔藓样皮损，金银花∶黄精∶甘草＝1∶2∶1，水煎冷却后外洗。

【方药分析】本方为陈教授专门针对特应性皮炎及小儿湿疹所创。方中金银花清热解毒，疏散风热；黄精滋阴润燥止痒；甘草清热解毒，调和药物。全方共奏疏风清热，润燥止痒之功。

【注意事项】外洗药物浓度不宜过大。

六、健脾固肾止脱方

【组成】女贞子、旱莲草、桑寄生、山药、茯苓、枸杞子、菟丝子、蒲公英、丹参、甘草等。

【功效】滋阴清热，健脾补肾。

【主治】脾肾不足之脂溢性脱发、斑秃等。

【加减】头发油腻，湿热偏重者，可选加土茯苓、绵茵陈、布渣叶清热利湿祛脂，同时配伍山楂健脾祛脂；瘙痒加白鲜皮、白蒺藜祛风止痒；失眠心烦者加龙齿、酸枣仁；气虚明显者加用太子参、黄芪，且重用黄芪（30g）。

【方药分析】本方为陈教授治疗脱发病经验方之一，目前已研制成院内制剂。《本草备要》谓女贞子能"补肝肾，安五脏，强腰膝，明耳目，乌须发"，《本草纲目》谓旱莲草能"乌髭发，益肾阴"，二药同用补益肝肾之阴；桑寄生、枸杞子、菟丝子平补肝肾；茯苓、山药健脾渗湿，寓泻于补，避免滋腻太过；《本草纲目》谓蒲公英有"乌须发，壮筋骨"之效，蒲公英不但可清热，亦有乌发之功；丹参活血通络，使血运正常，毛发得以濡养。

七、尿路清方

【组成】白花蛇舌草、土茯苓、地肤子、黄柏、崩大碗、黄芪、旱莲草等。

【功效】清热解毒、补肾通淋、健脾化浊。

【主治】湿毒稽留、脾肾亏虚、膀胱气化失司、水道不利之生殖道沙眼衣原体、支原体感染。

【加减】兼有肝郁，选用白芍、橘核、荔枝核、枳壳、川楝子、郁金等；脾虚则加用四君子汤及芡实、炒扁豆、陈皮；肾气亏虚加杜仲、牛膝、菟丝子、金樱子、山萸肉、五味子等；尿涩痛明显者，加琥珀末、木通；大便干结，加大黄。

【方药分析】尿路清合剂是陈教授原创经验方，目前已经研制成为广东省中医院院内制剂。白花蛇舌草甘淡利尿，清热解毒，其性下行，功专利水，清膀胱湿热，善于入络搜剔无形之蕴毒，为君药。土茯苓解毒利尿，利湿去浊，《滇南本草》载其"治五淋白浊，兼治杨梅疮毒……"黄柏、崩大碗苦寒降泄，善走下焦，能行十二经脉，通腠理，利九窍，清下焦湿热而利水通淋，主治湿热下注、小便淋沥不畅、尿道灼痛等症；《医学启源》载黄柏可"泻膀胱龙火，利经小便……"上三药共为臣药。黄芪、旱莲草共为佐药。黄芪味甘性温，益气实卫，补气通阳，温三焦，壮脾阳，利水消肿，取"劳者温之"之意；旱莲草甘酸寒，益精养阴凉血，滋阴泻热，使方中清利而无伤阴之弊，利尿通淋之功益彰而苦寒不太过。地肤子引药入膀胱，兼以清热利水。且黄芪以升为主，白花蛇舌草、土茯苓、黄柏、崩大碗等性寒味苦，以降为重，诸药相伍，温寒并用，升降调和，攻补兼施，泻中有补，寓补于泻，相辅相成，共奏其效。

【注意事项】疾病初期，急则治标，清淋解毒为先，必要时加服敏感抗生素以求迅速缓解症状。

八、解毒祛疣汤

【组成】板蓝根、木贼、香附、马齿苋、赤芍、薏苡仁。

【功效】疏肝活血，解毒祛湿。

【主治】掌跖多发性疣。

【加减】正虚者可加黄芪、薄盖灵芝。

【方药分析】本方为陈教授以解毒法治疗疣类皮肤病的代表方之一。方中木贼疏风泄热，可祛除肝经之风热之邪，对病毒有抑制作用；香附疏肝理气，可疏通肝经之气；板蓝根、马齿苋清热解毒；赤芍活血散瘀，薏苡仁健脾利湿，又清热解毒；诸药合用，攻补兼施，起到疏肝活血、解毒祛湿、消结祛疣之功效。

【注意事项】本方可内服兼外洗。每剂草药水煎2次，早晚分服。第3煎药液加入枯矾待溶解后泡洗，温度宜控制在40~45℃（对于不同的部位外洗时水温的控制以不烫伤皮肤为度），每日1次，每次20分钟；若药液温度下降，需要继续加热。

九、解毒利湿汤

【组成】土茯苓、绵茵陈、薏苡仁、草薢、淡竹叶、生地、白术、甘草等。

【功效】解毒利湿。

【主治】湿疹、皮炎以及梅毒经驱梅治疗后以湿热毒蕴为主的皮肤疾病。

【方药分析】本方为陈教授运用解毒法治疗皮肤病的代表方之一。方中土茯苓、茵陈清热利湿解毒，共为君药；配以草薢利湿泻浊，薏苡仁配伍白术健脾助运，利水渗湿，脾运则湿邪自去，增强诸药清利热湿之力，共为臣药；佐以生地滋阴清热，淡竹叶清心泻火，利小便除湿，共为佐药；甘草清热解毒，兼具调和诸药。诸药合用，共奏解毒利湿之效。

【注意事项】本方主要为湿热毒蕴之湿疹、皮炎而设，梅毒经常规驱梅治疗后也常用，其中土茯苓的使用量宜大，在 30～60g 之间。临床上非湿热毒蕴之皮肤疾病非本方所宜。

十、解毒滋阴方

【组成】女贞子、旱莲草、山药、青蒿（后下）、防风、白蒺藜、桑叶、牡蛎（先煎）、羚羊角骨（先煎）、芦根、白术、生地等。

【功效】滋阴清热、解毒凉血、祛风止痒。

【主治】激素依赖性皮炎慢性迁延期辨证属阴虚内热者。

【加减】脾虚者加太子参、茯苓；色素沉着者加田七末冲服；眠差者加龙齿（先煎）。

【方药分析】本方为陈教授运用解毒法治疗皮肤病的代表方之一。方中女贞子、旱莲草、青蒿清热透邪，凉血解毒；羚羊角骨、生地解毒凉血退斑；防风、白蒺藜、桑叶祛风清热止痒，配伍牡蛎收敛固摄以免发散太过，且牡蛎有引热下行之功；芦根清热生津，除烦透表；白蒺藜、桑叶兼有疏肝之功，可缓解病程缠绵所带来的焦虑、抑郁等不良情绪；白术配伍防风益卫御风固表，标本兼治。

【注意事项】急性发病期，皮肤红斑、丘疹、毛细血管扩张、肿胀，伴灼热痒痛感，属风热毒蕴，以疏风清热、凉血解毒为法，采用桑菊饮、犀角地黄汤加减。

第四章　特色疗法

一、梅花针疗法

梅花针疗法又名七星针疗法，是用5～7根针联合叩刺皮肤浅表穴位或病变部位，激发经络功能，调整脏腑气血的一种方法。其源于古代"半刺""毛刺""扬刺"等针法，是以经络学说皮部理论为依据，正如《素问·皮部论》说："凡十二经脉者，皮之部也。是故百病之始生也，必先于皮毛。"其治疗作用是通过运用皮肤针叩刺皮部及经络而实现的，有促进气血流畅、止痒生发、软坚散结等多种作用。

1. 适应证

斑秃、白癜风、神经性皮炎、慢性湿疹、皮肤淀粉样变、痒疹、银屑病、瘙痒症等。

2. 操作方法

（1）常用穴位：多选用阿是穴，或循经取穴，或寻找病变处、附近、经络循行部位的结节、皮肤斑块等为治疗点。

（2）选好治疗部位后，按照常规消毒，用弹刺法，运用手腕弹力上下叩击，叩击时针尖与皮肤必须垂直，弹刺要准确，强度大小要适宜，以潮红或有渗血为度，可以配合拔罐疗法。梅花针疗法治疗时间为每次5～10分钟，每2～3日1次，10次为1个疗程。

（3）对增厚性皮肤斑块，弹刺后可用消毒的明矾粉研磨外敷，起到止血及增强止痒效果。

3. 注意事项

（1）对初治患者，应进行解释，对身体虚弱者，叩刺力度适中、均匀；

（2）凡皮肤红肿，糜烂，溃疡不宜用；黏膜部位不宜用；

（3）孕妇、产后、习惯性流产者禁用，月经期间不宜行叩刺；

（4）有出血倾向、凝血功能障碍的患者禁用；

（5）叩刺后局部潮红、充血为正常现象，但应嘱患者不要搔抓，以免出血或感染。

二、吹烘疗法

吹烘疗法：又称热烘疗法，是在病变部位涂药后或在病变部位敷用吸透药液的纱布后，再加热烘的一种治疗方法。清代《医宗金鉴》就提出用三油膏"搽患处，火烘之，以油干滋润为度"治疗鹅掌风，中药吹烘疗法实为此火烘法之改良。本方法是利用热力作用，使患处气血流畅，腠理开疏，药力渗进，以达到活血化瘀、养血润肤、祛风止痒的作用，使皮肤疾患痊愈。

1. 适应证

慢性湿疹、神经性皮炎、掌跖角皮症、皮肤淀粉样变、局限性硬皮病等表现为皮肤肥厚、苔藓样皮疹者。

2. 操作方法

（1）药物的选取：根据病情需要选用不同的药物制剂，如神经性皮炎用10%～25%硫黄膏，慢性湿疹用青黛膏等，也可四诊合参，辨证后煎取中药汤剂进行治疗。

（2）操作时，先把药膏涂于患处或者用浸透药液的纱块贴敷于患处，直接涂药时应稍微涂厚些，然后用神灯（高频电池波治疗仪）或者电吹风机热烘，根据病情需要1～3天治疗1次，每次约10～20分钟。在吹烘的过程中，如药已干，可再加药继续治疗至足够时间。

3. 注意事项

（1）操作时需根据患者的感受随时调整热烘的温度或与皮肤间的距离，防止过热灼伤皮肤；热度不够则疗效欠佳。

（2）皮肤烫伤和溃疡部位禁用，黏膜部位禁用；急性皮肤病一般不宜使用。

三、刺络拔罐疗法

刺络拔罐疗法是在患者身上一定穴位或浅表血络施以针刺，随后进行拔罐，放出适量血液，以达到治疗疾病目的的一种外治方法。通过泄热解毒、活血祛瘀、调和气血、通经活络等途径，调节人体脏腑，使经脉畅通，气血和调，阴阳平衡。

1. 适应证

湿疹、特应性皮炎、神经性皮炎等皮肤病急性发作期者，或表现为瘙痒剧烈，皮疹鲜红者。

2. 操作方法

（1）穴位选取：辨证取背俞穴：肺俞、心俞、膈俞、胆俞、脾俞、三焦俞等穴位。

（2）加减：腰部以上加大椎穴，腰部以下加委中穴。

（3）操作方法：常规消毒，在俞穴部位用一次性针头迅速点刺后立即出针，见到有出血点为度，随后进行拔罐，以帮助血液排出。出血量：每个穴位约0.5~1ml为宜；实证、热证、体质强壮者量可酌情增多。3天1次，共2~3次。

3. 注意事项

（1）久病体弱、贫血者慎用；孕妇和有自发性出血倾向者禁用。

（2）刺络拔罐后当天避免洗澡，防止皮肤感染。

四、划痕疗法

划痕疗法是以刀片划破苔癣样变的肥厚皮损，致使皮肤出现微量渗血，该疗法是对皮肤的一种有效刺激，可使邪气外泄，瘀血外出，经络疏通，气血调和，达到止痒的功效。

1. 适应证

局限性神经性皮炎、结节性痒疹、原发性皮肤淀粉样变、慢性湿疹等。

2. 操作方法

（1）常规消毒患处；

（2）术者以手术刀片尖端于皮疹的外缘作点状划痕一周，刀痕长约0.5cm，每刀相隔0.3cm。然后再在皮损范围内，沿皮纹方向划满刀痕，每条刀痕纵横距离为0.3cm，刀痕深度以划破真皮浅层有血清渗出或少量血液渗出即可；

（3）拭干血迹后，外撒消毒明矾细末于皮疹上（明矾收敛止血、止痒），用消毒纱块轻揉1~2分钟，然后消毒纱块覆盖，胶布固定。5~7日一次。7~10次为1个疗程。

3. 注意事项

注意无菌操作，面部、颈部和急性皮肤病不宜用，有瘢痕体质者不宜用。

五、火针疗法

用特制的针具经加热烧红后，采用一定手法，迅速刺入身体的特定腧穴或部位，达到祛疾除病目的的一种针刺方法。

1. 适应证

顽固性结节、痒疹、神经性皮炎等苔癣样变严重者，辨证属寒凝血瘀为佳；寻常疣、扁平疣、鸡眼等也可应用；此外，对于脓肿已成而未破溃的，也可以进行火针点刺，使脓排除，助脓肿消除。白癜风稳定期皮损处采用火针可疏通气血，促进白斑恢复。带状疱疹急性期使用火针，因势利导，使郁于皮肤的热毒随火针而外散，减轻皮损，缓解疼痛；带状疱疹后遗神经痛使用火针可起到温通经络、活血化瘀、通络止痛之功。

2. 操作方法

（1）选穴部位：结节、痒疹、苔癣样变部位，脓肿、疱疹等皮损部位，或阿是穴。

（2）常规消毒皮损区，或配合局部浸润麻醉或表面麻醉，然后烧红火针对准选取部位迅速刺入，不同类型的皮疹刺入的深浅不同。

（3）火针疗法操作要点：近、准、速、深、透。近，酒精灯放置与病位靠近，方便操作；准，进针位置准确；速，是指进针速度要快；深，进针深度，当深则深，当浅则浅；透，针体要烧至通透发亮。

3. 注意事项

（1）瘢痕体质、血友病患者禁用；糖尿病患者、大血管及重要脏腑器官部位慎用；颜面慎用，避免瘢痕形成；避开血管、神经。

（2）加强沟通，解除恐惧。

（3）注意保护针孔，预防感染。

六、艾灸疗法

艾灸疗法是取艾绒为主要施灸材料，烧灼或熏熨穴位或患处局部，使局部产生温热或轻度灼痛的刺激，从而达到温经活络，通达气血的一种治疗方法。

1. 适应证

临床常用于慢性湿疹、特应性皮炎、慢性荨麻疹、鸡眼、寻常疣、跖疣等。

2. 操作方法

（1）穴位选取：神阙、关元、足三里、曲池、合谷、血海、三阴交、膈俞，寻常疣、跖疣等疾病选取皮损部位。

（2）常见三种灸法：①艾炷灸，把艾炷（以细艾绒制成圆锥形艾团，小者如麦粒，中者如黄豆，大者如蚕豆）置于应灸的穴位上，以火点燃尖端，患者自感烫时，移去燃烧的艾炷，更换新粒，每穴可更换 3～7 壮，也可以在艾炷与皮肤之间垫姜（称隔姜灸）、蒜（称隔蒜灸）等，以提高艾灸的效能。②艾条灸，点燃艾条对准穴位，置于离穴位 3～5cm 处，使患者感到有温热或者灼热感，然后上下或回旋熏灸。每日施灸 15～30 分钟，使皮肤潮红又不烫伤皮肤为度。③温针灸，在作体针疗法留针时，用艾绒裹在针柄上燃烧，使热力通过针身到达穴位深度。以上操作可根据病情每 2～5 日 1 次。

3. 注意事项

（1）实热证、邪热内盛等证不宜使用。

（2）防止灼伤患者皮肤，灸后皮肤出现微红、疼痛为正常表现。若出现小水泡，应注意尽量不将其擦破，任其自然吸收；如水泡较大，可用消毒针具刺破，放出水液后涂以龙胆紫，并以纱块包敷，注意保持局部干燥。

七、药线点灸

药线点灸是用炮制的苎麻线点燃后直接灼灸体表特定穴位，治疗疾病的一种方法。主要通过药物作用和经络刺激两个方面发挥作用，可有效起到止痒作用。

1. 适应证

适合脾虚湿蕴证，或风邪夹寒、夹湿，瘙痒甚或局部苔藓样变皮损。

2. 操作方法

（1）穴位选取：天应穴：选取瘙痒部位、破溃渗液部位；背八穴：肺俞（双）、心俞（双）、脾俞（双）、肾俞（双）。

（2）操作：持线，点燃线头至见火星，即可对准特定的穴位或皮损部位，进行多次快速点灸直至火星熄灭。以患者有轻微灼热感为度，遗留药粉不必扪去。每日点灸 1 次，3 次为 1 个疗程，共 1～2 个疗程。

3. 注意事项

（1）孕妇禁灸，眼部和外阴禁灸，颜面部慎用。

（2）必须严格掌握火候，切忌烧伤皮肤。

（3）施灸手法是决定疗效的重要因素，必须严格掌握手法。

（4）注意告诉患者不要用手抓破所灸穴位，以免引起感染。

八、耳穴压豆

耳穴压豆是在耳针疗法基础上发展而来的一种疗法，是将药籽或菜籽等物品贴压及刺激耳廓上的穴位或反应点，通过刺激经络的传导，达到通经活络、调节气血、防治疾病的一种治疗方法。

1. 适应证

特应性皮炎、湿疹、慢性荨麻疹、痤疮、黄褐斑等疾病。

2. 操作方法

（1）选穴部位：根据疾病的不同辨证选取相应的穴位或者选取压痛点，如特应性皮炎可选取脾、心、神门、胆、风溪等穴加减治疗；痤疮可选内分泌、肺、心、胃、肾上腺等穴加减治疗；慢性荨麻疹可选肺、风溪、脾、肾上腺、神门等穴位加减治疗；黄褐斑可选取内分泌、肝、胆、脾、肾等穴位加减治疗。

（2）对耳廓进行常规消毒后，根据疾病需要选取一定的穴位或压痛点，将中间粘有小药籽的胶布贴于其上，并在每个穴位轻轻揉按 1～2 分钟，至感觉有酸、麻、胀、痛感为宜，每天 5～7 次。每次贴一边耳廓，隔 2～3 天更换另一边耳廓，1 个月左右为 1 个疗程。

3. 注意事项

（1）注意防水，以免脱落；出汗多，贴压时间不宜过长，以防皮肤感染；

（2）耳廓皮肤有明显炎症者禁用；

（3）胶布过敏者，可用粘合纸代替。

九、穴位注射疗法

穴位注射疗法是选取一定的穴位，注入一定的药液的治疗方法，既能起到针刺穴位的功效，又能起到药物治疗的效果。

1. 适应证

痤疮、脂溢性脱发、斑秃、荨麻疹、湿疹、特应性皮炎、银屑病、带状疱疹等疾病。

2. 操作方法

（1）选穴部位：依疾病的不同辨证选取穴位，常用穴位有足三里、合谷、曲池、血海、三阴交等。

（2）常用药物：在中医辨证论治的前提下选取药物，血瘀者选用丹参注射液，血虚者常选用当归注射液；肾阳虚者选用喘可治注射液；气虚选用黄芪注射液。

（3）操作方法：用普通的注射器配细长针头吸入一定量的药液（一般每穴位常用量为 0.5～1ml 为宜）后，对皮肤进行常规消毒，对准穴位快速刺入皮下，然后慢慢进针至适当的深度，可作小幅度的提插手法，至有明显酸、麻、胀、痛感时，回抽无血后将药液缓慢注入，一般 2～5 日 1 次，5～10 次为 1 个疗程。

3. 注意事项

（1）治疗前医生与患者互相沟通，减轻患者恐惧心理，向患者说明本疗法的作用和注射后的正常反应，如注射后局部会出现酸胀等不适感，一般不处理会自行缓解；治疗后避免从事高度紧张和体力劳动，如开车、提重物等。

（2）严格执行无菌操作，防止感染。

（3）询问过敏史，对注射药物过敏者禁用；年老体弱者选穴要少，药量酌减，孕妇慎用。

（4）个别患者对治疗较为紧张，易产生晕针反应，如头晕、胸闷、心慌、全身无力等反应，平卧休息半小时即可缓解，必要时吸氧，或者采取急救措施。

十、清天河水推拿手法

清天河水是一种小儿推拿的方法。天河水，穴位名，自手腕掌侧腕横纹中点（总筋穴）至肘横纹中点（曲泽穴）成一直线。清天河水推拿疗法是通过按摩刺激穴位、经络，起到调节全身脏腑气血、扶正祛邪的功效。

1. 适应证

12 岁以下儿童患特应性皮炎、湿疹者。

2. 操作方法

（1）涂抹润肤剂后，予以推拿。

（2）基本手法：发作期：清天河水、揉中脘，沿两侧膀胱经抚背。缓解期：补脾经、摩腹、捏脊、揉按足三里。

随症加减：疹红、渗液明显者，加强清天河水；皮肤干燥者，揉按三阴交；瘙痒明显，揉按曲池、风池、三阴交；夜眠差，猿猴摘桃（双手的食指与拇指从耳垂部位逐步向上，如猿猴摘桃状重复摘的动作，摘至耳尖）；便溏，补脾经，揉脐，加强摩腹；便干，揉天枢。每日 1 次，每次 20～30

分钟。

3. 注意事项

（1）因推拿需要充分暴露皮肤，需要注意保暖。

（2）皮肤有明显炎症的部位忌推拿。

十一、截根疗法

1. 适应证

肛门、外阴及阴囊等部位顽固性瘙痒症、神经性皮炎、慢性湿疹等。

2. 操作方法

（1）选穴：可根据辨证选用有关穴位，一般以背部穴位为主，阴囊及女阴瘙痒取肾俞、关元、长强穴；肛门瘙痒，取长强、大肠俞、腰俞、承山穴等；或在上起第 7 颈棘突平面下至第 5 腰椎，两侧至腋后线的范围内，找明显压痛点或找针头大、略带光泽的丘疹 2 个作挑治点，亦可靠近皮损部任选 2～3 个点作挑治点。

（2）操作方法：取卧位，充分暴露挑刺部位，常规消毒，用三棱针把挑刺部位表皮纵行挑破 0.3～0.5cm，然后自表皮下刺入，挑出白色纤维样物，并把其挑断，一般挑断 5 根左右即可，用消毒纱块覆盖，胶布固定，每周一次。3 次为 1 个疗程。或常规消毒后，以 0.5%～1% 普鲁卡因 0.5ml，于挑治部位注射一皮丘，然后用手术刀横切开皮丘表皮面约 0.5cm，深度以微出血、划破表皮为度，用持针器夹弯三角皮肤缝合针，刺入表皮下，挑起白色纤维样物，适当上下左右牵拉数次后把其拉断，一般拉断 5 根即可。消毒后，用消毒纱块覆盖，胶布固定，每周 1 次，3 次为 1 个疗程。

3. 注意事项

注意无菌操作；普鲁卡因过敏者不宜用普鲁卡因局封；孕妇、严重心脏病和身体过度虚弱者慎用；有瘢痕体质者慎用。

第五章 专病论治

一、特应性皮炎

特应性皮炎是一种炎症性、瘙痒性、慢性、复发性皮肤病，多见于儿童，也可发生于成人，常见于有特应性疾病（哮喘和/或过敏性鼻炎）个人史或家族史的患者。临床表现主要以皮肤干燥、湿疹样皮炎和剧烈瘙痒为主，严重影响儿童和青少年的生活质量。

特应性皮炎归属于中医学的"四弯风""奶癣""胎敛疮"等范畴。

（一）临证思维

1. 禀赋不耐是特应性皮炎发病的根本原因

所谓禀赋不耐包含三层含义：其一，父母有禀赋不耐体质相关的疾病；其二，后代出生后即秉受父母禀赋不耐的体质；其三，在后天因素的诱发下，后代多在婴幼儿时期就表现出与禀赋不耐体质相关的疾病。特应性皮炎的临床特点完全符合以上标准。特应性皮炎临床常用 Williams 诊断标准，其中包括患者本人或父母有特应性疾病、哮喘或枯草热史，2 岁前发病等诊断要点，均与中医学禀赋不耐的含义有内在的一致性。从中医学的角度来看，所谓的特应性即禀赋不耐，也是特应性皮炎发病的根本原因。

2. 心火偏胜和脾胃虚弱是特应性皮炎的主导病机

特应性皮炎发作期的特点通常表现为皮疹偏红、渗液，伴有瘙痒剧烈，烦躁失眠，舌尖红，脉偏数，此乃心火亢盛，外泄肌肤，内扰神明之症；缓解期患者常常表现为皮疹不鲜，胃纳呆，舌质偏淡，脉濡，为脾胃虚弱之症；病情反复日久表现为皮损色暗、干燥，部分肥厚、苔癣化，此乃病程日久，脾胃虚弱，化源不足，心脾两虚，肌肤失养而致。事实上心火与脾虚关系密切。一是心和脾两者在生理上属于母子关系，心为脾之母，脾为心之子，心藏神而主血脉，有赖脾胃运化水谷精微而化生，而脾胃运化之气又需心阳的温煦。二是脾脏与心脏经脉相通。《灵枢·经脉》曰："脾足太阴之脉……其支者，复从胃，别上膈，注心中。"《灵枢·经别》谓："足阳明之正……属

74

胃，散之脾，上通于心。"心脾在生理上的密切联系必然决定其病理上的互相影响。正如李东垣在《脾胃论·饮食劳倦所伤始为热中论》中指出："既脾胃气衰，元气不足，而心火独盛……火与元气不两立，一胜则一负。"在特应性皮炎的病程中，心火偏胜和脾胃虚弱的临床表现相互交织得到了充分的体现，构成其主导病机。

特应性皮炎患者脾胃虚弱、心火偏胜的主导病机与禀赋不耐和胎毒遗热的病因密切相关。小儿脾常不足，生理上最容易出现对饮食的不耐受。特应性皮炎患儿由于遗传父母禀赋不耐的体质，加之母亲孕期进食肥甘厚味食物，内生湿热，化为胎毒遗热，更令脾胃功能首当其冲。并且胎毒遗热与心火同气相求，耗伤元气，令心火独盛。禀赋不耐、胎毒遗热与心脾脏腑功能病理状态的因果关系体现了特应性皮炎病因病机的内在统一。

（二）治疗经验

特应性皮炎是慢性、复发性、瘙痒性皮肤病，治疗应从整体考虑，兼顾近期疗效和远期疗效。目前西医仍以糖皮质激素制剂外用为主，虽可快速控制病情，但是存在的副作用，让大多数患者及其父母有"糖皮质激素恐惧症"；虽然外用钙调磷酸酶抑制剂（如他克莫司软膏）的出现，在一定程度上弥补了外用激素类药膏的不足，但是长期使用的安全性仍需进一步研究。糖皮质激素及钙调磷酸酶抑制剂在病情缓解后采用每周 2 次的长期维持治疗虽然对于减少病情复发有一定作用，但患者的依从性差，长期维持的疗效尚不满意。中医药治疗特应性皮炎不存在糖皮质激素的副作用，而且在减少或延缓复发、改善生活质量方面有一定优势。特应性皮炎以脾虚心火为主导病机，治以培土清心，在急性期清心为主，佐以健脾，慢性缓解期健脾为主，兼以清心。若涉及他脏腑，则兼而治之。鉴于特应性皮炎容易反复，病情缓解后建议继续巩固治疗，以减少或延缓复发。

1. 培土清心法治疗特应性皮炎

特应性皮炎多由禀赋不耐，胎毒遗热，外感淫邪，饮食失调，致心火过盛，脾虚失运而发病。《内经》曰："诸痛痒疮，皆属于心"，"诸湿肿满，皆属于脾。"《疡科心得集》进一步阐述："心主血，脾主肉，血热而肉湿，湿热相合，浸淫不休，溃败肌肤，而诸疮生矣。"患儿先天禀赋不耐，脾胃虚弱，则肌肤失养，干燥不润；小儿"心常有余"，心火炎上，与湿邪搏结，蕴结肌肤，则疮疹发作，瘙痒不休。特应性皮炎的发作期和缓解期往往没有截然的界限，同样心火偏胜和脾胃虚弱在病程中往往相互交织，虚实互见。培土清心法是基于心脾两脏的生理、病理特点及临床表现提出的，并创立了培土清心方，基本方以太子参、山药、薏苡仁、连翘、灯心草、淡竹叶、钩藤、生牡蛎、甘草组成，随症加减。立方以心脾为要，治皮肤病不拘泥湿与毒，运用五行生克之义，用药既有四君子汤之中正平和、健脾培土之义，又有导赤散之清心导赤、泄邪从下之功。方中遣以太子参培土渗湿，补益脾胃；而连翘为疮家圣药，可清心火，又解热毒。正如叶天士谓连翘"辛凉，翘出众草，能升能清，最利幼科，能解小儿六经郁热"。清心解表之中，有清心透表之力。参翘二药共奏培土清心之功，为君。淡竹叶、灯心草清心除烦导赤，轻清而能去实，甘淡而不伤正；薏苡仁、山药平补脾胃，健脾除湿，助君调理心脾，共为臣药。钩藤善清少阴、少阳之火，平肝祛风，以形而治痒；生牡蛎潜阳养阴，重镇安神，同属佐药。甘草调和诸药为使。全方紧扣病机，轻灵平正，清而不伤正，养而不留邪，共奏培土清心，祛风止痒之功。培土清心法强调平衡协调，处方用药平淡轻灵，特别适宜儿童特应性皮炎。

心火脾虚证是儿童患者中最常见的证型。小儿为稚阴稚阳之体，临床需根据小儿生理及病理特点用药，力求清而不伤正，养而不留邪，慎用黄柏、黄连苦寒燥湿之品。脾虚贯穿于特应性皮炎的始终，病情缓解时需要侧重于健脾益气，对于食滞不化者常酌以消导之品，如鸡内金、炒麦芽、独脚金。小儿肝常有余，宜凉肝平肝，常用钩藤、牡蛎之清凉潜镇之品。特别对于瘙痒而言，不可见到瘙痒即用祛风药，临床需详辨寒热虚实之所在，平调寒热虚实为止痒之要。

此外，血虚风燥证是成年特应性皮炎患者或部分病情日久患者的常见证型，亦有部分成年患者因久病伤肾，精血不足，生风化燥，治疗时可佐以培补肾精之品，常选菟丝子、熟地黄、巴戟天、淫羊藿，取阴阳互济，平调肾中阴阳之意。

2. 重视外治疗法

"外科之法，最重外治。"外治法能使药物直达病所，与内治法相辅相成。根据多年的临床诊疗经验，陈教授总结出治疗特应性皮炎的基本中药验方银黄洗剂，在临床应用于婴幼儿湿疹和特应性皮炎的急性期、缓解期均疗效确切。银黄洗剂药物组成：金银花、黄精、甘草，具有疏风清热，润燥止痒之功，临床可根据不同的皮损特点灵活调整药物之间的比例。现代药理研究表明，金银花、黄精、甘草3味药在体内外均有抑制金黄色葡萄球菌等多种病原微生物和抗炎消肿的作用。此外，黄精的主要成分为黄精多糖、多种氨基酸和微量元素，外用可促进胶原合成，抗衰老；甘草提取物溶液外用可缓解皮肤干燥，增加角质层含水量，可能对重建皮肤屏障功能起到一定的作用。此外，对于成人特应性皮炎，也可选用大黄草洗剂（由大飞扬、黄柏、马齿苋、苦参、甘草等组成）煎水外洗。使用时注意水温不宜过热，一般在30℃左右即可。

同时充分的基础润肤治疗也是必要的，使用润肤剂可改善干燥、瘙痒，尤其是提高皮肤屏障功能。如果能耐受，每天应至少外用两次润肤剂。可选用复方蛇脂软膏或其他润肤膏外搽。

3. 特色疗法

（1）清天河水推拿手法治疗特应性皮炎：此法特别适合于12岁以下患者，医生可指导患儿父母为其进行推拿治疗。涂抹润肤剂后进行推拿，基本手法：发作期：清天河水，揉中脘，沿两侧膀胱经抚背；缓解期：补脾经，摩腹，捏脊，揉按足三里。

使用润肤剂后按摩不但可促进润肤保湿剂的吸收，而且通过辨证取穴，起到扶正祛邪、调节全身脏腑气血、改善皮损和瘙痒之功；更重要的是父母的参与治疗，对患儿的心理健康有一定的促进作用。

（2）针刺

①心脾积热

体针：合谷、内关、曲池、阴陵泉、三阴交。

加减：大便秘结，加支沟；哭闹不安，加神门。

耳穴：心、脾、小肠、神门、内分泌。

②心火脾虚

体针：合谷、内关、曲池、阴陵泉、三阴交。

加减：眠差，加安眠；烦躁不安，加太冲；瘙痒明显，加风池。

耳穴：心、脾、肺、神门、内分泌。

③脾虚湿蕴

体针：百会、曲池、阴陵泉、足三里。

加减：食欲不振，加中脘；大便溏烂，加天枢、上巨虚。

耳穴：脾、胃、肺、大肠、内分泌。

④血虚风燥

体针：列缺、血海、三阴交、风池。

加减：大便干结，加支沟、天枢。

耳穴：脾、肺、肾、内分泌。

（3）刺络拔罐疗法：刺络拔罐疗法是在患者身上一定穴位或浅表血络施以针刺，随后进行拔罐，放出适量血液，以达到治疗疾病目的的一种外治方法。

对于急性发作期，皮疹鲜红、瘙痒剧烈患者，采用刺络放血加拔罐疗法，选用背腧穴，如肺俞、心俞、膈俞、胆俞、三焦俞，对于腰部以上加大椎穴，腰部以下加委中穴。刺络放血疗法可隔 2~3 天 1 次，共 2~3 次。

（4）火针疗法：对于特应性皮炎皮损表现为顽固性结节、痒疹、苔癣样变严重者，常采用火针疗法。火针疗法是用特制的针具经加热烧红后，采用一定手法，刺入身体的特定腧穴或部位，达到祛疾除病目的的一种针刺方法。火针点刺，可直接激发经气，鼓舞正气，且借助火力强开外门，使毒热外泄从而起到活血化瘀、通经活络、解毒除湿、祛风止痒（血行风自灭）的作用。治疗前要与患者多沟通、交流，解除其恐惧心理。此外，瘢痕体质禁用；血友病等有出血倾向的患者也应禁用。操作时注意安全，避开血管、神经；糖尿病病人要慎用，大血管及重要脏腑器官部位宜慎用；火针后注意保护针孔，预防感染。

（5）艾灸疗法：特应性皮炎是一个反复发作的疾病，对于病情缓解期或脾虚湿蕴型患者，陈教授常采用艾灸以巩固治疗，预防疾病的复发，临床常选用神阙穴、足三里穴进行艾灸，可以起到健运脾胃、补益气血、温补元阳、调节五脏六腑阴阳、扶正固本、减少复发的作用。操作时点燃艾条对准穴位，距离皮肤约 2~3cm，以感到温热为宜，然后上下或回旋熏灸。也可以采用温灸器灸。每日施灸 15~30 分钟，皮肤泛红为度。

（三）健康教育及日常调护

特应性皮炎是基因和环境相互作用所致的疾病，其发病过程中相关的促发因素较多，关系复杂。因此，在治疗过程中应特别强调健康宣教的重要性，健康教育的内容包括预防、治疗以及长期管理等方面。特应性皮炎的健康教育既需要大众化，也需要个体化，其中润肤保湿剂及避免促发因素需要贯穿整个治疗过程中。健康教育不但可以减轻患者病情，而且可以改善患者及整个家庭的生活质量，也能够改善患者及父母的焦虑程度，使他们不再像以前那样惧怕本病，从而增强战胜疾病的信心，更好地配合临床治疗，使特应性皮炎的治疗效果达到最佳。

1. 生活调护

（1）生活规律，起居有时，适当进行体育锻炼。

（2）注意环境卫生，经常打扫房间，衣被经常暴晒以消灭尘螨等微生物，家中避免饲养小动物，同时亦应避免接触烟草。

（3）调整室内湿度为50%～60%，既要避免干燥也要避免潮湿，调整室温为25℃左右。

（4）衣服要清洁、柔软、宽松，避免皮肤接触刺激性纤维、羊毛、粗的纤维纺织品等；不要使用过紧、过暖的衣物，以免出汗过多。

（5）合理洗浴，一般用温水（32～40℃）快速冲洗，约5～10分钟，洗澡后立即涂抹润肤剂，以避免表皮脱水。此外，还应避免使用碱性洗涤剂清洁皮肤。经常修剪指甲，避免抓伤皮肤。

2. 饮食调养

食物过敏多发生于婴幼儿患者，部分儿童和成人患者也可能发生食物过敏。常见的过敏食物包括鸡蛋、鱼、贝类、奶、花生、大豆、坚果和小麦等。在日常食谱的基础上采用逐步添加食物或者逐步限制食物的方法有助于发现过敏的食物品种。一旦发现食物过敏，应避免食用过敏食物，以防止诱发和加重病情。

（1）山药土茯苓汤：山药15～30g，土茯苓15～30g，车前草10～15g，猪骨适量，加水煎汤，每日1剂，早晚服用。具有清热利湿之功。用于湿热较重的特应性皮炎患者。

（2）莲子山药粥：莲子（不去芯）10～20g，山药15～30g，芡实10～20g，猪瘦肉若干，砂锅煎煮，取浓汤；也可加入粳米、少许盐、水适量，煮粥。具有健脾固肾，兼清心火之功。适用于脾肾亏虚，兼有心火的特应性皮炎患者。

（3）苓枣山药粳米粥：茯苓10～20g，大枣5～10g，山药10～20g，粳米30～50g同煮成粥，可加红糖适量服用。具有健运脾胃，渗湿止泻之功。适用于小儿特应性皮炎患者伴有脾胃气虚，食少大便烂，体虚乏力。

（4）谷麦芽各10～15g，独脚金5～10g，猪瘦肉若干切粒，一同放入锅中武火煮沸，再改小火煲30分钟，佐食或当点心食用。具有健脾消滞之功。适用于小儿特应性皮炎属脾虚食滞患者。

3. 精神调理

特应性皮炎病情易于反复，患者长期遭受着皮疹、瘙痒和睡眠障碍的痛苦，常常引起一系列精神心理问题：如焦虑、抑郁、沮丧、容易激动，成年人甚至有自杀的倾向。在特应性皮炎的发生和发展过程中，精神紧张可导致特应性皮炎恶化。因此，在治疗的同时要告知患者病情、严重程度、预后及治疗方法，让患者接受病情，放松心情，树立战胜疾病的信心。

部分特应性皮炎儿童存在感觉调节障碍，患儿会出现多动、注意力缺陷等诸多行为异常的表现，因此，需要针对性给予家庭人员更多的健康教育，使他们能够理解及容忍特应性皮炎患儿的多动、脾气暴躁、粗鲁无礼等表现，从而尽量减少患儿的情绪波动，以免加重病情。

此外，患者病程日久或者反复发作，患者的家人也会出现焦虑抑郁的表现，并且影响到患者的情绪，对治疗带来不利的影响。因此，医护人员在诊疗过程中要积极鼓励特应性皮炎患者及家属相互理解，让每位成员有机会认识到他们的烦恼并非自己独有，从而消除患者孤寂感，促进他们之间互相支持和帮助，并从其他患者的积极恢复中看到自己的希望，增强战胜疾病的信心，改善患者及其家人的抑郁、焦虑情绪，打破患者父母与患者焦虑、抑郁情绪的相互影响。

（四）验案举隅

验案一

冯某，男，11 岁。初诊日期：2015 年 9 月 29 日。

【主诉】全身反复多形皮疹伴瘙痒 2 年。

【现病史】出生后 2 个月先于颜面部出现红斑，随后皮疹扩散在躯干、四肢，瘙痒剧烈，曾先后在外院诊为"湿疹""特应性皮炎"，给予内服抗过敏药物，外用皮炎平、艾洛松、他克莫司等药物治疗，疗效欠佳，病情反复发作。

【四诊摘要】颜面、躯干、四肢皮肤红斑、丘疹，部分呈苔癣样变，瘙痒甚。胃纳可，二便调，眠差，舌尖红，苔白，脉细。

【既往史】患者本人过敏性鼻炎病史。

【中医诊断】四弯风（脾虚心火证）。

【西医诊断】特应性皮炎。

【治则】培土清心。

【处方】

太子参 15g	茯苓 10g	白术 10g	薏苡仁 20g
山药 15g	连翘 10g	淡竹叶 10g	钩藤 10g

当代中医皮肤科临床家丛书（第三辑）

陈达灿

生地 10g　　　　金银花 10g　　　白茅根 10g　　　甘草 3g

7 剂，水煎内服，每日 1 剂。

【外洗方】金银花 10g　野菊花 10g　海金沙 10g　黄精 10g　甘草 10g

7 剂，水煎外洗，每日 1 剂。

【注意事项】嘱患者外用润肤保湿剂，保持皮肤湿润；忌食海鲜、生冷甜腻之品；穿着纯棉衣物；保持适宜的室内温度、湿度等，避免促发因素。

二诊：2015 年 10 月 13 日。皮肤红斑较前略有减轻，皮肤干燥明显，瘙痒、睡眠改善不显，上方去钩藤、白茅根，加羚羊角骨 10g（先煎）、灯心草 0.5g，清心、凉血消斑，加北沙参 10g，养阴润肤，7 剂。

三诊：2015 年 10 月 20 日。近日皮疹较前增多，睡眠差，烦躁，舌红，舌尖明显，苔白，上方去太子参、北沙参，加白茅根 15g，龙齿 30g（先煎），加大灯心草 0.4g，14 剂。

四诊：2015 年 11 月 3 日。病情明显好转，红斑颜色明显变淡，颜面皮疹大部分消退，胃纳差，上方去羚羊角骨，加太子参 20g，鸡内金 10g，薏苡仁调整为 30g，7 剂。

五诊：2015 年 11 月 10 日。病情稳定，舌苔微黄腻，上方去生地，加绵茵陈 15g 清热利湿，7 剂。

六诊：2015 年 11 月 17 日。皮疹反复，仍有瘙痒，舌尖红，苔薄白，上方去灯心草、金银花、茵陈，加羚羊角骨 10g 先煎，7 剂。

七诊：2015 年 11 月 24 日。皮疹全部消退，仍干燥，胃纳佳，上方去鸡内金，加北沙参 15g，薄盖灵芝 15g，7 剂后病情好转，随访半年未见复发。

【按语】临床采用培土清心法治疗特应性皮炎时，特别需要掌握好清心药物和健脾药物之间的比例。脾虚心火为特应性皮炎发病的核心病机，急性发作期心火偏胜，慢性缓解期脾虚主导，发作期和缓解期没有截然的界限，因此在治疗过程中需要根据病情合理使用培土及清心的药物，如本患者在治疗过程中出现皮疹增多，烦躁，此时心火偏胜为主，在培土清心的基本处方中减少培土药物，去太子参，加用白茅根及灯心草的用量，加强清心药物的比例，病情控制后，去清心之羚羊角骨，加太子参加强健脾之功，对特应性皮炎的病因病机准确把握，用药进退有度，患者病情可得以明显改善。

在急性发作期的治疗过程中，陈教授喜用羚羊角骨、金银花二药，二药均归心经，急性发作期，皮肤出现片状红斑，采用卫气营血辨证，当属于热入营分，采用金银花配伍连翘，一方面清营分之热，另一方面有助于透热转气，即叶天士所谓的"入营犹可透热转气"之意。特别是有红肿渗液，热毒较甚时选用金银花清热解毒。《医学衷中参西录》记载："羚羊角既可以清里，也可以透表。"因此，在急性发作期表现为红斑时与金银花、连翘协同"透热转气"，羚羊角骨虽为寒性，但与其他寒冷之品不同，对胃肠影响较小；此外，羚羊角骨可以定心神，与龙齿共奏清心安神之功。

验案二

欧阳某，女，6 岁。初诊日期：2016 年 1 月 19 日。

【主诉】全身反复多形皮疹伴瘙痒 5 年。

【现病史】出生后 2 个月时先于颜面部出现红斑，随后皮疹扩散在躯干、四肢，瘙痒甚，曾先后在外院诊为"湿疹"，给予内服外用药物治疗，病情时好时差，反复发作，前来要求中医治疗。

【既往史】本人过敏性鼻炎病史。

【四诊摘要】颜面、躯干、四肢散在红斑，其中肘窝、腘窝处皮肤肥厚，瘙痒甚，胃纳可，时有腹痛（脐周部位），二便调，睡眠差，舌淡，边尖红，苔白，脉细。

【中医诊断】四弯风（脾虚心火）。

【西医诊断】特应性皮炎。

【治则】培土清心。

【处方】

太子参 10g	茯苓 10g	白术 10g	薏苡仁 15g
连翘 10g	灯心草 0.3g	淡竹叶 10g	钩藤 10g
羚羊角骨(先煎)7g	金银花 10g	陈皮 3g	
龙齿(先煎)15g	甘草 3g		

7 剂，水煎内服，每日 1 剂。

【其他治疗】润肤保湿剂外用于干燥皮肤处。

二诊：2016 年 1 月 26 日。瘙痒及睡眠较前改善，自诉平时手足怕冷，上方去灯心草，加肉苁蓉 5g，服药 7 天。

三诊：2016 年 2 月 2 日。躯干、上肢部分皮疹消退，无腹痛不适感，胃纳差，上方去钩藤、陈皮，加鸡内金 10g，大枣 10g（去核），连续服药21 天。

四诊：2016 年 2 月 23 日。皮疹大部分消退，瘙痒轻微，睡眠较前好转，胃纳可，手足温，无冷感，上方去肉苁蓉、鸡内金，加防风 10g 祛风止痒，继续巩固疗效。

【按语】本患者除有心火脾虚外，还兼有肾阳不足，如患者手足不温、自觉怕冷等阳虚的表现，这一症状常由于中央脾土的转枢功能发生障碍，致使坎水上升无力，离（心）火不能得济，故而出现离火在上而坎水在下的水火未济之象，正如《四圣心源》曰："方其上热，必有下寒，以水火分离而不交也。"在治疗这类患者时，注重上清心火，中调脾胃，下补肾阳，引火归元。陈教授采用培土清心法，方药常加用温阳之品肉苁蓉，其味酸、咸，性温，质地油润，既能补肾阳，又无燥性，疗效可明显增强。缓解期患者常常使用薄盖灵芝，其味甘，性平，归肺、心、脾经，具有益气血、安心神、健脾胃之功，尤适用于小儿。对于小儿患者，因"阳常有余"的生理特点，需中病即止。现代药理研究表明其可以发挥免疫调节作用，对于特应性皮炎的治疗可起到稳定病情，减少或延缓复发。

二、湿疹

湿疹是由多种内外因素引起的一种具有明显渗出倾向的炎症性皮肤病，常伴剧烈瘙痒，按皮损特点临床可分为急性、亚急性和慢性湿疹。急性期表现为对称性的红斑、丘疹、水疱、糜烂、渗液；亚急性期多由急性演变而来，皮疹表现以丘疹、鳞屑、痂皮为主，仅有少数水疱和糜烂；慢性期多由急性或亚急性期演变而来，皮疹主要以苔藓样变为主。本病易反复发作，为皮肤科常见病。

中医依据湿疹的皮损特点、发病部位而有不同的命名。若泛发全身，浸淫遍体者，称"浸淫疮"；以身起红粟，瘙痒出血为主者，称"血风疮"或"粟疮"；发于耳部者，称"旋耳疮"；发于乳头者，称"乳头风"；发于手部者，称"痼疮"；发于脐部者，称"脐疮"；发于阴囊者，称"肾囊风"或"绣球风"。现统称为湿疹。

（一）临证思维

本病的发生内因多为先天禀赋不耐，外因主要是风、湿、热邪阻滞肌肤所致，又可因饮食失节或过食腥发动风之物伤及脾胃，脾失健运，湿从内生，湿与热合，两邪相搏，上蒸下窜，充溢肌肤所致；又由于"湿"性重浊黏腻致使病情反复发作，迁延难愈。

（二）治疗经验

本病的西医发病机制尚不明确，目前多认为是在机体内部因素如免疫功能异常、皮肤屏障功能障碍等基础上，由多种内外因素综合作用的结果，治疗方面多以抗炎、止痒，常选择抗组胺药物和镇静安定剂、皮质激素、免疫抑制剂等，但部分患者仍病情反复，缠绵难愈。中医治疗建立在辨证论治的基础上，有着较好的疗效，陈教授在长期的临床中认识到湿疹与脾的运化功能密切相关，因此形成独特的观点。

1. 重视脾的健运

陈教授认为先天禀赋脾气不足，或后天脾胃受损是发病的核心环节，并根据长期临床观察发现，湿疹患者确多有脾胃功能的紊乱，脾胃功能正常与否，直接关系到本病的症状轻重。《素问·至真要大论》曰"诸湿肿满，皆属于脾"，脾属土，居中焦，主运化，升清降浊，为水液代谢之枢纽。脾不健运、湿邪内生引起渗液、流滋等，水湿停滞，又可困脾，导致脾虚，进一步加重湿邪停滞，日久易生热。故该病本在脾虚，标在风、湿、热。因此，在治疗湿疹时既要重视湿热的一面，又要重视脾失健运的根本原因，尤其对于亚急性或慢性湿疹。健运脾胃亦多有讲究，湿热蕴结困脾者，治以清热利湿，酌加藿香、佩兰芳香醒脾化湿，茵陈、泽泻、地肤子、苦参清热利湿。如患者舌体胖大，有齿印，脉象沉细，脾虚湿困之象明显，喜用太子参、白术、茯苓、薏苡仁等健脾渗湿之品助脾胃运化。如肺脾气虚，风邪袭表证，则宜健脾祛风，选用北芪、防风、白蒺藜、徐长卿、茯苓等。肝经有热，横逆犯脾者，宜清肝培土，用钩藤、丹皮、夏枯草、麦芽疏肝清热，以茯苓、白术、山药等健脾。脾虚食滞，影响胃纳者，可在健脾基础上酌情选用鸡内金、神曲、谷麦芽等健胃消食导滞。

2. 兼顾阳气

湿为阴邪，易损伤脾肾阳气，阳虚则水停不化，易使病程缠绵难愈，尤其是冬季湿疹，因此在治疗过程中一定要注意顾阳气，酌加温热之药可加快湿邪的祛除，常用肉苁蓉、干姜、桂枝、白术等药物。对于顽固性湿疹，钱币状湿疹、肛门湿疹、阴囊湿疹，症见病程日久不愈，皮疹肥厚，浸润，色暗红或灰褐色，表面粗糙，覆盖少许鳞屑，舌质淡红，舌白或白微腻，脉濡、沉，此乃湿为病，感之于寒，为寒所郁，治宜散寒燥湿，可选用苍术、白术、茯苓、防风、乌药、炒白芍、姜半夏、小茴香等药物。

3. 健脾与活血配合

对于慢性期皮损粗糙肥厚明显、皮疹颜色暗淡者，陈教授常采用健脾燥湿、醒脾燥湿、活血化瘀、软坚散结之法，健脾益气燥湿可选用茯苓、白术、苍术等，处方多选"三术汤"（自拟方）：白术、苍术、莪术；其中苍术、白术二药伍用，一散一补，一胃一脾，可使中焦得健，脾胃纳运如常，水湿得以运化；苍、白术配伍莪术活血化瘀，通行经络不伤正气，三术配伍，特别对肥厚性皮损可以起到软坚作用；养血活血可选用三藤汤（自拟方）：鸡血藤、钩藤、夜交藤，以消除皮肤瘀结之肥厚斑块，正如叶天士《临证指南医案》云："大凡经主气，络主血，久病血瘀，初为气结在经，久则血伤入络。或久病气机逆乱，气有一息之不通，则血有一息之不行，气滞则瘀血易生。"藤类药物的使用切中"久病多瘀""久病入络"的病机，故三术配伍藤类药物可取得较为满意的疗效。

4. 注重引经药的使用

由于湿疹可发生于人体头面、躯干、四肢等全身各个部位，在辨证论治指导下，亦可根据不同部位佐加引经药以增强疗效。发于头面部可酌加疏风清阳明经热的中药如：菊花、防风、白芷等；发于上肢加桑枝、姜黄；发于下肢多加草薢、牛膝、木瓜等利湿之品；发生于中部加柴胡、郁金；如发于耳部、阴囊部，因其属肝胆经，故多加龙胆草、柴胡等引经药。

总之，湿疹的内治疗法在祛风、清热、利湿的同时不忘固护脾胃，特别是亚急性期及慢性期，药物治疗的同时需要注重饮食、二便、睡眠等整体情况的调节。对于一些慢性湿疹，抓住疾病的核心病机，坚守基本治疗方法不变，根据病情变化随症加减，坚持治疗方可取得较好疗效。此外，注重引经药的应用，可提高临床疗效。

（三）灵活运用外治疗法

在临床运用中，陈教授常采用内治法与外治法相结合的方式，以增强疗效，缩短病程。对急性湿疹，初起以清热安抚、避免刺激为原则。以红斑、丘疹为主，水疱较少，无渗出时，用三黄洗剂外搽；或选用苦参、黄柏、地肤子、荆芥等煎汤，待凉后外洗，每日2～3次。中期渗液多，以收敛清热止痒为原则，其中水疱、糜烂、渗出明显时，选用黄柏、生地榆、马齿苋、苦参、枯矾等煎汤，冷湿敷；或用10%黄柏溶液湿敷；每次20～30分钟，每日2～3次。后期，渗出减少、结痂时，以保护皮损、避免刺激为原则，用青黛散加甘草油或植物油调，外涂患处。结痂较厚时，选用黄连膏、青黛膏涂搽。

治疗亚急性湿疹以清热、止痒、干燥、收敛为原则。选用三黄洗剂、消炎止痒洗剂外洗，青黛散加甘草油或植物油调，外涂患处。

治疗慢性湿疹以润燥止痒、促进皮肤恢复为原则。选用消炎止痒霜等软膏涂搽，加中药熏洗、热烘疗法效果更好。中药熏洗常选用蛇床子、威灵仙、紫草、当归等药物。

对于局部肥厚苔藓样变者，可予刺络拔罐治疗，采用梅花针叩刺湿疹肥厚的皮疹部位，以微渗血为度，然后在叩刺局部拔火罐放血。

对于婴幼儿湿疹，常用黄精、金银花、甘草、薄荷四味药物煮水外洗，以疏风清热利湿，健脾滋阴润燥。

(四) 验案举隅

验案一

张某，男，55 岁。初诊日期：2015 年 12 月 15 日。

【主诉】全身皮肤散在出现红斑、丘疹伴瘙痒半月余。

【现病史】患者于半月前双下肢开始出现红斑、丘疹伴瘙痒，夜晚痒甚，搔抓后局部渗液，皮疹范围逐渐扩大，渐延及腰背部及双上肢，曾使用苯海拉明、赛庚啶等抗过敏药物治疗效果不佳。

【四诊摘要】腰背部及双上肢散见钱币状红斑，双下肢可见大片红斑、丘疹，局部少许渗液，无糜烂。瘙痒甚，眠差，大便干，小便黄。舌尖红，边有齿印，苔少，脉细。

【中医诊断】湿疮（脾虚心火证）。

【西医诊断】湿疹。

【治则】健脾清心，利湿止痒。

【处方】

茯苓 20g	白术 15g	生薏仁 30g	灯心草 5 扎
淡竹叶 15g	鱼腥草 20g	白鲜皮 15g	徐长卿 15g
生地黄 20g	丹皮 20g	牡蛎(先煎)30g	甘草 5g

7 剂，水煎内服，每日 1 剂。

【其他治疗】消炎止痒洗剂外洗（苦参、地榆、大飞扬等），每日 1 次。

二诊：2015 年 12 月 22 日。服药 7 剂，瘙痒减轻，皮疹颜色变淡，睡眠仍较差。上方将茯苓改为茯神，加白蒺藜 15g，继服 7 剂，皮损基本消失，临床治愈。

【按语】本例为急性湿疹，以脾虚心火旺盛为主，《内经》云："诸湿肿满，皆属于脾""诸疮痛痒，皆属于火"，故治以健脾清心，方选用四君子汤合导赤散加减。方中淡竹叶、灯心草清心火，茯苓、白术、生薏苡仁健脾利湿，鱼腥草、徐长卿、白鲜皮清热祛风止痒，牡蛎镇静安神。总之，本例虚实夹杂，既有心火、湿热的表现，又存在脾失健运的根本原因，标本兼顾、内外兼治，泻实不忘补虚，整体辨证与局部治疗相结合，取得了良好的疗效。

验案二

潘某某，女，40岁。初诊日期：2015年12月22日。

【主诉】颈项、胸部红斑瘙痒反复5个月。

【现病史】5个月前无明显诱因胸部散在出现红斑丘疹，曾在外院门诊治疗，诊断为"湿疮"，采用中西医治疗后好转，停药后病情出现反复，前来就诊。

【四诊摘要】颈项、前胸部皮肤红斑，乳房及乳晕少许渗液。皮疹处瘙痒，胃纳可，二便调，眠可。舌淡，苔白，脉缓。

【中医诊断】湿疮（脾虚湿蕴）。

【西医诊断】湿疹。

【治则】健脾除湿，祛风止痒。

【处方】

茯苓15g	白术15g	苍术10g	薏苡仁30g
鱼腥草15g	白鲜皮15g	淡竹叶15g	金银花15g
葛根15g	防风15g	徐长卿15g	生地15g
甘草5g			

7剂，水煎内服，每日1剂。

【其他治疗】配合健脾渗湿颗粒（院内制剂）口服。

二诊：2015年12月29日。颈项、胸部红斑消退，留有色素沉着，乳房及乳晕部未见渗液，瘙痒感轻微，舌淡，苔薄黄，脉缓，上方加太子参15g，加强健脾之功，继续巩固疗效。

【按语】湿疮常因饮食失节，过食生冷及腥发动风之品，伤及脾胃，脾失健运，致使湿从内生，蕴久化热，致使脾为湿热困阻；加之复感外界风、湿、热邪，内外之邪相搏，充于腠理，浸淫肌肤而致本病的发生。"湿"性黏腻，湿疹缠绵难愈，易于耗血伤阴，化燥生风。

患者舌淡，苔白，脉缓，为脾胃虚弱的表现，皮疹偏于颈项及胸部（上），提示有风；皮疹色红为热的表现；渗液为湿，乳房部为胃经的循行部位，基本病机为"脾胃虚弱，湿邪困阻，外受风湿热邪而致"；治疗健脾除湿，祛风清热止痒，方以茯苓、薏苡仁、白术、苍术、甘草健脾渗湿；金银花、防风、鱼腥草、白鲜皮、生地、徐长卿配伍祛风清热利湿，其中徐长卿与白鲜皮配伍祛风除湿止痒，寒热并用；加用淡竹叶使湿邪随小便而解；乳房为足阳明胃经循行部位，葛根为足阳明胃经的引经药物，加入直达病所。二诊时患者红斑消退，舌淡，苔薄黄，脉缓，其中苔薄黄为湿蕴化热的表现，故清热利湿之药未减，加太子参，加强健脾渗湿之功，从根本上祛除湿邪之来源。

此外，陈教授方中用了一味苍术，张洁古："苍术主治与白术同，若除上湿发汗，功最大；若补中焦除湿，力少。"此外，黄元御："白术守而不走，苍术走而不守，故白术善补，苍术善行。"可见，处方加入苍术一方面协同白术补益中焦健脾之功，另一方面苍术有上行祛湿之功，升散之性优于白术，本患者皮疹主要在颈项及胸部，皮疹位置偏上，加入苍术可以祛在上之湿邪。

验案三

余某某，女，68岁。初诊日期：2015年11月17日。

【主诉】双足反复皲裂脱屑伴瘙痒7年，加重半年。

【现病史】5年前双侧足跟开始出现干燥脱屑伴瘙痒，未在意，随后皮疹逐渐较前增多，蔓延至整个足底，双手拇指也出现同样皮疹，曾使用多种药膏（具体不详），疗效不显，今日前来就诊。

【四诊摘要】双足跟、足掌、双手拇指皮肤肥厚粗糙、脱屑、皲裂，未见水疱及渗液，瘙痒。胃纳可，二便调，眠差。舌暗红，苔白，脉沉。

【既往史】糖尿病病史10余年，平素空腹血糖7mol/L，餐后血糖波动于9～10mmol/L。

【中医诊断】湿疮（脾虚血燥）。

【西医诊断】皲裂性湿疹。

【治则】健脾养血，滋阴润燥。

【处方】

太子参20g	白术15g	苍术10g	莪术15g
鸡血藤30g	黄精10g	白芍15g	山药30g
芡实15g	生地15g	白鲜皮15g	甘草5g

7剂，水煎内服，每日1剂。

【其他治疗】润肤保湿剂外用，每日2次。

二诊：2015年11月24日。肥厚皮疹较前明显变薄，干燥减轻，服药后睡眠较前改善，舌暗红，苔白，脉沉，上方加龙齿30g（先煎），7剂后病情好转，随后按上方继续巩固治疗。

【按语】本病案为慢性湿疹患者，湿疹反复日久，耗血伤阴，化燥生风，肌肤失养，故皮肤粗糙肥厚，干燥脱屑，皲裂，伴有瘙痒。辨证属脾虚血燥，针对病机治以健脾养血，滋阴润燥，方中太子参、白术、苍术、山药、黄精、甘草健脾益气，其中山药与黄精均为气阴双补之品，性味甘平，均归肺、脾、肾三脏，与生地配伍可兼顾患者消渴；鸡血藤、白芍养血润燥；龙齿重镇安神。方中三术配伍善走经络之藤类药物，消除了皮肤瘀结之肥厚斑块。

验案四

金某某，男，28岁。初诊日期：2016年3月1日。

【主诉】肛周皮肤红斑瘙痒1年余。

【现病史】1年前无明显诱因肛周皮肤出现瘙痒，搔抓后出现渗液，曾在当地医院就诊，诊为湿疹，曾使用氧化锌油及艾洛松、丁酸氢化可的松等10多种激素药膏，用药后病情可缓解，其后病情反复。

【四诊摘要】肛周皮肤红斑，轻微肥厚，瘙痒。胃纳可，二便调，眠差。舌淡，齿痕，苔黄腻，脉弦。

【既往史】慢性乙肝病史。

【中医诊断】湿疮（脾虚湿热证）。

【西医诊断】肛周湿疹。

【治法】清热利湿，兼以健脾。

【处方】
龙胆草10g	车前草15g	泽泻15g	太子参15g
茯苓20g	白术15g	薏苡仁30g	白鲜皮15g
徐长卿15g	柴胡15g	龙齿(先煎)30g	甘草5g

7剂，水煎内服，每日1剂。

二诊：2016年3月8日。服药7剂后病情明显好转，轻微瘙痒，专科检查：肛门周围皮肤无红斑，无肥厚，胃纳可，二便调，眠可，舌淡，齿痕，舌边尖红。头汗多。上方去龙胆草，加金银花15g、生地15g，14剂巩固治疗。

【按语】肛周湿疹发病部位特殊，局部潮湿，浸润皮肤，奇痒难忍，给患者带来很大痛苦。其诱发因素众多，有患痔疮、微生物感染等，也有因热水烫洗，或者外用药物不当而引起。其病因多为湿热下注，聚于肛周，或者内有湿热，感受外界邪气而成。前后二阴之病，是肝经循行的部位，发病部位与肝经有关，本患者舌苔黄腻，肛周皮肤红斑为肝经湿热的表现；舌淡，有齿痕，又有脾虚的表现。肝五行属木，脾属土，正常情况下的"木克土"是维持机体平衡的重要环节，本患者则由于木过于强盛，则克制脾土太过，造成土的不足，即"木乘土"。"见肝之病，知肝传脾，必先实脾"，治疗以四君子汤实脾，龙胆泻肝汤加减清利肝经湿热。方中龙胆草清利肝经湿热，车前草、泽泻引湿热从小便而出；太子参、茯苓、白术、薏苡仁、甘草健脾除湿，祛除湿邪之源；白鲜皮、徐长卿寒热并用以免药性过于苦寒，起到祛风除湿止痒之功，柴胡引经，龙齿安神。病情缓解后去苦寒之龙胆草，以免伤胃。此外，处方中选用了一味徐长卿，性味辛、温，归肝、胃经，既可以祛风除湿止痒，又可以疏达肝经，使湿热易除，切中病机，故疗效显著。

三、接触性皮炎

接触性皮炎是皮肤或黏膜接触外源性物质后，在接触部位以及接触部位以外的皮肤发生的炎症反应。根据发生原因可分为原发性刺激和变态反应两种。本病的特点是发病前有明显的接触史，接触部位皮肤红斑、肿胀、丘疹、水疱或者大疱，可伴有瘙痒或灼热感。有些患者皮损可泛发，成为系统性接触性皮炎。一般除去病因经治疗后可痊愈。

中医对于不同接触物引起的皮炎有不同的名称，如因接触漆引起者称"漆疮"，接触膏药引起者称"膏药风"，使用马桶引起的称"马桶癣"，接触化妆品后引起的称"粉花疮"等。

（一）临证思维

由于素体禀赋不耐，加之接触外界的某些物质后，湿、热、毒诸邪侵犯皮肤，邪热与气血相搏，郁而化热所致。先天禀赋不耐是发病的根本，如《诸病源候论》："漆有毒，人有禀性畏漆，但见漆便中其毒——亦有性自耐者，终日烧煮，竟不为害也。"

（二）治疗经验

临床急性发作，轻者仅出现局部的红斑，瘙痒，重者出现肿胀、水疱、大疱、糜烂、渗液，瘙痒或疼痛；陈教授常以清热祛湿、凉血解毒为法，常选用萆薢渗湿汤、犀角地黄汤等加减，发于上部者常加金银花、枇杷叶，质轻上浮，清解在上之热毒，加桑白皮利水消肿；发于躯干、胁肋部、外阴部者常加柴胡、龙胆草、马齿苋清解肝胆之湿热毒邪；发于下肢者常加土茯苓、牛膝、地丁清热利湿解毒。长久反复接触过敏物质者，局部皮肤增厚、粗糙、色素加深，呈慢性苔癣样变，瘙痒剧烈，舌暗红或淡红，苔薄白，脉弦，治以祛风润燥、化瘀止痒，常用防风、白蒺藜、乌蛇祛风止痒，鸡血藤、夜交藤、北沙参滋阴养血润燥；丹皮、丹参活血化瘀；徐长卿、白鲜皮祛风除湿止痒。

特别需要提出，本病必须积极寻找致敏原因，以避免再次接触，防止病情复发。

（三）验案举隅

关某某，女，45 岁。初诊时间：2015 年 2 月 3 日。

【主诉】面部两颊红斑伴肿胀感 6 天。

【现病史】患者自诉 6 天前使用新购买的护肤品后，面部皮肤开始出现潮红、瘙痒，继而出现红斑，自行服用氯雷他定后皮疹未见明显改善，遂前来就诊。

【四诊摘要】面部双颊红斑，轻度肿胀，边界清楚，瘙痒。胃纳可，眠可，二便调。舌淡暗，苔白腻，脉弦细。

【中医诊断】粉花疮（湿热毒蕴）。

【西医诊断】接触性皮炎。

【治则】清热凉血，利湿解毒。

【方药】
金银花 15g	连翘 15g	生地 15g	丹皮 15g
鱼腥草 15g	白鲜皮 15g	淡竹叶 15g	茵陈 15g
薏苡仁 30g	防风 15g	甘草 5g	

7 剂，水煎内服，每日 1 剂。

二诊：2015 年 2 月 10 日。皮疹基本消退，未见新起，无瘙痒，纳眠可，大便调，舌淡红，苔薄白，脉弦细。予上方去茵陈，续服 3 剂，巩固疗效。

【按语】患者因接触护肤品而致皮肤起红斑瘙痒，属中医"粉花疮"范畴。病因为皮肤禀赋不耐、皮毛腠理不密，毒邪内扰皮肤，郁而化热，久而成毒，与气血相搏，蕴结于皮肤局部则为红斑、肿胀。舌淡暗、苔白厚干为湿热毒邪灼伤津液之表现,故辨证为湿热毒蕴。方中选用金银花、连翘、鱼腥草、白鲜皮清热解毒,其中金银花、连翘质轻上浮,善治头面部之疾患,兼为引药;丹皮、生地清热凉血;防风、白鲜皮祛风止痒;淡竹叶、薏苡仁、茵陈清热利湿,湿去则气自通,甘草调和诸药,诸药合用,共奏清热凉血,利湿解毒之功。

四、激素依赖性皮炎

激素依赖性皮炎是伴随着糖皮质激素在临床外用而出现的一个常见的皮肤病,其病因病机在中医古籍中尚无相关记载,属中医"中药毒"范畴。

(一)临证思维

陈教授认为糖皮质激素类制剂滥用或误用日久,药毒之邪滞留肌肤郁而化热;"面部为诸阳之会",又"风为阳邪,易袭阳位",风邪侵袭面部易与药毒之邪相合为患,日久化热,浸淫血脉,故面部毛细血管扩张,出现红斑、丘疹、灼热、瘙痒,热毒较盛可出现脓疱;热毒之邪日久伤阴后可出现皮肤干燥脱屑,严重时出现皮肤萎缩,卫外不固,出现不耐寒热,或伴心烦易怒、失眠等症状;毒热之邪阻滞经络,气血凝滞,故出现色素沉着。陈教授认为其总的病因病机为风邪、药毒蕴阻面部肌肤,浸淫血脉所致。

(二)治疗经验

1. 分期论治

陈教授根据病程的长短及轻重程度分期论治,急性发病期,皮肤红斑、丘疹、毛细血管扩张、肿胀,伴灼热痒痛感,属风热毒蕴,以疏风清热、凉血解毒为法,采用桑菊饮、犀角地黄汤加减,常用桑叶、菊花、防风、芦根、白蒺藜、蝉衣疏风清热,水牛角、赤芍、生地、丹皮清热凉血解毒;陈教授常常强调,祛邪勿伤正,祛风的同时佐以五味子、牡蛎等收敛之品以免发散太过耗伤阳气,损及津液。面部脓疱者加蒲公英、金银花解毒清热,肿胀者加白茅根、桑白皮、薏苡仁清热利湿,加淡竹叶或芦根利尿,使湿热之邪从下焦而走。

慢性迁延期多为正虚毒恋期,若表现为皮损潮红,表皮菲薄,干燥或伴有绷紧感,伴心烦者,治以滋阴清热,佐以解毒,常以二至丸、青蒿鳖甲汤加减。若皮损暗红色,干燥脱屑,毛细血管扩张,瘙痒者,治以养血润燥,祛风止痒，用四物消风饮加减，色素沉着者加田七末冲服；眠差者加珍珠母、龙齿、合欢花养心安神。

2. 善用对药，配伍精当

陈教授治疗激素依赖性皮炎的处方常使用药对，若风热偏盛者常常选用桑叶配菊花，桑叶轻清发散，长于散风；菊花轻清，长于清热；二者协同为用，增强疏风清热之功。对于面部肿胀者采用桑叶配伍桑白皮，桑叶轻清疏散，清热祛风；桑白皮辛散苦降，利水消肿；桑白皮降气为主，桑叶以宣肺为要，二药伍用，一宣一降，祛风清热消肿甚妙。如阴虚内热证常常选用女贞子、旱莲草配伍，二者均入肝肾之经，相须为用，且常配伍青蒿增强滋阴清热之功，青蒿"入胃、肝、心、肾四经"（《本草新编》），具有滋阴、清热、凉血、散风止痒等多个功效，正切中本病病机，也是治疗本病的要药，但不宜久煎。热偏盛者，白茅根配芦根，白茅根味甘而不滋腻，性寒而不碍胃，利水而不伤阴，善清血分之热；芦根味甘亦不滋腻，生津而不恋邪，专清气分之热，且清中兼能透风热，二药配伍，一清一透，气血双清；此外，《重庆草药》记载"芦根治骨蒸潮热，虚热头痛，风火牙痛"，芦根可以清虚热，其与白茅根相伍虚实并清。

3. 善用虫类药物

虫类药物有"喜透达走窜，散邪外出"的特点，在辨证论治前提下，适当配伍虫类药物，常收奇效。在急性发作期，毛细血管显著扩张，颜面灼热，表现为热毒明显者，陈教授常用水牛角或羚羊角骨清热凉血解毒，其中羚羊角骨苦咸，可下气降火，解毒散血；风热甚伴有瘙痒者常使用蝉蜕，蝉蜕体气轻虚而性微凉，《本草求真》记载其专入肝，兼入皮肤，以其疏泄之性，可消风热于表；慢性迁延期阳热偏亢，阳不入阴而致失眠烦躁者，陈教授常用龙齿，龙齿味涩，性凉，入心、肝经，既能镇心安魂、镇静安神，又能除烦热。陈教授在辨证治疗过程中加入虫类药物往往药力倍增，收效显著。

4. 注重心理治疗，善用疏肝之品

陈教授强调，激素依赖性皮炎大多数患者病程较长，治疗经历复杂曲折，效果不显，病程中常易出现焦虑、抑郁等不良情绪，适当给予患者情绪安抚，使其了解该病，增强治疗信心，再予辨证施治，方能效果显著。陈教授针对病因病机选方用药时常加用舒肝之品，或兼有舒肝作用的药物，如桑叶祛风、清热、凉血，又有疏肝之功；白蒺藜性升而散，既可治疗风热面赤，又可以疏肝解郁；合欢花甘平，补阴之功最捷，既能安五脏，和心志，解郁结，又能活血消肿；且白蒺藜与合欢花二药配伍，一补一散，补泻兼施。

（三）验案举隅

病案一

患者某，女，31 岁。初诊日期：2013 年 5 月 28 日。

【主诉】面部红斑反复 2 年余。

【现病史】2 年前无明显诱因面部出现淡红斑，在外院诊断为"脂溢性皮炎"，内服外用药物后病情减轻，随后熬夜后病情反复，自行多次外用皮炎平、艾洛松、派瑞松等药膏治疗后病情减轻，停药后易于反复。

【四诊摘要】面部红斑肿胀，散在丘疹、脓疱，少许脱屑，面颊部毛细血管扩张，伴有瘙痒及灼热感，烦躁。胃纳可，二便调，眠欠佳。舌红，苔薄黄，脉弦。

【中医诊断】中药毒（风热毒蕴证）。

【西医诊断】激素依赖性皮炎。

【治则】疏风清热，凉血解毒。

【方药】

桑叶 10g	白鲜皮 15g	羚羊角骨 (先煎)15g	丹皮 15g
徐长卿 15g	蒲公英 15g	连翘 15g	鱼腥草 15g
桑白皮 15g	珍珠母 (先煎)30g	白术 15g	甘草 5g

7 剂，水煎内服，每日 1 剂。

嘱患者停用任何激素药膏，适当外用润肤保湿剂。

二诊：2013 年 6 月 4 日。上方治疗 1 周后面部脓疱消退，肿胀明显减轻，红斑颜色较前变淡，瘙痒烦躁减轻，舌红，苔薄白，脉弦，上方去羚羊角骨、桑白皮，加女贞子 15g、旱莲草 15g、山药 30g 继续治疗。

三诊：2013 年 6 月 11 日。患者病情明显好转，处方去蒲公英、鱼腥草、丹皮等清热解毒凉血之品，加青蒿、麦冬养阴清热之品，加减治疗 10 周，红斑、丘疹全部消退，瘙痒等不适感全部消失，面颊部留有少许毛细血管扩张。

【按语】患者就诊时面部红斑肿胀，且有散在脓疱，伴有灼热、瘙痒感觉，舌红苔薄黄，为风热蕴毒证，治以疏风清热，凉血解毒。方中桑叶、白鲜皮性寒，疏风清热；徐长卿性温，归肝经，不仅有祛风止痒之功，而且兼有疏肝的功效，亦可防止药物苦寒太过；蒲公英、连翘、鱼腥草清热解毒；桑白皮配伍桑叶一宣一降，祛风清热消肿；面部片状红斑，采用卫气营血辨证，当属热入营分，羚羊角骨、丹皮清热凉血，协同桑叶、连翘透热转气，对于红斑的减轻有很好的作用；珍珠母潜镇安神。纵观治疗过程，急性期清热凉血解毒，苦寒药物中病即止，随后加入二至丸、麦冬等药物养阴清热，加入山药配伍白术健脾固本。

病案二

刘某某，女，32岁。初诊日期：2011年7月19日。

【主诉】面部潮红伴瘙痒3个月。

【现病史】既往"脂溢性皮炎"病史，曾先后间断使用皮炎平、皮康霜、艾洛松等药膏外涂治疗3个月，外用后皮疹可好转，停药复发，面部皮肤对于气候变化敏感。

【四诊摘要】皮肤潮红，局部皮肤干燥，毛细血管轻微扩张，紧绷感，少许色素沉着。瘙痒，伴心烦、口干，午后尤甚。胃纳可，二便调，眠可。舌红有齿痕，少津，脉细。

【中医诊断】中药毒（阴虚内热证）。

【西医诊断】激素依赖性皮炎。

【治则】滋阴清热，疏风止痒。

【方药】
女贞子15g	旱莲草15g	山药20g	青蒿(后下)10g
生地15g	羚羊角骨(先煎)15g		芦根20g
防风15g	白蒺藜15g	桑叶10g	牡蛎(先煎)30g
白术15g	甘草5g		

7剂，水煎内服，每日1剂。

嘱患者停用激素药膏，上方加减治疗4周后皮疹颜色较明显变淡，瘙痒烦躁减轻，继续随症加减治疗2周皮疹消退，随后去羚羊角骨，加太子参等健脾益气养阴之品巩固疗效。

【按语】本患者病程慢性迁延日久，就诊时颜面潮红，伴心烦、口干，舌红少津，脉细，为正虚毒恋期，辨证为阴虚内热证，治以滋阴清热，祛风止痒。方中女贞子、旱莲草、青蒿、生地滋阴清热；羚羊角骨清热解毒凉血；防风、白蒺藜、桑叶祛风清热止痒，配伍牡蛎收敛固摄以免发散太过，且牡蛎有引热下行之功；芦根清热生津，除烦止渴；白蒺藜、桑叶兼有疏肝之功；白术配伍防风益卫御风固表，处方配伍精当，标本兼治。

五、慢性荨麻疹

荨麻疹，又称"风疹块"，是一种临床常见的皮肤黏膜过敏性疾病，是由各种因素致皮肤黏膜小血管扩张及渗透性增加而出现的一种局限性水肿反应，临床表现为大小不等、边界清楚的局限性水肿性风团，其特征为突然发生，发无定处，时隐时现，通常在 2~24 小时内消退，退后无痕迹，但反复发生新的皮疹，迁延数日至数月，且伴有瘙痒。严重者可伴有发热、腹痛、腹泻、气促等症状。一般皮损反复发作超过 6 周以上，同时每周发作至少 2 次者，可定义为慢性荨麻疹。西医认为本病病因复杂，由各种内源性或外源性的复杂因子引起，约 3/4 的患者不能找到原因。治疗以追寻病因和去除病因，同时针对荨麻疹发病机理予以抗过敏对症治疗为原则。属中医学的"瘾疹""鬼风疙瘩""风疹块"的范畴。

（一）临证思维

本病因先天禀赋不耐，风邪乘虚侵袭而致；或因平素体虚卫表不固，加之复感风热、风寒之邪，客于肌表，营卫失和而发病；或因饮食失节致胃肠积热，复感风邪，内不得疏泄，外不得透达，郁于皮毛肌腠之间而发病；此外，亦可因久病体虚，气血不足，血虚化燥生风，加之感受外界风邪而诱发。

陈教授在长期临床工作中体会到荨麻疹病因虽复杂，但探其本源，主要在于"虚"和"风"，以上两种内外因素所致机体"营卫失和"为荨麻疹的病机。诚如《金匮要略心典·水气病脉证并治》曰："风，天之气；气，人之气，是皆失其和者也。风气相搏，风强则气从风而侵淫机体，故为瘾疹。"《诸病源候论》进一步指出"夫人阳气外虚则多汗，汗出当风，风气搏于肌肉，与热气并，则生瘾疹"。因此，"正虚"是慢性荨麻疹反复发生的根本原因，具体体现在"肺脾气虚，卫表不固"，脾为"后天之本，气血生化之源"，又为"肺之母"，肺主皮毛，肺脾气虚，卫外不固，风邪夹杂寒、热、湿等邪气乘虚而入，稽留于肌肤腠理之间，游走于营卫脉络之中，导致营卫不和，发为本病，特别是岭南地带，气候湿热，湿热易与风邪结合，缠绵黏腻，风邪难去，这也是导致荨麻疹反复发作，缠绵不愈的原因之一。

（二）治疗经验

1. 标本兼治

慢性荨麻疹多为本虚标实之证，肺脾气虚为本，风邪为标，通过补虚扶正，祛除风邪的措施，从而恢复机体营卫之间的协调平衡，达到治疗疾病的目的。营卫二气均源于饮食中的水谷精微，诚如《素问·经脉别论篇》："饮入于胃，游溢精气，上输于脾，脾气散精，上输于肺，通调水道，下输膀胱。

水精四布，五经并行，合于四时五脏阴阳，揆度以为常也。"若肺脾功能虚弱，化生不足，则营卫生成不足，卫外功能失调，易于感受外界风邪，因此临床常选用玉屏风散合四君子汤补益脾肺，使藩篱坚固以治本，伴有自汗者常加浮小麦、五味子收敛止汗。临床风热者以防风、苏叶、柴胡、白鲜皮、白蒺藜、连翘、蝉蜕疏散风热；风寒者以防风、苏叶、柴胡、白蒺藜合麻黄桂枝各半汤疏风散寒，调和营卫；胃肠湿热者以绵茵陈、土茯苓、火炭母清热利湿；"治湿不利小便，非其治也"，故使用鱼腥草清热解毒，祛湿利尿，使湿热从小便而出，伴有胃胀不适呕酸者加海螵蛸制酸止痛，加苏梗理气和中；针对岭南湿热地带，风易夹湿，风湿相搏而发病的特点，常随症选用徐长卿、苦参、地肤子、白鲜皮等祛风湿止痒之品，使湿邪去，风邪易于疏散。祛邪的同时勿伤正，祛风的同时佐以乌梅、五味子、牡蛎等酸敛之品以免发散太过耗伤阳气，损及津液；日久不愈营血内虚者配伍生地、白芍养血滋阴和营，平息内风；眠差者加龙齿、酸枣仁养心安神。若有饮食诱发加重者，如鱼、虾、蟹、肉类等，加紫苏叶、徐长卿；植物性食物加重者，加白术、鸡内金等。

2. 结合年龄辨证治疗

中医治疗强调整体观念与辨证论治，三因治宜则是这一理论的具体体现，在临床上针对不同年龄的患者治疗应有所侧重。如小儿为"纯阳之体"，"心常有余"，荨麻疹患儿的病因除气虚感受风邪外，心火盛也是引起荨麻疹的一个重要原因，正如《素问病机气宜保命集·小儿斑疹论》曰："心乃君火，入于皮则作瘾疹。"《外科证治全书·发无定处证》亦认为瘾疹"红色小点，有颗粒隐行于皮肤之中而不出是也，属心火伤血，血不散，传于皮肤"。临床上常见患儿有舌淡，尖红，苔薄白，脉濡的表现，故治疗上除益气健脾、祛风止痒外，常用钩藤、连翘、竹叶、淡竹叶以清心火，临床疗效甚佳。对于老年患者，肾气渐衰，肾中阴阳不足，则全身阴阳亦亏，阳虚则卫外无力，风邪易侵；阴虚则肌肤失养，生风化燥，也易引发本病。正如《薛氏医案·赤白游风》所述："若肝肾虚热，用六味丸，则火自熄，风自定，痒自止。"在临床治疗老年患者或伴有脱发、腰膝酸软等有肾虚症状的荨麻疹患者，常以滋阴补肾，祛风止痒为法，用六味地黄丸加减以滋补肝肾，助卫气而涵肝木，以徐长卿、白蒺藜祛风止痒平肝，乌梅、五味子酸敛之品收敛固涩肺肾之气。

3. 结合时间辨证治疗

子午流注理论是我国古代医学理论中的一种学说，它基于"天人合一"

的整体观，认为人身气血是按一定的循行次序，如潮涨潮落，出现周期性的盛衰变化。随气血运行，皮肤的阴阳转化有着不同的动态生理表现。陈教授在临床过程中，发现一部分患者每日发病有一定的时间节律性，由此想到将子午流注理论引入慢性荨麻疹的治疗（如下述验案四）。如患者风团于每日上午 7~9 点（辰时）多发，辰时为足阳明胃经所主，胃腑气血正盛，可以辨证加入归胃经的药物，但归胃经药物较多，如炒黄连、黄芩清热燥湿，山楂、神曲消食除湿，陈皮、制半夏燥湿和胃，需要根据药物的四气、五味、升降沉浮属性灵活运用方能够提高治疗效果。

验案一

陈某，女性，41 岁。初诊日期：2003 年 12 月 5 日。

【主诉】风团反复发作伴瘙痒 10 余年。

【现病史】风团反复发作 10 余年，平素易感冒，几乎每月 2~3 次，外院诊断为慢性荨麻疹，曾服用抗组织胺类药物、皮质类固醇激素等治疗，停药后易反复，2 天前劳累后自觉烘热，既而全身散发风团，伴瘙痒。今日前来就诊要求中医治疗。

【四诊摘要】躯干及面部散在淡红色风团，少许抓痕，皮肤划痕征（＋），皮疹处瘙痒。自觉恶风，手足心汗多，纳差，二便调。舌淡红、苔薄白，脉弦细。

【既往史】过敏性鼻炎病史。

【中医诊断】瘾疹（肺卫不固）。

【西医诊断】慢性荨麻疹。

【治则】益气固表，祛风止痒。

【方药】玉屏风散加味。

黄芪 20g	白术 15g	防风 10g	山药 20g
僵蚕 10g	牡蛎(先煎)30g	白鲜皮 15g	苏叶 15g
生地 15g	甘草 6g		

7 剂，水煎内服，每日 1 剂。

【饮食调护】嘱患者忌海鲜、牛肉、芒果、菠萝、榴莲等食物。

二诊：2003 年 12 月 12 日。药 7 剂后风团发作明显减少，胃纳改善，汗出减少，但仍疲倦、恶风，将上方黄芪加量至 30g，加用太子参 20g 加强补中益气之功。

三诊：2002 年 12 月 19 日。服 7 剂，全身无新发风团。嘱患者每日服用中成药玉屏风散冲剂以巩固疗效。半年后复诊，患者诉一直间断服用玉屏风散冲剂，现精神改善，纳眠可，自汗减少，较少感冒，未有再发风团。

【按语】《诸病源候论》曰："邪气克于皮肤，复逢风寒相折，则起风瘙瘾疹。"《疡医准绳》云："夫风瘾疹者，由邪气客于皮肤，复遇风寒相搏，则为瘾疹，若赤疹者，由冷湿搏于肌中，风热结成赤疹，遇热则极，若冷则瘥也。白疹者，由于风气，搏于肌中，风冷结为白疹也，遇冷则极，或风中亦极，得晴明则瘥，著厚暖衣亦瘥也。"慢性荨麻疹病因有虚有实，实证分赤疹、白疹，赤疹以风热为主，治宜疏风清热，白疹以风寒为主，治宜疏风散寒。虚证为禀赋不耐，脾肺虚弱，肺主皮毛，主一身之表，肺气虚则卫表不固，易受外邪侵袭，风邪袭表，营卫不和，发于肌肤之间则见风团伴瘙痒。脾为后天之本，气血生化之源，脾虚则气血生化乏源，无以充养肺气，故此病反复，缠绵不愈。治疗上应培土生金，当健脾益气，固表祛风。

玉屏风散则出自《丹溪心法》，由黄芪、白术、防风三味药组成，常用于表虚自汗，易感风邪的病症，是中医用于扶正的经典名方之一。方中黄芪益气固表止汗为君药，白术补气健脾为臣，佐以防风走表而散风邪，合黄芪、白术以益气祛邪，且黄芪得防风，固表而不致留邪；防风得黄芪，祛邪而不伤正，有补中寓疏，散中寓补之意。本患者辨证属虚，脾肺两虚，风邪袭表，营卫不和，而致发病。处方以玉屏风散为基本方，以太子参、山药、生地健脾益气养血，僵蚕、乌梅、苏叶、白鲜皮祛风止痒，牡蛎潜镇止痒以获效。且患者自汗、易感、恶风、疲劳等一派表虚之证，表明气虚卫表不固是导致慢性荨麻疹长期反复发作的根本原因，因此长期服用玉屏风散以改善体质，可减少复发。

验案二

梁某某，女性，26 岁。初诊日期：2015 年 11 月 24 日。

【主诉】全身反复风团伴瘙痒半年余。

【现病史】半年前无明显诱因躯干四肢出现风团伴瘙痒，24 小时内皮疹可自行消退，自行口服抗过敏药物治疗，病情可以控制，但停药皮疹易于反复，随后求助于中医治疗，诊断为"瘾疹"，给予大剂量附子等温燥之品治疗，皮疹较前加重，患者不愿服用西医治疗，今日前来要求中医药治疗。

【四诊摘要】皮肤划痕症（＋）。平素出汗多，恶风。胃纳可，二便调，眠可。舌红，苔薄黄，脉弦。

【中医诊断】瘾疹（卫气不固，营卫不和）。

【西医诊断】慢性荨麻疹。

【治则】益气固表，调和营卫。

【方药】

黄芪 15g	防风 15g	白术 15g	炙麻黄 5g
桂枝 10g	白芍 15g	大枣 10g	柴胡 15g
紫苏叶 15g	鱼腥草 15g	浮小麦 30g	五味子 15g
煅牡蛎 30g	甘草 5g		

7 剂，水煎内服，每日 1 剂。

二诊：2015 年 12 月 1 日。末次月经时间：11 月 28 日，月经前皮疹曾加重，服药后第 4 天起，皮疹再未反复。上方加女贞子 15g、旱莲草 15g，7 剂，继续巩固疗效，随访 6 个月，未见复发。

【按语】荨麻疹多与禀赋不耐，风湿热邪入侵皮肤，郁于皮毛腠理，营卫失和有关。本患者病情反复半年，平素汗多，恶风，为卫气不固、营卫不和的表现，治以益气固表，调和营卫，治疗采用玉屏风散合麻桂各半汤加减，配以浮小麦、五味子、煅牡蛎收敛止汗，切中病机，故疗效较好。复诊时患者自述月经前皮疹加重，月经前期，肾阳增长，蕴热加重病情，在治疗过程中加入女贞子、旱莲草滋阴清热，如此调理，阴阳平和，腠理固密。

验案三

张某，男性，3 岁 6 个月。初诊日期：2009 年 8 月 18 日。

【主诉】全身反复风团伴瘙痒 8 个月余。

【现病史】8 个月前无明显诱因全身出现风团伴瘙痒，外院诊断为慢性荨麻疹，曾服用抗组胺类药物治疗后病情可好转，停药后病情反复。

【四诊摘要】躯干、四肢散在少许红色风团。纳差，眠可，二便调。舌淡，尖红，苔薄白，脉濡。

【中医诊断】瘾疹（脾虚火旺，卫表不固）。

【西医诊断】慢性荨麻疹。

【治则】健脾清心，祛风止痒。

【方药】

太子参 7g	白术 10g	茯苓 7g	连翘 7g
淡竹叶 7g	防风 7g	紫苏叶 5g	柴胡 7g
鱼腥草 7g	白鲜皮 7g	五味子 7g	甘草 3g

当代中医皮肤科临床家丛书（第三辑） 陈达灿

7剂，水煎内服，每日1剂。

二诊：2009年8月25日。7剂后无新发风团，胃纳改善，上方去柴胡，加太子参至10g，加强益气固表之功，继服7剂后随访两个月未复发。

【按语】本患者为小儿，荨麻疹反复发作，就诊时可见风团色红，伴胃纳差，舌尖红，证属脾气虚，心火旺，卫表不固，治以健脾清心，祛风止痒，方中白术、茯苓、太子参健脾益气固表，苏叶、防风、白鲜皮、柴胡祛风止痒，连翘、淡竹叶清心火，诸药合用共奏培土清心、祛风止痒之功，用治疗小儿慢性荨麻疹恰能针对病机，理法相符，故疗效甚佳。

验案四

兰某某，女性，30岁。初诊日期：2009年9月8日。

【主诉】全身风团反复出现伴瘙痒半年余。

【现病史】6个月前无明显诱因全身出现风团伴瘙痒，曾间断口服抗过敏药物可控制，停药反复。风团易于每日上午8时左右反复，平素嗜食辛辣厚味之品。

【四诊摘要】皮肤划痕症（+）。体倦身重，时有腹胀腹痛不适感，大便偏稀，小便调，眠可。舌红，苔微黄腻，脉数。

【中医诊断】瘾疹（胃肠湿热）。

【西医诊断】慢性荨麻疹。

【治则】和胃化浊，清热解毒，祛风止痒。

【方药】
白术15g	炒黄连10g	苏梗10g	鱼腥草15g
白鲜皮15g	防风15g	白蒺藜15g	徐长卿15g
柴胡15g	牡蛎30g	甘草5g	

7剂，水煎内服，每日1剂。

二诊：2009年9月17日。上方7剂后未见风团出现，胃部无不适感，大便调，上方去炒黄连，加太子参10g，加强益气固表之功，巩固疗效。

【按语】本患者辨证属于胃肠湿热型，方中白术、炒黄连、苏梗和胃化浊，鱼腥草、白鲜皮清热解毒利湿，鱼腥草兼有利尿之功，使湿热之邪从小便而出，早8时（辰时）为足阳明胃经所主，子午流注时间辨证与脏腑辨证相符合，与胃肠相关，故炒黄连加重清利胃肠湿热之功，黄连采用炒制品降低其寒性，减少对肌体阳气的克伐；防风、白蒺藜、柴胡、徐长卿祛风止痒；后期白术、太子参配伍益气健脾，标本兼治。

六、丘疹性荨麻疹

丘疹性荨麻疹，是儿童和青少年常见的过敏性皮肤病，也可见于成人或老年人。大多数发病主要由蚊子、臭虫、蚤、虱、螨、蠓等叮咬后引起的过敏反应。临床上以散在风团样丘疹、顶端有小水疱、瘙痒剧烈为主要临床特征。

本病多发生于春、夏等温暖季节，好发于腰、臀部和四肢伸侧，皮疹常成批发生，数目不定，散在或群集分布，较少融合。红斑和水疱常于短期内消退，留有坚实丘疹，瘙痒剧烈，1～2周后皮疹逐渐消退，遗留暂时性色素沉着。目前西医治疗本病常采用口服抗组胺药物止痒，糖皮质激素局部外用抗炎。本病相当于中医学所称的"水疥"。

（一）临证思维

水疥出自《诸病源候论》卷三十五："水疥者，如小瘭浆，摘破有水出，此一种小轻。"又曰："土风疮，状如风疹，而头破乍发乍瘥，此由肌腠虚疏，风尘入于皮肤故也，俗呼之为土风疮也。"本病多由于先天禀赋不耐，或者素体湿热内蕴，加之饮食失调，昆虫叮咬，风湿热毒诸邪聚结于皮肤所致。

（二）治疗经验

治疗本病，急性期多根据风、湿、热、毒的特点进行详细辨证，临床表现常见皮疹鲜红，风团样丘疹，顶端伴有水疱，剧烈瘙痒，大便烂，舌红苔黄脉数，治疗常以利湿解毒、祛风止痒为主，方选用银花生地解毒汤进行加减治疗，常用药物：金银花、生地、土茯苓、鱼腥草、薏苡仁、紫苏叶、蝉衣、防风。日久者可见皮疹颜色淡红或者暗红，伴有抓痕或色素沉着，反复发作，常伴有乏力、疲倦、困重感，胃纳差，大便烂，舌淡苔白脉缓，多为脾虚湿蕴证，治以健脾化湿，祛风止痒，常用参苓白术散加减治疗。瘙痒剧烈者加紫苏叶、防风、徐长卿、白鲜皮、蝉蜕；舌尖红、小便赤加灯心草、生地；舌苔腻、大便溏加布渣叶、茵陈、苍术。

本病发于小儿者，因小儿具有"脾常不足"的生理特点，常伴有纳呆、腹部不适、大便稀、舌淡、苔白等脾虚湿蕴的表现，陈教授常强调"脾健贵在运不在补"，处方中常常加用健脾祛湿、消积导滞的药物，常用白术、苍术、陈皮行气燥湿，助脾运化；茯苓、薏苡仁健脾渗湿；加用鸡内金、独脚金、麦芽等消积导滞。

此病发病与蚊子、臭虫、蚤、虱、螨、蠓等叮咬后引起的过敏反应有关，因此除药物治疗外，也要十分重视本病的预防和调护，需提醒此类患者家中要少养猫、狗之类的宠物，若有要经常给予洗澡和清洁；经常晾晒被褥、衣物，积久未用的被褥、衣服应用开水烫煮15～20分钟后于太阳底下曝晒，以驱除螨虫；另外，鱼虾、海鲜、牛肉等中医所说的"发物"和一些较为湿热的食物在发病期间应尽量避免。

（三）验案举隅

王某，女，38岁。初诊日期：2016年5月10日。

【主诉】四肢反复出现红色风团样丘疹伴瘙痒半年。

【现病史】半年前先于双上肢伸侧出现散在风团样丘疹，瘙痒明显，继之泛发于四肢，遂至当地医院就诊，诊断为"丘疹性荨麻疹"，予抗组胺药口服及糖皮质激素药膏外涂后皮疹逐渐消退，但此起彼伏，未能好转。现为求进一步治疗，就诊于我院。

【四诊摘要】四肢散在风团样淡红色丘疹，呈梭形，局部伴抓痕、色素沉着斑。瘙痒明显。纳眠欠佳，大便不畅，质偏烂，小便调。舌质淡，舌尖红，舌苔黄稍腻，脉沉滑。

【中医诊断】水疥（脾虚湿困）。

【西医诊断】丘疹性荨麻疹。

【治则】健脾化湿，祛风止痒。

【方药】参苓白术散加减。

太子参15g	茯苓20g	白术20g	苍术10g
炒薏苡仁20g	白鲜皮15g	蝉蜕10g	紫苏叶15g
防风15g	生地黄15g	龙齿(先煎)30g	炒黄连10g
甘草5g			

7剂，水煎内服，每日1剂。

【其他治疗】消炎止痒霜（本院自制）外涂患处。

二诊：2016年6月14日。服药及外涂药膏后，皮损明显减少，四肢散在暗红色丘疹，偶有瘙痒，纳眠较前改善，大便偏干，舌淡暗，苔白腻，脉弦细。此时湿热渐去，以健脾祛风止痒为主，予前方去苍术、炒黄连，加麦冬10g，14剂。

三诊：2016年6月28日。服药后四肢风团样丘疹全部消退，散在色素沉着斑，无瘙痒。纳眠可，大便偏干，小便调。舌淡暗，苔薄白，脉弦滑。上方生地黄加量至30g，加茜根15g，共7剂，巩固治疗。

【按语】丘疹性荨麻疹主要是由于先天禀赋不耐，加之风湿邪毒、昆虫叮咬，虫毒湿热诸邪郁结于肌肤所致。患者病程半年余，病情缠绵难愈，与脾虚蕴湿的体质相关；风团样丘疹、色暗红，为风湿郁热于肌肤；大便不畅、质偏烂，为脾虚有湿的表现；结合舌脉象，可辨证为脾虚湿困。方中太子参益气健脾，白术、炒薏苡仁、苍术、白鲜皮、茯苓健脾燥湿，防风、蝉蜕、紫苏叶祛风止痒，甘草调和诸药。此方之妙在于加了生地黄、龙齿和炒黄连，患者舌质淡，舌尖红，苔黄稍腻，此为脾虚土不伏火、心火偏亢之象，故加生地黄、炒黄连清心火，同时以防燥湿之药过燥化热伤阴；加龙齿沉降偏亢之心火，对患者眠不佳，又有安神之功。诸药合用共奏健脾化湿、祛风止痒之功。二诊时患者大便偏干，舌苔黄腻转为苔白偏腻，故去苍术、炒黄连以防过燥伤阴化热，加麦冬以养阴。药后皮损基本消退，遗留色素沉着斑，加茜根以凉血祛瘀，促进色素消退。

七、痤疮

痤疮是一种发于毛囊、皮脂腺的慢性炎症性皮肤病。一般多见于青壮年，好发于颜面部，临床上以粉刺、丘疹、脓疱、结节、囊肿为特征，易反复发作，影响患者美观。其发病主要与雄激素、皮脂分泌增多、痤疮丙酸杆菌增殖、毛囊皮脂腺导管的角化异常及遗传等因素有关。由于本病所生丘疹如刺，可挤出白色碎米样粉汁，故中医谓之"粉刺""肺风粉刺"。

（一）临证思维

中医传统认为本病大多是由肺胃血热上熏头面所致，如《外科正宗》曰："肺风、粉刺、酒渣鼻三名同种，粉刺属肺、酒渣鼻属脾，总皆血热郁滞不散所致。"《医宗金鉴》曰："此证由肺经血热而成。"目前治疗痤疮主要运用清肺热、泻胃火、凉血解毒法。陈教授继承了褟老学术经验，认为肾阴不足，天癸相火过旺是痤疮的核心病机，一方面肾阴不足，虚火上灼肺，可致肺阴不足，肺与大肠相为表里，饮食不节，过食膏粱厚味，大肠积热，上蒸于肺胃而致肺胃血热，面生丘疹、脓疱；其次肾阴不足，肺胃蕴热，日久炼液为痰，阴虚血行不畅为瘀，痰瘀互结而出现结节、囊肿；另一方面，肾阴不足，水不涵木，可致肝阴不足，肝失疏泄，气机不畅，冲任失调，血海不能按时充盈，可致月经紊乱，或月经前阴血下聚于胞宫，阳热虚火浮越于上，而致月经前痤疮加重。

（二）治疗经验

肾阴不足、肺胃热盛为临床常见证型，治以滋阴清热、清肺凉血，常以二至丸滋阴清热，生地、丹皮、丹参、清热凉血；鱼腥草、蒲公英、连翘、桑叶清解肺胃之热；桑叶兼可引药上行；丹参、莪术活血祛瘀散结；皂角刺、紫花地丁解毒、软坚、透脓。陈教授在使用二至丸过程中常常配伍补脾暖胃之品，特别是胃有寒或者年老者，常配伍山药使用，山药味甘，性温（平），功能补脾胃、益肾气，临床常常使用30g以固护脾胃。若脾胃虚弱明显，常以参苓白术散加减以固其本。临床亦常见痰热瘀结者，其皮疹多以囊肿、结节为主要表现，并伴有瘢痕形成，舌淡暗，苔白腻，脉弦滑或弦细者，此型在聚合性痤疮患者中多见，治疗则以化痰软坚、活血散结、清热解毒为法，常以二陈汤、仙方活命饮加减，方药如法半夏、陈皮、茯苓、莱菔子、夏枯草、浙贝母、白芷、莪术等化痰活血散结。

1. 重视火针疗法及穴位注射

粉刺的清除对病情的改善有重要作用，陈教授常配合火针进行治疗。火针可直接作用于毛囊，毛囊口张开，使其内部的皮脂炎性物质排出，促进炎症的消退，特别是对于囊肿型痤疮，可使囊壁开张，起到穿刺引流、祛腐生新、祛瘀消肿的作用。

丹参穴位注射双侧足三里穴也是治疗痤疮常用的方法，足三里穴是足阳明胃经合穴，可清泻胃热，健脾益气，扶正祛邪。丹参具有祛瘀止痛、凉血消痈的功用，现代药理研究发现其有效成分丹参酮可以有效抑制痤疮丙酸杆菌；此外，丹参酮是一种较缓和的雌激素样物质，有抗雄激素的作用。采用穴位注射的方法可同时发挥穴位和药物的疗效，从而获得良好的临床疗效。

痤疮易反复发作，与患者内分泌失调相关，精神紧张、压力过大、饮食不节、过食肥甘厚腻甜食、长期熬夜等均导致内分泌紊乱。在治疗的同时，应当十分注意精神情绪、饮食生活的调理，避免熬夜，戒辛辣、刺激、油腻、甜食，放松精神，适当运动，保持大便通畅，避免过度挤压粉刺及乱用外用药。面部油腻明显者，应当注意清洁，保持面部干净清洁。

（三）验案举隅

验案一

李某，男，19 岁。就诊日期：2015 年 6 月 16 日。

【主诉】颜面部起丘疹、结节、粉刺 3 年余。

【现病史】3 年前患者无明显诱因先于面部开始散在出现丘疹、粉刺，时觉疼痛，并可挤出豆腐渣样分泌物，曾于外院诊断为"痤疮"，予盐酸米诺环素、维 A 酸类药物治疗，皮疹可减轻，但容易反复；亦服用过清热泻火、凉血解毒之中药，疗效不显。

【四诊摘要】颜面部皮肤油腻，可见较多丘疹、结节、囊肿、粉刺、色素沉着斑。口干，胸闷，纳呆。舌红，苔黄腻，脉弦滑。

【中医诊断】肺风粉刺（阴虚内热，瘀热交阻）。

【西医诊断】聚合性痤疮。

【治则】滋阴降火，解毒活血。

【方药】二至丸加减。

女贞子 15g	旱莲草 15g	怀山药 30g	黄柏 10g
白花蛇舌草 30g	侧柏叶 15g	生地黄 20g	紫草 15g
鱼腥草 20g	皂角刺 10g	野菊花 15g	紫花地丁 15g
甘草 5g			

7 剂，水煎内服，每日 1 剂。

二诊：2015 年 6 月 23 日。服前方后面部及胸背部皮肤油性分泌物减少，皮损部分消退，无胸闷，口干不甚，纳眠可，二便调，舌红，苔黄微腻，脉弦滑。此相火得降，热象渐清，仍有留瘀，当减去苦寒攻伐，加强滋阴、活血化瘀之力。故去皂角刺、紫花地丁、野菊花，加玄参、丹参各 20g。

三诊：2015 年 6 月 30 日。服前方后面部油脂较前明显减轻，皮损大部分消退，囊肿已基本变平，无口干及胸闷，纳眠可，二便调。舌淡红，苔白腻，脉滑。此相火敛降，瘀热得清之征。予前方 7 剂以巩固善后。

【按语】中医传统认为该病是由肺胃血热上熏头面所致，如《外科正宗》曰："粉刺属肺，皆由血热郁滞所致。"《医宗金鉴》曰："此证由肺经血热而成。"目前治疗痤疮主要运用清肺热、泻胃火、凉血解毒等法。痤疮患者除了有肺胃血热的表现外，而且也不乏肾阴不足、冲任失调或相火妄动者，故提出肾阴不足、冲任失调、相火妄动、熏蒸头面的痤疮发病机理，对临床施治

106

确有指导意义。本例在辨证中把握相火妄动和瘀热交阻的病理关健，确立滋阴降火，解毒活血的治疗大法，以女贞子、旱莲草、生地，滋阴、补肾、凉血；配以黄柏滋阴降火，使肾阴得滋，相火得降；白花蛇舌草、鱼腥草、野菊花、紫草、侧柏叶，凉血、活血、解毒；皂角刺、紫花地丁，解毒、软坚、透脓。诸药合用，滋阴降火，以治其本，解毒活血，以治其标；前期以降火解毒为主，后期加强活血化瘀，共奏滋肾阴降相火、凉血解毒祛脂之功，从而达到标本兼治的目的。

验案二

关某，男，25岁。初诊日期：2004年5月24日。

【主诉】面部反复起红色丘疹、脓疱10年，加重3个月。

【现病史】10年前面部起红色丘疹、脓疱，近3个月加重，伴有轻微疼痛，于外院采用中西医结合治疗，病情改善不明显，前来就诊。

【四诊摘要】面部皮肤油腻，密集暗红色丘疹，无脓疱。口干口苦，二便可，舌红，苔黄腻，脉滑数。

【中医诊断】肺风粉刺（肺胃热盛、肝肾阴虚）。

【西医诊断】痤疮。

【治则】清肺胃泄热，养阴清热。

【方药】鱼腥草20g　　连翘15g　　　槐花15g　　蒲公英30g

　　　　赤芍15g　　　生地15g　　　丹参30g　　玄参15g

　　　　桑叶10g　　　杷叶10g　　　甘草6g

7剂，水煎内服，每日1剂。

【其他治疗】皮损外用三黄洗剂，每日2～3次。

【饮食调护】嘱患者饮食清淡，忌食酒类、辛辣燥热之品，按时作息，避免熬夜、精神紧张。

二诊：2004年5月31日。皮损部分开始消退，油性分泌物减少，舌脉同前，上方加丹皮15g，菊花15g。14剂。

三诊：2004年6月14日。面部无明显油性分泌物，皮损大部分消退，舌微红苔薄黄，脉滑。上方去槐花，继服7剂。

四诊：2004年6月21日。面部散在暗红色丘疹，无新出皮疹，舌淡红苔薄黄，脉滑。上方加女贞子、旱莲草各20g，继以消痤灵口服液口服调理。

【按语】本例早期以清肺胃泄热为主，用药注意避免苦寒伤阴，配合引经药引药上行头面以取效。故方以鱼腥草、连翘、槐花、丹皮、赤芍、生地清热凉血；蒲公英清热解毒祛湿；桑叶、杷叶、菊花疏风清肺胃之热，同时引药上达头面；久病多瘀，以丹参活血祛瘀。后期以补肝肾养阴清热为主，重在治本，以二至丸补肾养阴清热，巩固疗效。

验案三

龚某某，男，35岁。初诊日期：2015年9月1日。

【主诉】面颊部丘疹、结节、粉刺反复2年余。

【现病史】2年前颜面部出现粉刺、丘疹，未重视。因工作原因，平素常常熬夜，随后皮疹增多，在外院间断治疗，病情时好时差。

【四诊摘要】面颊部散在丘疹、结节，少许囊肿，偶见白头粉刺。胃纳可，二便调，眠可。舌红，边有齿痕，苔白，脉弦。

【中医诊断】肺风粉刺（阴虚内热，痰瘀互结）。

【西医诊断】痤疮。

【治法】滋阴清热解毒，化痰活血散结。

【方药】

女贞子15g	旱莲草15g	山药30g	蒲公英15g
桑叶10g	丹参20g	白术15g	茯苓20g
赤芍15g	浙贝母15g	玄参15g	珍珠母30g
甘草5g			

7剂，水煎内服，每日1剂。

二诊：2015年9月8日。部分丘疹结节较前变小，上方加皂角刺10g。7剂。

三诊：2015年9月29日。面部结节、囊肿明显缩小，高出皮面少许，舌红，上方去皂角刺，加生地15g加强清热凉血之功，继续巩固治疗。

【按语】该患者病程较长，常常熬夜，致肝阴不足，肝肾同源，日久导致肝肾阴虚。方中二至丸滋阴清热。面部结节、囊肿为痰瘀互结的表现，以玄参、浙贝清热解毒散结，其中浙贝、玄参的配伍使用来源于《医学心悟》卷四之消瘰丸，处方由玄参、浙贝母、牡蛎组成，清热滋阴，化痰散结，治肝肾阴亏所致的瘰疬，对于阴虚内热、痰瘀所致的囊肿结节者可配伍活血化瘀之品加减使用。加用丹参、赤芍活血化瘀散结。白头粉刺为痰湿的表现，齿痕舌、白苔提示脾虚有湿，茯苓、白术、山药健脾除湿，杜绝生痰之源，也可防止苦寒之品久用伤正。此外，皂角刺，性温，具有消肿排脓，祛风杀虫之功。《本草纲目》记载："皂荚刺治风杀虫，功与荚同，但其锐利直达病所为异耳。"黄元御："皂荚辛烈，开冲通关透窍，搜罗痰涎，洗荡瘀浊，化其黏联胶热之性，失其根据攀附之援，脏腑莫容，自然外去。"可见皂角刺为辛烈之品，化痰透窍之功较强，临床中病即止。

八、脂溢性皮炎

脂溢性皮炎是发生在皮脂溢出基础上的一种慢性炎症，以鲜红色或黄红色斑片，表面覆有油腻性鳞屑或痂皮为临床特征。一般好发于皮脂腺较多的部位，以头、面、胸及背部多见。西医认为本病病因不明，可能与免疫、遗传、内分泌、神经和环境因素等有关。近年来研究认为脂溢性皮炎的发生与马拉色菌的定植与感染有关。本病属中医学的"白屑风""面油风"范畴。

（一）临证思维

中医认为本病主要是由于过食油腻、辛辣刺激性之物，脾胃运化失常，致水湿内停，郁而化热，湿热淤积肌肤；或平素血燥之体，外感风热之邪，风热燥邪蕴阻肌肤，肌肤失养而致；风为阳邪，久郁不散，导致阴血暗伤，血虚阴伤，肌肤失养。

（二）治疗经验

陈教授认为，岭南地区临床多见阴虚火旺之证，肾阴不足、相火妄动、风热血热是基本病机。治宜补益肝肾之阴治其本，疏风清热治其标，标本兼顾，往往取效。从西医学的理论来分析，补肝肾之阴可调节机体内分泌，从而减少油脂的分泌。临床上常以二至丸加减为基本方，女贞子、旱莲草滋补肝肾，固本减脂；加沙参、生地以滋补肝肾之阴；加银花、白蒺藜、荆芥、防风等凉血清热疏风止痒。头油多酌加茵陈、布渣叶等清热祛湿；皮肤干燥者加知母、麦冬；瘙痒明显者，加白鲜皮、防风疏风清热止痒；兼有血瘀者加侧柏叶、丹参等；失眠多梦者加五味子、酸枣仁等。

临床运用中，陈教授常根据病情轻重，采用内外合治的方法以缩短病程，以油脂分泌为主者，可予四黄消炎洗剂或痤灵酊（院内制剂），外擦皮损，每日 1~2 次。

此外，发病与情绪、月经关系明显者，可配合穴位注射疗法，取足三里穴，用复方丹参注射液 2~4ml 穴位注射，3 日 1 次，10 次为 1 个疗程。

（三）验案举隅

验案一

李某，女，29 岁。初诊日期：2004 年 9 月 14 日。

【主诉】面部红斑反复发作 2 年。

【现病史】患者 2 年前面部出现红斑，随后增多，在外院多次治疗，诊断为脂溢性皮炎，内服外用药物治疗效果不佳（具体用药不详），遇风或天气变化时加重。平素月经量少，色红。

【四诊摘要】面部暗红斑，少量脱屑。胃纳可，手足心热，口干，睡眠欠佳，大便干，舌红苔薄白脉细。

【中医诊断】面游风（阴虚内热）。

【西医诊断】脂溢性皮炎。

【治则】滋阴清热。

【方药】

旱莲草 15g	女贞子 15g	山药 15g	丹皮 15g
鱼腥草 15g	桑叶 10g	枇杷叶 10g	生石膏 20g
连翘 15g	玉竹 15g	生地 15g	淡竹叶 15g
甘草 5g			

7 剂，水煎内服，每日 1 剂。

二诊：2004 年 9 月 21 日。服用 7 剂中药后，面部红斑稍变淡，瘙痒减轻，睡眠一般，多梦，大便可，舌脉同前。上方去石膏，加用丹参 30g，珍珠母 30g，以凉血、安神。

三诊：2004 年 9 月 28 日。面部红斑较前明显消退，皮损干燥，少许脱屑，无瘙痒，上方加用石斛 12g，麦冬 15g，增强养阴润燥之功。患者服用中药 8 周后症状明显好转而停药，嘱注意清淡饮食，保证充足睡眠和大便通畅，随访半年未见复发。

【按语】本病例中以滋阴清热为治法，方以二至丸滋肝肾之阴，连翘、鱼腥草清热解毒，石膏清胃火，淡竹叶、灯心草、枇杷叶疏头面风热，生地、丹皮清热凉血，牡蛎潜镇安神止痒。病程后期面部炎症减轻后皮损干燥、脱屑，辨证为阴虚内燥，加用生地、沙参、玉竹、石斛、麦冬等养肺阴润燥以取效。

桑叶为治疗本病的一要药，味甘寒，归肺、肝经，有疏散风热，养阴清肺润燥、平肝明目之功。《本草经疏》云："桑叶，甘所以养阴，寒所以凉血，甘寒相合，故下气而益阴。"此外，桑椹为桑树之果实，味甘酸寒，入肝肾二经，为滋补肝肾、养阴息风之要药。故脂溢性皮炎早期可用桑叶疏风宣肺疏肝、清虚热、引药上行，后期可用桑椹补血、滋肝肾之阴。现代药理表明桑叶有淡化色斑的作用，可用于炎症后色素沉着、黄褐斑等证。

验案二

黄某，女，30岁。初诊日期：2015年4月7日。

【主诉】面部红斑、油腻性鳞屑伴瘙痒1年余。

【现病史】患者近1年来，面部反复出现红斑、鳞屑伴瘙痒，面油较多，外院以抗过敏药物内服，面膜外用，效果不佳，今日前来就诊。

【四诊摘要】面部暗红斑，边界欠清，上覆少许油腻性鳞屑。纳眠可，大便烂，小便调。时有腰酸不适，舌淡，边有齿印，苔薄黄，脉沉细。

【中医诊断】面游风（阴虚内热，脾虚湿蕴）。

【西医诊断】脂溢性皮炎。

【治则】滋阴清热，健脾利湿。

【方药】二至丸合四君子汤加味。

女贞子15g	旱莲草15g	太子参20g	茯苓20g
白术15g	炒薏苡仁20g	芡实(后下)15g	砂仁5g
布渣叶15g	白芍15g	丹皮15g	杷叶10g

7剂，水煎内服，每日1剂。

二诊：2015年4月14日。服药7剂，患者面部红斑较前明显色淡，瘙痒减轻，此次就诊诉腰酸不适较前有所减轻，纳眠可，大便实，小便调，舌淡，边有齿印，舌尖红，苔薄白，脉沉细。患者时有心烦，舌尖偏红，故去布渣叶、炒薏仁，加莲子（带芯）、淡竹叶以清心火。

患者服用中药1个月后，症状明显改善，面部红斑已基本消退，无瘙痒、脱屑。

【按语】本患者面部红斑、鳞屑，兼有大便烂、舌淡边有齿印，苔薄黄，为阴虚兼有脾虚湿蕴化热的表现，以二至丸合四君子汤为基本方，佐以布渣叶清热利湿，丹皮清热凉血活血，"诸痛痒疮，皆属于心"，故用莲子（带芯）、淡竹叶清心健脾；杷叶疏头面风热，兼引药上行。诸药配伍共奏滋阴清热、健脾利湿之功。

九、斑秃

斑秃为一种局限性的斑片状脱发，骤然发生，经过徐缓，有复发倾向。

常表现为斑片状头发脱落，病变处头皮正常、无炎症、无自觉症状，小部分可发展为头发完全脱落（全秃），或全秃兼有体毛脱落（普秃）。本病可发生于任何年龄，两性均可受累，尤其好发于儿童及青少年。斑秃的病因病机至今尚未明了，大量研究提示与遗传、情绪应激、内分泌失调、自身免疫等因素有关。本病中医称之为"油风""鬼剃头"。

（一）临证思维

陈教授认为肝肾不足是本病发病的中心环节。根据中医学理论肾主骨，藏精，其华在发，肝藏血，发为血之余。肝肾互为子母，精血互生。当肝肾得养，精足血旺，毛发则生长旺盛；反之，如果肝不藏血，肾精耗伤，则毛发失其滋养，故发枯脱落。

（二）治疗经验

1. 补益肝肾

陈教授认为肝肾不足型斑秃的特点是病程日久，平素头发枯黄或灰白，发病时头发呈大片均匀脱落，甚或全身毛发尽脱，或有脱发家族史。常伴腰膝酸软、头昏、耳鸣、目眩、遗精滑泄、失眠多梦、畏寒肢冷、舌淡苔薄或苔剥、脉细或沉细，肝肾不足者，易导致阴虚内热，故临床上多有烦躁，失眠多梦，口干，舌红，舌尖有针帽大小红点。补益肝肾的方剂陈达灿教授首选二至丸。《本草备要》中谓女贞子能"补肝肾、安五脏、强腰膝、明耳目、乌须发"；《本草纲目》云旱莲草能"乌髭发、益肾阴"。女贞子冬至日采，旱连草夏至日采，取冬至一阳生，夏至一阴生之义，既补肝肾之阴又凉血清热，滋而不腻，补而不燥，是治疗斑秃的良方。在临床上针对此型斑秃病人，在二至丸基础上选用枸杞子、菟丝子、山茱萸、当归、桑寄生、茯苓、制何首乌等；偏阳虚者加鹿角胶、巴戟天、仙灵脾以补肾壮阳；偏阴虚者加桑椹、龟板胶、熟地、麦冬、丹皮以补肝肾阴；失眠多梦者加五味子、合欢皮、酸枣仁等以宁心安神除烦。

2. 补益气血

陈教授认为，"巅顶惟风可及"，肺主皮毛，肺卫不固，卫气不足，风邪易入，头皮气血运行不畅，故毛发失却濡养而迅速脱落。气为血之帅，血为气之母；血虚则气亦虚，气虚则血更虚。这也是斑秃患者出现血虚证候的同时兼见气虚证候的原因。故陈达灿教授在治疗这一型斑秃，除了采用补血之法外，还配合补气。补血为头发的生长提供物质基础，补气则为头发的生出提供推动力，补精血与补气相配合，才能相得益彰。

气血不足型斑秃特点是病后、产后或久病脱发，脱发往往是渐进性加重，范围由小而大，数目由少而多，头皮光亮松软，在脱发区还能见到散在性参差不齐的残存头发，但轻轻触摸就会脱落，伴唇白、心悸、神疲乏力、气短懒言、头晕眼花、嗜睡或失眠。舌质淡红，苔薄白，脉细弱。中药常选用党参、黄芪、白术、茯苓、制何首乌、当归、熟地黄、白芍、松针、甘草。心悸、夜难入眠加五味子、百合、柏子仁以养心安神；血虚有热者加公英、赤芍、生地黄以清热凉血。

在补气的方剂中，陈达灿教授尤喜用玉屏风散。玉屏风散出自《丹溪心法》，主用于气虚、卫表不固、自汗不止、容易外感之证。黄芪固表而外有所卫，白术固里而内有所据，防风遍行周身既祛已有之风邪，又防再来之风邪，表里皆固，风邪不得入侵如屏风之围护。肺气虚则宣发无权，又肺"外合皮毛"，外邪易乘虚入侵，故毛发脱落。脾气虚则升清无力，不能化生水谷精微去濡养头发。玉屏风散可补气调卫。方中黄芪甘温，乃补气固表之圣药，补卫气固肌表；辅以防风疏风祛邪，黄芪得防风之助其功愈速；脾主肌肉，以白术健脾益气温分肉，与防风相合，走表祛邪。临床上陈达灿教授在玉屏风散的基础上常加党参、茯苓、炙甘草以补脾气；加首乌、枸杞子、当归、熟地、白芍、黄精、大枣以益精血，以达气血双补，头发得以生长。

3. 遣方用药兼顾脾胃

陈达灿教授还强调脾胃为后天之本的重要性。脾胃在疾病发生发展及预后起举足轻重的作用。他认为斑秃属肝肾不足者，以补益肝肾为主，但补肝肾药物多滋腻，久服易碍脾生湿，影响诸药通过脾胃吸收、运化，从而影响药效。故使用滋腻药物不宜太大量，且多加用山药、云苓、白术等以助脾胃运化功能，使补而不腻。陈教授认为斑秃患者精血本来亏虚不足，若再耗其精血，势必虚上加虚。故补血不宜太温热，补气不宜太温燥。遇到偏燥热的患者，陈教授常以太子参易党参，五爪龙易黄芪，生地易熟地。

4. 用药经验

近年来对中医治疗脱发处方的统计与筛选，发现在治疗斑秃的内服方中，按药物出现频率次数依次为：当归、何首乌、熟地、川芎、枸杞子、黄芪、菟丝子、女贞子等，上述药物均为补肾填精、养血生发之品。其次，从《普济方》中25个乌须黑发方82味药物分析来看，历代医家治须发变黑，发须脱落均从补肾方药入手，方中选用概率较高的药物有：生熟地、枸杞子、菟丝子、怀牛膝、补骨脂、覆盆子、黄精、山萸肉等。再次，现代药理研究证实蒲公英、薄盖灵芝、地龙、桑寄生、茯苓、首乌、北芪、崩大碗等中药具有生发及促进毛发生长的功效，陈教授在应用时亦有独特的体会。

（1）蒲公英

陈教授在治疗斑秃选药中尤有特色的是蒲公英一味，蒲公英味甘苦，性寒，能化热毒，善疗疔疮，消痈散肿。《本草纲目》谓蒲公英有"乌须发，壮筋骨"之功，陈教授多年临床经验所得，以大剂量蒲公英（30g）治疗脱发效果颇佳，非取其清热解毒之功，而以其平补肾、乌发生发。现代药理研究发现蒲公英所含的肌醇，有促进毛发生长，并减少油脂分泌之效，为其乌发生发的功效提供了一定的理论依据。平时在食疗中，陈教授也指导病人加入蒲公英、黑豆。做法是把蒲公英、黑豆混合，再加水煮熟，然后去掉蒲公英渣，再加冰糖收干，每天食用适量。

（2）薄盖灵芝

陈教授在治疗斑秃的方药中常加薄盖灵芝以加强疗效，其可补五脏虚损，调和气血，提高人体免疫力，并有解毒作用。薄盖灵芝的粗蛋白、粗脂肪、粗纤维、总糖、还原糖等含量约为灵芝、紫芝子实体含量的两倍，关键是薄盖灵芝口感较好，没有灵芝的明显苦味，患者更乐于接受。

（3）地龙

陈教授师从国医大师朱良春教授，在朱老应用虫类药的经验的基础上发挥和创新，在临床的中医辨证治疗上加用地龙、全蝎、乌蛇、蝉衣、僵蚕等虫类药物治疗疑难皮肤病，取虫类药善行之性入络搜风，取毒性之偏以毒攻毒，取得良好的效果。在治疗复发性顽固性斑秃，陈达灿教授往往在辨证基础下加用地龙干 10~12g，取地龙通络之性以祛风通络，配合二至丸等药物补益肝肾以生发。现代研究发现地龙对免疫系统有双向调节作用，对由于免疫功能紊乱引起的复发性斑秃有一定的疗效。同时，地龙含多种矿物质，其丰富的蛋白质水解后可得到多种氨基酸，具较高的营养价值，可为生发提供营养；而且具有多种有重要生物活性作用的酶，包括尿激酶和纤维溶解酶等，有可能通过催化纤维蛋白的水解，促进新陈代谢，溶解血栓，改善头皮局部的血液循环而促进生发。此外，对工作紧张、熬夜复习考试、睡眠欠佳的中青年斑秃患者，证属阴虚阳亢者，尤可加用地龙以滋阴潜阳、通络生发。

5. 外治及综合疗法

陈教授在斑秃治疗手段上强调内外合治、综合治疗。他认为内治法能发挥中医整体观念和辨证论治的特色，从整体上调节机体内分泌功能以治本；而外治法直接针对患病部位用药，可提高局部药物浓度，使药效直达病所以治标。两法配合应用治疗斑秃能相辅相成，标本兼治，提高疗效。外用药方面，陈教授常选用乌发生发酊（陈达灿经验方，院内制剂，内含三七、川芎、红花等成分）外搽，其所含药物均为活血生血行气之品，能改善微循环，增加血流量，加强毛囊营养，促进毛发生长；用脂溢性洗液 B（陈达灿经验方，院内制剂，由茶籽、杭菊、徐长卿等组成）洗头以去屑祛风，止痒生发。

《医宗金鉴·外科心法要诀》中有云："油风，此证毛发干焦，成片脱落，皮红光亮，痒如虫行，俗名鬼剃头。由毛孔开张，邪风乘虚袭入，以致风盛燥血，不能荣养毛发……若能延年久，宜针砭其光亮之处，出紫血，毛发庶可复生。"据此，陈达灿教授采用梅花针叩刺、TDP 神灯照射脱发区，以及丹参注射液穴位注射双侧手/足三里穴治疗斑秃，其效颇为显著。先用 75% 乙醇溶液在秃发区常规消毒，再用梅花针轻巧而均匀地叩刺皮损区及百会穴、风池穴，使局部头皮潮红充血，每区 3~5 分钟，继以神灯预热后照射患部，以病人觉自我感觉舒适为宜，每次 15~20 分钟，每周 2 次。梅花针叩刺和 TDP 神灯照射疗法可疏通经络，运行气血，改善脱发区血液循环，并能刺激毛囊，兴奋毛发生长点，有促进生发之效。百会穴善调元神之机，配风池可疏风养血。双手/足三里穴位注射疗法可健运脾胃，益气血生化之源，使气血充盛，经络通畅，毛发得以濡养。

（三）验案举隅

关某，女，37 岁。初诊时间：2004 年 2 月 17 日。

【主诉】头发片状脱落 3 天。

【现病史】自 2001 年始反复数次出现头顶部头发大片脱落，诊断为斑秃，经治疗后痊愈。3 天前又出现头发大片脱落。面色㿠白，乏力，平素精神较紧张，工作压力较大，月经前后易感冒。

【四诊摘要】头顶部两处斑片状脱发，呈椭圆形，约 3cm×3cm，边界清楚，拔发试验阳性。纳差，睡眠可，二便调。舌淡暗，边有齿印，苔薄白，脉沉细无力。现月经第 5 天，经量少、色暗红。

【中医诊断】油风（肺卫不足，脾肾两虚）。

【西医诊断】斑秃。

【治则】益卫固表，补益脾肾。

【方药】玉屏风散加味。

黄芪30g	太子参30g	白术15g	防风10g
何首乌15g	生地黄10g	枸杞子12g	女贞子20g
茯苓20g	菟丝子20g	甘草5g	

7剂，水煎内服，每日1剂。

二诊：2004年2月24日。服7剂，患者月经干净，精神、胃纳改善，守方减何首乌、枸杞子、女贞子、菟丝子、生地黄，加蒲公英、桑寄生各30g，麦冬15g。

三诊：2004年3月2日。原脱发部位长出新发，续以上方加珍珠母30g，潜镇安神以巩固治疗。加减治疗1个月，斑秃基本痊愈。

【按语】斑秃属中医学油风范畴，通常以疏肝活血、补益肝肾治疗。陈教授认为，"巅顶惟风可及"，卫气不足，风邪易入，头皮气血运行不畅，故毛发失却濡养而迅速脱落。"形不足者，温之以气"，方中以黄芪补气固表，紧束发根，使之不易脱落。太子参补肺脾之气，培土生金。防风疏风祛邪。白术、茯苓健脾除湿。何首乌、枸杞子、女贞子、菟丝子、生地黄补肝肾、填精血，甘草补脾益气，调和诸药，众药合用，共奏平补肝肾，益气固表，启窍生发之效。

十、雄激素性脱发

雄激素性脱发又称早秃、男性型脱发，因往往伴有皮脂溢出，曾称之为脂溢性脱发。男女均可发病，但以20～30岁的男性较为多见，表现为头部皮肤油腻、脱屑，可伴瘙痒，额颞区及顶部渐进性脱发，继而形成高额，而枕区较少累及。整个病程比较缓慢，可达数十年。雄激素性脱发是皮肤科临床常见的难治性脱发疾病，其发病率有逐年上升的趋势。本病不仅影响美观，给患者带来的精神压力和心理负担远大于疾病本身，严重影响其生活质量，因此在现代社会越来越受到人们的重视。

雄激素性脱发的病因及发病机制尚未完全阐明，目前认为是一种雄激素依赖的常染色体多基因遗传性秃发，遗传易感性和雄激素在局部组织的代谢异常是导致本病发生的主要因素。睾酮及其代谢产物二氢睾酮、毛囊单位的5α-还原酶和雄激素受体的水平增高等在雄激素性脱发的发病过程中起着重要作用。

中医学称本病为"蛀发癣"，始见于清代王洪绪的《外科证治全生集》，后又在许克昌、毕法的《外科证治全书》中被正式提出。近代中医皮肤病名家张志礼、赵炳南在其著作中认为雄激素性脱发属于中医学"发蛀脱发"的范畴。

（一）临证思维

1. 明察病机症结，力主虚实并论

中医学认为脱发病多与肝肾、气血有关。"发为肾之候"，"发为血之余"，肝藏血，肾藏精主骨，其华在发，肝肾精血同源，相互滋生，共为毛发生长之必需物质。《内经》云："血气盛则肾气强，肾气强则骨髓充满，故发黑；血气虚则肾气弱，肾气弱则骨髓枯竭，故发白而脱落。"若禀赋不足，思虑过度，劳伤肝肾，精血亏虚，则发失濡养，发枯而脱。

陈教授认为肝肾阴阳平衡失调，尤其是肾阴不足系雄激素性脱发的主要病因。多数患者由于学习工作紧张，经常熬夜、睡眠不足，久之肾阴暗耗，致阴阳失衡，阴血不足，则毛发生长无源，毛根空虚而发落。西医学认为，长期紧张状态一方面刺激垂体－肾上腺轴，肾上腺源性雄激素分泌增多，机体内分泌失调；另一方面自主神经功能紊乱，皮肤血管收缩功能失调，使头皮营养障碍，因而导致本病的发生。这与其肝肾阴阳平衡失调的观点是一致的。陈教授在多年的临床实践中发现，雄激素性脱发的发生不但与肝肾气血不足等"虚"有关，与湿、热等"实"亦密切相关。《素问·五脏生成篇》谓："肾之合骨也，其荣发也，其主脾也。是故……多食甘，则骨痛而发落。"脾主运化，为后天之本，若饮食不节，过食肥甘厚味、辛辣酒类及煎炸之品，每易致脾气受损，脾失健运，水湿内停，郁久化热，则湿热内生；加之岭南地区气候多潮湿炎热，湿性黏滞，热性趋上，故内外湿热交织，上蒸巅顶，侵蚀发根，致头发油腻、脱落，且难以速愈，此为雄激素性脱发不可忽视的另一重要病因病机。

（二）治疗经验

1. 强调补肾健脾，兼顾清热祛湿

临床上陈达灿教授多从肝肾、脾、湿热三方面论治雄激素性脱发，治法上强调以平补肝肾、益气健脾为主，力求滋水益精以涵木，健脾益气以生血，培补后天以促先天，并兼顾清热祛湿，方用六味地黄丸合二至丸、四君子汤加减，药选：黄芪、熟地黄、山药、太子参（或党参）、女贞子、旱莲草、制首乌、茯苓、泽泻、白术、丹参、蒲公英、甘草等。方中黄芪补气固表，紧

束发根，使之不易脱落；熟地养血滋阴补肾；山药、太子参（或党参）、白术健脾益气；《本草备要》谓女贞子能"补肝肾，安五脏，强腰膝，明耳目，乌须发"，现代实验研究显示，女贞子及其主要有效成分齐墩果酸可促进体外培养的毛囊对肝细胞生长因子（HGF）和血管内皮细胞生长因子（VEGF）的表达，对小鼠触须毛囊有明显的促生长作用；《本草纲目》谓旱莲草能"乌髭发，益肾阴"，二药同用平补肝肾之阴；何首乌补肝肾、益精血、乌须发，《本草纲目》谓之"……能养血益肝，固精益肾，健筋骨，乌髭发，为滋补良药"，现代药理研究发现何首乌不仅富含铁、锌、锰等头发生长所必需的微量元素，还含有卵磷脂，能促进细胞的新生和发育，对毛发生长有利；茯苓、泽泻健脾泻肾渗湿，避免滋腻太过；丹参清热凉血活血，蒲公英清热利湿祛脂，可防本方过于温燥，反伤阴津、精血之虞；甘草补脾益气，调和诸药，其主要成分甘草甜素具有肾上腺皮质激素样作用，能促进毛发生长。众药合用，共奏补益肝肾、健脾益气、清热祛湿、启窍生发之效。

皮脂腺分泌旺盛，头发油腻，湿热偏重的油性脱发，可选加土茯苓、绵茵陈、生山楂、布渣叶、白花蛇舌草、崩大碗以加强清热除湿祛脂之力。头皮瘙痒甚者，加白鲜皮、地肤子、僵蚕以祛风止痒。头发焦黄干枯，头屑较多，偏血虚（热）风燥的干性脱发，酌加赤（白）芍、丹皮、当归、益母草、鸡血藤、紫草、白蒺藜、侧柏叶以养（凉）血祛风润燥。伴腰膝酸软、夜尿频多者，选加枸杞子、菟丝子、怀牛膝、桑寄生、黄精、山萸肉以增强补肝肾、填精血之功。心烦口干、口舌溃疡、舌红少苔、脉细数属阴虚火旺者，可加桑椹子、知母、黄柏、玄参以养阴清热泻火。精神紧张、失眠多梦者，酌加牡蛎、龙齿、夜交藤、合欢皮、酸枣仁以安神解郁。

2. 重用黄芪养发，活用丹参、蒲公英益发

"气为血之帅"，气能生血、行血、摄血。陈教授认为在气、血、发三者之间，气占据着重要的地位。气的充足可以促进血的生成，有利于发的生成与固定；气机的通畅可以促进血液的运行，有利于毛发的濡养，故气的盛衰直接影响着毛发的荣枯与固脱。在临床上许多脱发患者常伴有气虚的征象，如全身乏力、易疲倦、自汗、脉细弱等，治疗时若单纯应用滋补肝肾和养血活血之品往往起效较慢，此时重用生黄芪（30g），取其补气生血生发固发之功用，则收效显著，疗效巩固。现代药理学研究发现，黄芪不仅具有双向免疫调节作用，而且可以扩张血管，改善血液循环，有利于毛发生长发育，其主要成分毛蕊异黄酮也有雄激素拮抗作用。

现代研究发现，脱发患者大都存在着微循环功能障碍，主要表现在血流缓慢、血液高黏滞等。陈教授认为在组方中适当加用丹参等活血化瘀类中药可以改变这种血流状况。丹参味苦性微寒，具有活血祛瘀、清热凉血、养血安神的功效。现代实验研究表明，丹参能扩张皮下毛细血管，改善微循环，加强毛囊营养，促进毛发再生，其脂溶性有效成分丹参酮具有缓和的雌激素样活性，有抗雄性激素、调节免疫功能及抗菌祛脂的作用。蒲公英有清热解毒之功，《本草纲目》谓蒲公英有"乌须发，壮筋骨"之效，现代药理学亦证明其内含肌醇，确有促进毛发生长的作用。

3. 主张内外结合，重视综合治疗

同治疗斑秃一样，陈教授在治疗手段上强调内外合治、综合治疗。根据临床经验，研发了许多院内制剂，包括健脾固肾口服液、茶菊脂溢性外洗液、硫磺脂溢性外洗液、乌法生发酊、祛脂生发酊、止痒生发酊等，在临床上疗效好，深受患者喜爱。以头皮瘙痒、头屑多为主者，陈教授常选用止痒生发酊（内含鱼腥草、白芷、冰片等）外搽、脂溢性洗液 B 洗发以去屑止痒生发；以皮脂溢出明显、头发油腻为主者，则用祛脂生发酊（内含仙鹤草、藿香、侧柏叶等）外搽患处、硫黄脂溢性洗液（主要成分有升华硫等）外洗以祛脂生发。同时配合梅花针叩刺、TDP 神灯照射脱发区以及丹参注射液穴位注射双侧足三里穴，其效颇为显著。梅花针叩刺和 TDP 神灯照射疗法可疏通经络，运行气血，改善脱发区血液循环，并能刺激毛囊，兴奋毛发生长点，有促进生发之效；双足三里穴位注射疗法可健运脾胃，益气血生化之源，使气血充盛，经络通畅，毛发得以濡养。

陈教授在临证中运用内服加外用综合疗法治疗早中期、轻中度脱发已取得了较好的疗效，但雄激素性脱发病程缓慢，而且受头发的生长特点（休止期约为 3 个月）和患者个体因素的影响，药物治疗所需时间往往比较长。陈教授认为应当重视与患者的沟通，让其了解并正确认识本病，治疗上先抑制毛发过多的脱落，改善瘙痒、油腻等症状，给予患者信心，鼓励其配合医生坚持治疗，再通过进一步治疗使其慢慢长出新发。此外，焦虑、抑郁等心理失衡和精神紧张状态以及不良的饮食、生活习惯等也是诱发加重本病不可忽视的因素。因此在用药的同时，必须配合适当的心理治疗，耐心做好解释工作，消除患者精神神经方面的诱因，并合理调整其饮食结构，纠正不良生活习惯，三管齐下方能提高疗效、缩短疗程。

（三）验案举隅

廖某，男，26岁。初诊时间：2015年12月9日。

【主诉】脱发伴皮脂溢出较多3年。

【现病史】患者3年前无明显诱因开始出现脱发，伴有皮脂分泌过多，未行任何治疗，近1年常熬夜，脱发症状较前明显加重，前来就诊。父亲有相同脱发病史。

【四诊摘要】头油多，额顶部头发较稀疏，发质油腻，前发际线后移，头发轻拉试验（＋）。口干口苦，偶有心烦，纳可，眠欠佳、多梦，大便干结，小便调。舌红，苔黄，脉细数。

【中医诊断】发蛀脱发（阴虚内热夹湿）。

【西医诊断】雄激素性脱发。

【治则】滋阴清热，祛湿生发。

【方药】二至丸合知柏地黄汤加减。

女贞子15g	旱莲草15g	山药30g	熟地黄20g
山萸肉15g	茯苓15g	泽泻10g	牡丹皮10g
黄柏10g	知母10g	侧柏叶10g	甘草5g

7剂，水煎内服，每日1剂。

【其他治疗】硫黄脂溢性外洗液（院内制剂）每日洗头，祛脂生发酊（院内制剂）外擦每日2次，梅花针叩刺＋TDP神灯照射脱发区、丹参注射液穴位注射双足三里，每周1次。

二诊：2015年12月16日。额角、顶部头发稀疏，头皮瘙痒、油腻感、口干口苦及心烦症状减轻，纳可，夜眠改善，大便偏干，小便调。舌红，苔微黄，脉细。

【方药】女贞子15g	旱莲草15g	熟地黄20g	山萸肉15g
山药30g	茯苓15g	泽泻10g	牡丹皮10g
菟丝子15g	桑椹子15g	侧柏叶10g	甘草5g

三诊：2016年1月1日。脱发及头油减少，头皮不痒，无明显心烦、口苦，纳可，眠欠佳，二便调。舌红，苔薄白，脉细。

【方药】女贞子15g	旱莲草15g	熟地黄20g	山萸肉15g
山药30g	茯苓15g	泽泻10g	牡丹皮10g
菟丝子15g	桑椹子15g	松针15g	五味子10g

甘草 5g

四诊：2016 年 2 月 14 日。额顶部脱发区有少许细小毳毛长出，头发干爽，纳眠可，二便调。舌偏红，苔薄，脉细。

【方药】女贞子 15g　　旱莲草 15g　　熟地黄 20g　　山萸肉 15g
　　　　山药 30g　　　茯苓 15g　　　泽泻 10g　　　牡丹皮 10g
　　　　菟丝子 15g　　桑椹子 15g　　松针 15g　　　甘草 5g

五诊：2016 年 4 月 1 日。额顶部脱发区可见新生细软毛发，脱发量少，头发干爽，纳眠可，二便调，舌稍红，苔薄，脉细。前方继续巩固调理。

【按语】本案患者由于经常熬夜、睡眠不足，作息欠规律，久之肾阴暗耗，致阴阳失衡，阴血不足，则毛发生长无源，毛根空虚而发落。《内经》云："阳气者烦劳则张"，故患者相火易于浮亢，灼伤阴液，表现为大便干结，舌红，脉细数；阴虚不能制阳，相火上熏头面，故见额顶部头发脱落，头皮油腻、瘙痒、心烦，口干口苦，眠差，苔黄等，证属肾阴不足，相火过旺，挟湿上熏头部。陈达灿教授认为广州地处岭南湿热环境，很多病人像本案患者一样表现为阴虚湿恋的病机特点，治疗上既要注重补肾养阴，同时又要兼顾清热祛湿，因此选用知柏地黄汤合二至丸加减。方中女贞子、旱莲草既补益肝肾之阴又清热凉血，滋而不腻，为平补之剂，配合熟地滋阴益肾，以治其本；山萸肉、山药、菟丝子滋肾益肝补脾，现代药理学研究发现菟丝子的黄酮类提取物具有雌激素样活性；茯苓、泽泻健脾渗湿、泄热降浊，寓泻于补；侧柏叶清利湿热，西医学研究证明其有抑制皮脂腺分泌的作用；甘草补脾益气，调和诸药。患者药后脱发减少，头皮油腻、瘙痒减轻，心烦、口干口苦及便结等症状改善，为肾阴得滋，相火已降之象，故可去黄柏、知母、侧柏叶等清热泻火凉血之品，加松针、桑椹子养血荣发，加速头发长出。《滇南本草》中记载桑椹"益肾脏而固精，久服黑发明目"。《本草纲目》曰："松针，气味苦、温，无毒，久服令人不老，轻身益气，主治风湿疮，生毛发，安五脏，守中，不饥延年。"《别录》谓其"主风湿疮，生毛发，安五脏"，取其以形补形之功效；五味子宁心安神，现代药理研究发现其果实的提取物中含有抑制 5α - 还原酶的成分。诸药合用共奏滋阴益肾、清热祛湿之功，故可取得较好的疗效。

十一、白癜风

白癜风是一种常见的后天性皮肤色素脱失性疾病，由皮肤黑色素细胞减少或功能丧失引起。据统计，白癜风患者人数占全球人口约 0.5% ~ 2%，无明显的性别差异。西医学认为白癜风可能与自身免疫、氧化应激、黑色素细胞保护与代谢、遗传等因素相关。

目前其治疗分为一线治疗和二线治疗。一线治疗为外用糖皮质激素、钙调神经磷酸酶抑制剂、光疗和光化学疗法；二线治疗主要有维生素 D 类似物、口服糖皮质激素和手术治疗，但仍无疗效肯定的治疗方法。

本病属于中医学"白蚀""白癜""白驳风"范畴。

（一）临证思维

白癜风中医学自古就有记载，隋·巢元方《诸病源候论》云："白癜者，面及颈身体皮肉色变白，与肉色不同，亦不痒痛，谓之白癜。"白癜风的中医病因不外六淫、七情、外伤等因素。中医学对白癜风病机的认识目前主要有三大观点：①气血失和：以巢元方《诸病源候论》"风邪搏于皮肤，血气不和"的认识为代表；②气滞血瘀：以王清任《医林改错》"白癜风血瘀皮里"的认识为代表；③肝肾亏损：以朱仁康《中医外科学》"久病体虚，肝肾亏损"的认识为代表。因此目前常采用"调和气血、补益肝肾、疏风通络"的治疗方法，治疗侧重有所不同。《医宗金鉴·外科心法要诀·白驳风》："此证自面及颈项，肉色忽然变白，状类斑点，并不痒痛，由风邪相搏于皮肤，致令气血失和。施治宜早，若因循日久，甚者延及遍身"，提出该病宜早治。

（二）治疗经验

1. 肾为根，血为本

陈教授通过多年的临床实践认为白癜风总因机体卫外不固，气血不和，阴阳失衡，脏腑亏虚所致，或局部寒凝聚结，经脉不畅，精血不达，肌肤失养而致，其中肝肾（禀赋）不足、气血（阴阳）失和为本病的基本病机。治疗原则为滋补阴精（或兼以温肾助阳）、调和气血。治疗白癜风的基本方药：女贞子、旱莲草、黄芪、白术、防风、补骨脂、白芷、白蒺藜、牡蛎、甘草等。

肝肾不足为本病之本。黑色乃肾之主色，"发为血之余"，"发为肾之外候"，因此白斑、毛发变白乃肝肾不足的表现。并且患者除皮肤变白外，常伴有头晕、健忘、腰膝酸软、易疲劳、月经不调等全身症状。故补益肝肾亦为治疗该病的根本原则之一，临床过程中常使用二至丸配合枸杞子、菟丝子、补骨脂等药物补益肝肾。对于气血失和，陈教授认为小儿主要由于先天禀赋不足，后天失养致脾肾两虚，易感风邪，继而出现气血失和，临床上此类患者常表现出面色苍白或萎黄，纳差或者伴有便溏等症状，治疗上重在健脾益气，多使用山药、茯苓、白术等健脾药物，使气血生化有源，常常重用黄芪以益气，以推动血液循环；对成人而言，气血失和则多因情志不遂致气机阻滞，外感风湿热邪而致，临床上此类患者多表现为精神焦虑不安，纳眠差，舌红苔薄黄脉滑，治疗上重在疏肝理气、重镇安神及祛风除湿，多选用白蒺藜、牡蛎、龙骨、钩藤、防风等药物。

白癜风初起多为一处或两处白色斑片，日久渐发展为多处病变，甚者泛发全身，故具有风邪善行而数变的特点；从其发病部位来看，多发于头面、颈部、手背、腰背部等，有风为阳邪、易袭阳位之特点，因此治疗该病必选祛风之品，如荆芥、防风、白芷、浮萍。病久多内风，宜用白蒺藜、乌蛇之属，兼用乌梅、五味子以酸涩收敛，以控制病情；对于肢端型白癜风，以补心健脾为主，如莲肉、灵芝等；兼用虫类（地龙、蜈蚣）及藤类药等；日久不愈者多兼邪瘀阻络，可用虫类药物（如蜈蚣、乌蛇等），剔透顽邪以通络；用药不可过于温燥以伤阴精，不宜过于滋腻以碍脾胃，矿石类药也不宜服用过久，时时注意固护脾胃。

在辨证的前提下，根据病发部位适当应用引经药可提高疗效。如发于头面和颈部加白芷、羌活、升麻、葛根等；发于胸部加瓜蒌皮、薤白等；发于腹部加乌药、香附等；发于上肢常选用桂枝、桑枝、忍冬藤等；发于下肢加牛膝、木瓜、蚕沙、萆薢等；皮疹泛发加桔梗、路路通、威灵仙等；发于指端加丝瓜络、鸡血藤等。

2. 强调因人制宜

中医治疗强调整体观念与辨证论治，三因治宜则是这一理论的具体体现。中医中药的现代研究中越来越重视体质理论在治疗方面的意义。白癜风的辨证论治以皮损辨证为主，患者整体的体质可作为重要的参考指征。患者整体的寒热虚实体质状况，可结合神态、气色、体型、声音、伴随全身症状和舌脉象进行判断。此外，外伤、精神刺激、日光暴晒等发病诱因或者有与白癜风发病关系密切的内科疾病病史，都有助于辨证。由于治疗白癜风需要坚持服药较长时间，而病情多以局部皮损症状为主，全身症状一般少有明显的寒热、阴阳的偏颇，因此立方以阴阳平调为要，选药忌滋腻、忌温燥、忌苦寒、忌辛香走窜、忌毒性偏颇。

陈教授在临床上强调白癜风不同年龄患者的辨证治疗，如小儿生机旺盛，但气血未充，脏腑娇嫩，证候常以脾虚为主，兼夹风湿证，故治疗上主要是健脾为主，辅以祛风除湿。且因小儿脏腑娇嫩，稚阴稚阳之体，易虚易实，不宜过用滋补的药物，少用黄芪、党参、首乌等药物，所用药物宜温和、剂量宜轻。对于青中年患者，其脏腑功能渐由盛转衰，精血暗耗，阴阳渐亏，易出现脏腑功能失调。本病青中年患者常表现为肝肾不足为主的症状，故治疗上以补益肝肾为主。对于妇女而言，常常表现为肝郁精亏，因此，治疗中应特别重视月经周期用药，经前需要加强通经活络，常用丹参、鸡血藤、赤芍等活血通络；经期注意疏肝平肝，常用郁金、白芍、合欢皮等药物；经后注重补肾养血，常用女贞子、菟丝子、熟地、黄精等药物。

3. 辨证兼顾辨病提高临床疗效

根据白癜风可能的发病机理，现代药理研究筛选了治疗白癜风的有效中药，合理使用可提高疗效。目前研究发现女贞子、旱莲草、刺蒺藜、补骨脂等药物可以激活酪氨酸酶活性；旱莲草、茜草、透骨草、益母草等可促进黑素细胞形成；补骨脂、白芷、马齿苋等药物可以增强光敏感；牡蛎、自然铜、浮萍、珍珠母等含有微量元素；桃仁、红花、丹参、丹皮等活血化瘀药物可以改善局部微循环。陈教授常在辨证的同时，兼顾辨病，结合现代的药理、药效研究，以提高临床疗效。陈教授常强调，临床上选择具有实验药效的药物（如调节络氨酸酶活性、加速黑素生成、提高紫外线敏感的药物）时应注重中医理论的指导为先。

白癜风作为一种皮肤顽疾，目前尚无满意疗法，陈教授强调治疗时应坚持"尽早治疗，综合治疗，个体化治疗，坚持治疗"的原则。在药物治疗或者其他治疗的同时，心理治疗不可忽视。这就要求医者在钻研医疗技术的基础上，全面认识白癜风的发生发展和治疗规律，建立应对顽疾的信心。医者的信心坚定，对于患者的心理来说是很大的支持。医者平常要勤于思考，善于积累，做到胸有成竹，知常达变，使治疗方案既有原则性，又有变通性，治愈白癜风才能更有希望。

（三）验案举隅

验案一

饶某，男，40岁。初诊日期：2000年5月8日。

【主诉】眼睑、颈、背部起白斑半年。

【现病史】半年前无明显诱因于眼睑、颈、背部起白斑，并逐渐增多，外院多次就诊，诊断"白癜风"，采用内服外用药物治疗未见明显疗效（具体用药不详）。

【四诊摘要】眼睑、颈、背部散见约 2cm×2cm 大小圆形、卵圆形瓷白斑，边缘见色素沉着。纳可，眠差，二便调。舌淡红，苔薄白，脉细。

【中医诊断】白驳风（肝肾不足，气血不和，血不养肤）。

【西医诊断】白癜风。

【治则】补肾养血祛风。

【方药】二至丸合玉屏风散加减。

女贞子 15g	旱莲草 15g	黄芪 30g	白术 12g
防风 15g	仙灵脾 10g	刺蒺藜 15g	麦冬 12g
山药 30g	菟丝子 20g	甘草 5g	

14 剂，水煎内服，每日 1 剂。

【饮食调护】嘱患者清淡饮食，忌生冷、油腻、辛辣，保持心情舒畅，减少精神刺激。

【治疗经过】患者每隔 1 周复诊一次，均以上方为基本方调整中药，加减以桑寄生、山萸肉等补益肝肾，以牡蛎、珍珠母等潜镇安神，以丹参、赤芍、自然铜、赤芍、丹皮等活血，以玉竹、麦冬等养胃阴，以补骨脂、白芷增强光感，恢复白斑色素。患者服用中药的同时，加服金水宝、金施尔康，外用白蚀酊，注意日常生活调理。治疗 9 个月后白斑基本恢复到正常肤色，停药后随访 3 年，未见复发。

【按语】患者素体肝肾不足，卫表亏虚是风邪易入的根本原因，故以二至丸补益肝肾、玉屏风散益卫固表以治其本，并活血祛风、潜镇息风治其标，辅以养阴、健脾为法。方中以补骨脂补肾，枸杞子、首乌养血等滋养皮毛，鸡血藤、首乌藤养血通络，以丹参、赤芍、自然铜、丹皮活血化瘀，使"血行风自灭"，以钩藤、防风、白蒺藜祛除内外之风，以玉竹、麦冬、沙参、石斛养阴润燥，以太子参、山药、茯苓益气健脾以固后天之本，以牡蛎、珍珠母潜镇安神，标本兼治。

验案二

杨某，男，4 岁。初诊日期：2005 年 5 月 10 日。

【主诉】口周皮肤白斑 1 年余。

【现病史】1 年前无明显诱因口周皮肤出现白斑，曾多次外用糖皮质激素软膏（艾洛松等）及免疫调节剂（胸腺肽等）治疗，皮损无明显好转，且范围逐渐扩大。

【四诊摘要】口周皮肤可见大小不等白斑，形态不规则。纳差，便溏。舌淡红苔白，舌边有齿印，脉细。

【中医诊断】白驳风（脾虚证）。

【西医诊断】白癜风。

【治则】健脾益气，兼以祛风。

【方药】参苓白术散加减。

<table>
<tr><td>太子参 10g</td><td>茯苓 10g</td><td>白术 10g</td><td>黄芪 10g</td></tr>
<tr><td>山药 15g</td><td>牡蛎 10g</td><td>钩藤 7g</td><td>防风 7g</td></tr>
</table>

14 剂，水煎内服，每日 1 剂。

【其他治疗】配合外用白蚀酊。

二诊：2005 年 6 月 10 日。患者母亲诉患儿食欲较前明显好转，便溏明显改善。查体：患者原发口周白斑处大部分皮肤变为淡红色，周围明显色素沉着，部分白斑内见点状皮岛形成。

【按语】小儿肝常有余，脾常不足，选用参苓白术散健脾益气，考虑到小儿"肝常有余"的生理特点，常选钩藤、白蒺藜平肝祛风，辅以牡蛎散中有收，不至于发散太过。

十二、黄褐斑

黄褐斑是由于皮肤黑色素的增加而形成的一种常见面部呈褐色或黑色素沉着的皮肤病。日光、口服避孕药、化妆品、妊娠、内分泌、种族、遗传等原因均可引起。男女均可发生，以青中年妇女为常见，发于孕妇或月经不调的妇女，又称"妊娠斑"。临床表现为对称性黄褐色或深褐色斑片，色斑形状不一，多分布于面颊部，其次为口周、前额、鼻侧、下颌角、眉弓、颞部，个别患者可波及整个面部。有时可互相融合，呈现蝴蝶形或不规则形，边缘清楚，光滑无鳞屑，亦无痛痒等自觉症状。病程缓慢，皮肤受紫外线照晒后颜色加深，常在春夏季加重，秋冬季则减轻。一般无自觉症状及全身不适。属于中医学的"鼾黑斑、面黑鼾、面尘"等范畴。

（一）临证思维

本病多因肝气郁结、肝失调达，郁久化热，灼伤阴血致使颜面气血失和或血瘀颜面；或者脾气不足，气血生化不足，气虚无以推动血行，血虚不能上荣于面，而瘀涩生斑；或因肾气虚，肾水不能上承颜面而发病。肝、脾、肾三脏功能失调而致气血瘀滞，络脉不通，血瘀于面部而成"黧黑斑"，故有学者认为"有斑必有瘀，无瘀不成斑"之说。

（二）治疗经验

陈教授认为本病多因肝肾亏虚、脾虚肝郁、气血不和所致，故治疗多以补益肝肾，疏肝健脾，养血活血为法，临床多用逍遥散合二至丸加减为基础方，常用药物：女贞子、旱莲草、山药、桑椹子、丹皮、泽泻、郁金、丹参、田七末、赤白芍、柴胡、桑叶。若见性情急躁易怒、胸胁胀痛、月经失调或痛经、脉弦为肝郁之象，可选用香附、枳壳、郁金；同时伴有纳差、便溏、腹胀，为肝木克脾土、肝郁脾虚之证，疏肝同时应顾护脾气，脾虚可加用太子参、白术、山药等益气健脾，使木气得伸，土亦得滋；睡眠欠佳者加用龙骨、牡蛎、珍珠母以重镇安神，改善睡眠。

中医外治疗法，诸如针灸、艾灸、中药面膜外敷都有一定疗效，临床上，陈教授喜用其经验方增白散（院内制剂，含白及、白蔹等）以开水、蜂蜜调和成糊状，外敷面部，以加强局部美白祛斑之效；或以祛斑露外搽局部活血化瘀退斑；或配合丹参穴位注射双足三里。

本病在治疗过程中还要查因治本及减少精神负担，患者要保持心情舒畅，精神愉快，避免疲劳及忧虑，要保证足够的休息和睡眠时间，减少日晒等；积极治疗原发病（如内分泌疾病、某些慢性疾病），注意排除内在诱发因素。

（三）验案举隅

黄某某，女，35岁。就诊日期：2015年9月。

【主诉】面部逐渐出现淡褐色斑片4年余。

【现病史】患者4年前因产后情绪低落，两颧逐渐出现淡褐色斑片，色素逐渐加深，无痒痛等自觉症状。曾在外院诊为"黄褐斑"，内服外用药物（具体不详）治疗效果不佳，今日前来就诊。

【四诊摘要】面色晦暗少华，两颧可见淡褐色斑片，边界尚清。情绪易激动，喜太息，纳眠差，二便调。舌暗，苔白，脉细。

【中医诊断】黧黑斑（肝郁血瘀）。

【西医诊断】黄褐斑。

【治则】疏肝解郁，活血消斑。

【方药】郁金 15g　　丹参 20g　　赤芍 15g　　白芍 15g
　　　　田七末(冲)3g　丹皮 20g　　女贞子 20g　旱莲草 20g
　　　　泽泻 15g　　桑叶 12g　　龙齿(先煎)30g　珍珠母(先煎)30g
　　　　甘草 5g

7 剂，水煎内服，每日 1 剂。

【其他治疗】增白散调敷面部；丹参穴位注射双侧足三里。

二诊：患者睡眠改善，面部较前明显有光泽，情绪平静，少太息，略觉口干，舌红，苔少，脉细。原方去珍珠母，加玉竹 15g。

三诊：服药 2 个月后，色素明显变淡，临床症状改善。

【按语】本病属于中医学"面尘""黧黑斑"的范畴，乃因肝肾不足，肾水上泛，虚热上炎，肝气郁结，血行不畅，瘀阻肌肤所致。舌暗、苔白、脉细均为肝郁气滞血瘀之象。本病病位在皮肤、肝肾，病机为肝郁血瘀，病性为本虚标实。治以疏肝解郁、活血消斑为法，以郁金、丹参、田七末、赤白芍疏肝养血活血，二至丸补益肝肾，丹皮、泽泻清泻肾经之虚火，桑叶引药上行并去面部黄气，龙齿、珍珠母潜镇安神、改善睡眠，标本兼治。

十三、银屑病

银屑病俗称牛皮癣，是一种常见的以红斑鳞屑为主要表现的慢性且易于复发的炎症性皮肤病，临床表现为红色斑丘疹或斑块上覆多层银白色鳞屑，以四肢伸面、头皮和背部较多；除红斑、丘疹和鳞屑表现外，尚可有脓疱；累及关节则出现关节变形、肿、痛等表现。本病大多有明显的季节性，常在冬季发病或加剧，夏季自行痊愈或减轻，部分患者也可相反，但久病之后皮损不消则季节性不明显。

中医学中称为"白疕""蛇虱""疕风"等，《医宗金鉴·外科心法》云："此证俗名蛇虱，生于皮肤，形如疹疥，色白而痒，搔起白皮。"《外科证治全书》云："皮肤燥痒起如疹疥而色白，搔之屑起，渐至肢体枯燥，坼裂血出痛楚。"

（一）临证思维

本病多因饮食失节，过食辛辣发物，脾胃失和，气机不畅，郁久化热；或者七情内伤，致气机郁滞，日久化火，心火亢盛，毒热伏营；以上因素均导致体内蕴热，郁于血分，复感外界风湿毒热之邪而发病。病情日久或者反复发作，耗伤阴血，气血不和，化燥生风或者瘀阻经络，肌肤失养。

（二）治疗经验

陈教授常从血论治本病，临床常分 3 型：血热型、血瘀型、血虚型。

血热型常见于进行期银屑病，皮疹发生迅速，颜色焮红，露滴现象明显，鳞屑不能掩盖红斑，或伴有瘙痒，大便干结，小便赤黄，舌质红苔黄，脉滑数。治以凉血清热解毒，方选犀角地黄汤加减，常用药物如：水牛角、生地、赤芍、丹皮、桃仁、白花蛇舌草、石上柏、玄参、丹参、甘草。风盛瘙痒者加防风、白鲜皮疏风清热止痒；咽喉红肿疼痛者加射干清热解毒利咽；夹湿者加土茯苓、绵茵陈解毒祛湿。

血虚型多见于病程日久，病情稳定，皮疹色淡红，或仅有少许新皮疹出现，鳞屑干燥，口干咽燥，舌质淡红苔少，脉细或缓，治以养血祛风润燥，当归饮子加减，常用药物：生地、熟地、制首乌、当归、红花、白蒺藜、鸡血藤、防风等，兼有脾虚湿困者加茯苓、白术健脾祛湿；兼有气虚者加黄芪益气养血；兼有热象者加知母、天冬、麦冬。

血瘀型多见于寻常型银屑病静止期，病程较长，缠绵难愈，皮损肥厚，疹色紫暗，鳞屑较厚难以刮除，舌暗红或有瘀点，脉涩或细。治以活血祛瘀，常用药：丹参、三棱、莪术、桃仁、红花、牡蛎、玄参、白花蛇舌草。

在长期临床实践中，陈教授总结出当患者病程长，且治疗过程过多应用清热凉血解毒之品后，损伤脾气、耗伤阴血，致病情缠绵难愈，时轻时重，临床表现为皮损肥厚，色淡暗，灼热瘙痒感不显，舌淡或者淡暗，苔白，脉细或缓者，常兼有脾虚、阴虚、湿邪、蕴热、血瘀之象，常以自拟三术三藤汤加减治疗，使用白术、苍术、莪术三药配伍，共奏健脾渗湿、醒脾燥湿、软坚散结之功，鸡血藤、夜交藤养血活血，配以钩藤清透泄热、祛风止痒，"三藤"凉温并用，通经入络，携诸药直达病所。三术三藤配伍共奏健脾除湿、破血除瘀、活血通络、养血润肤、疏风止痒之功。脾虚甚者，加茯苓以益气健脾；痒甚者，加白鲜皮、防风以疏风止痒。

中药内服结合中医外治疗法能较快改善皮疹，恢复患者自信，对寻常型进行期、脓疱型、红皮病型银屑病，可用安抚保护剂，如紫草油、青黛膏或调麻油外搽患处，每日 3 次。寻常型静止期或消退期，用 10% 硫黄软膏外搽，每日 2～3 次。药浴疗法，药用侧柏叶、艾叶、千里光、黄柏、地骨皮及白鲜皮各 30g，煎水浴洗，每日 1 次。

（三）验案举隅

验案一

张某，男，29 岁。就诊日期：2015 年 10 月。

【主诉】全身皮肤反复红斑、鳞屑伴瘙痒 10 余年。

【现病史】缘患者 10 余年前开始于前额左侧起一 6cm×5cm 大小的红斑，表面覆较厚鳞屑，伴瘙痒，患者自行外搽激素类药膏后皮损缓解不明显，并逐渐增多，泛发至躯干、四肢，搔抓后鳞屑随处可脱，脱屑处基底浸润肥厚，瘙痒剧烈，影响睡眠。患者曾于多家医院就诊，诊断均为"银屑病"，给予抗炎、止痒及激素类药膏外搽，自诉曾使用激素类药物口服，用药时皮损可稍减轻，但停药后反复。患者为进一步系统诊治，遂转诊至我科。

【四诊摘要】全身散在红斑、斑块，部分融合成片，皮损较为肥厚，上覆多层银白色鳞屑，刮除鳞屑可见薄膜现象、点状出血现象。瘙痒较剧，眠差，纳可，大便干结，小便色黄，舌质暗红，舌苔微黄腻，脉弦滑。

【中医诊断】白疕（血热瘀滞）。

【西医诊断】寻常型银屑病。

【治则】凉血解毒，活血化瘀。

【方药】

水牛角(先煎)30g	生地 15g	赤芍 15g	丹皮 15g
白花蛇舌草 15g	石上柏 15g	白鲜皮 20g	川萆薢 15g
丹参 20g	桃仁 10g	合欢皮 20g	甘草 5g

7 剂，水煎内服，每日 1 剂。

【其他治疗】给予 10% 硫黄膏混合肤必润软膏（院内制剂）1∶1 混合封包四肢皮损肥厚处。

二诊：患者红斑颜色较前变淡，鳞屑明显减少，瘙痒减轻，原方继服 7 剂，皮损面积有所缩小，夜眠好转，二便调，临床症状明显减轻。

【按语】白疕病程缠绵难愈，赵炳南老先生认为疕者如匕首刺入皮肤，形象地表述了该病顽固的特征。白疕初起时常表现血热、毒热、湿热，病久则阴血耗伤，气血失和，化燥生风，气血瘀滞。患者病史 10 余年，瘙痒难忍，造成脏腑功能失调，循环障碍，肌肤失养。临床无论虚实或燥热，必先治血。痒为风邪所致，"治风先治血，血行风自灭"。方中水牛角、赤芍、丹皮、丹参、桃仁具备凉血活血之功；白花蛇舌草、石上柏均有清热解毒之效；配合白鲜皮、川萆薢祛风除湿止痒，合欢皮解郁安神。全方凉血、活血、解毒，调和脏腑，表里同治。

验案二

张某，女，60 岁，就诊日期：2008 年 6 月。

【主诉】躯干、四肢反复起红斑、鳞屑 10 余年。

【现病史】10 年前无明显诱因先于躯干部出现红斑、鳞屑，未重视，随后四肢散在出现同样皮疹，曾在外院就诊，诊断为银屑病，内服复方甘草酸苷片，外用丙酸氯倍他素软膏、糠酸莫米松等药膏，病情较前减轻，但容易反复。

【四诊摘要】背部、四肢散在暗红斑、斑块，上覆多层薄白色鳞屑，刮除鳞屑可见薄膜现象，筛状出血，指甲呈顶针样改变。纳眠一般，小便调，大便不畅。舌红苔少，脉细。

【中医诊断】白疕（脾虚湿蕴、阴虚血燥夹瘀）。

【西医诊断】寻常型银屑病。

【治则】健脾化湿，养阴润燥，活血祛瘀。

【方药】自拟三术三藤汤加减。

白术 15g	苍术 10g	莪术 15g	鸡血藤 30g
钩藤 15g	蛇舌草 15g	茯苓 15g	白鲜皮 15g
防风 15g	当归 10g	水牛角(先煎)20g	生地 15g
甘草 5g			

7 剂，水煎内服，每日 1 剂。

二诊：服药 7 剂，躯干皮疹部分消退，双下肢有少许新发红色丘疹，轻微瘙痒，大便通畅，舌红苔少，脉细。上方茯苓、白鲜皮加量至 20g，加强祛湿止痒之功。

三诊：皮损颜色变淡，瘙痒减轻，二便调，舌脉同前。上方去钩藤，加乌蛇 15g 以搜风散结。

四诊：未见新发皮损，原有皮损部分消退，颜色继续变淡，无瘙痒，纳眠可，二便调，舌脉同前。上方去水牛角，加桃仁 10g 以活血化瘀。五诊后皮损明显改善，无瘙痒，间断续服上方以巩固疗效。

【按语】该患者病程长，反复发作，皮损肥厚、色暗淡、层层白屑，少许瘙痒，舌红苔少，脉细，为脾虚蕴湿、阴血不足、气血失和、肌肤失养的表现；肠道阴津亏虚，故见大便少、不畅。治以健脾养阴、利湿活血为法，方中以白术、茯苓、白鲜皮健脾渗湿，苍术燥湿醒脾，莪术破血散结，蛇舌草、水牛角清血分余热，防风、钩藤祛风止痒，鸡血藤、当归、生地养阴血，甘草调和诸药，共奏健脾养阴利湿活血之功。三术三藤汤切合本病病机，疗效满意，不但应用于银屑病稳定期，也常用于结节性痒疹、神经性皮炎、慢性湿疹等病程缠绵难愈、皮损色淡、肥厚、苔藓化的慢性皮肤病。

十四、玫瑰糠疹

玫瑰糠疹是一种常见的急性炎症性皮肤病，好发于躯干和四肢近端，大小不等，数目不定，典型皮损为覆有领圈状糠状鳞屑的玫瑰色斑疹，好发于躯干和四肢近端，其皮损特点是与皮肤纹理或肋骨方向一致的椭圆形淡红色鳞屑斑片，多累及中青年，春秋季多见。病程有自限性，一般4～6周，愈后一般不再复发。

该病病因至今尚未阐明。有病毒感染、变态反应、自身免疫、遗传性过敏等各种学说，但都未经明确证实。以往多数认为与病毒（如柯萨奇B组病毒）感染有关，目前多认为与感染后诱发的细胞免疫平衡失调有关。本病有自限性，治疗的目的是减轻症状和缩短病程。可内服抗组胺药，局部可外用炉甘石洗剂或糖皮质激素，也可配合紫外线治疗。病情严重或病程长者可酌情口服泼尼松。

玫瑰糠疹属中医学"风热疮""血疳""风癣"等范畴。

（一）临证思维

《诸病源候论》记载："风热之气，先从皮毛入于肺也，肺为五脏上盖，候身之皮毛，若肤腠虚，则风热之气，先伤皮毛。"陈教授认为，本病之成，一是血热内蕴，二是复受风热，内外合邪，郁于肌肤，闭塞腠理而发病。热盛则脉络充盈，故肤现红斑；风邪燥血，肌肤失养，则起鳞屑；风邪外侵肌腠，故发瘙痒。

（二）治疗经验

初期多为风热之邪客于肌肤，蕴阻于血分所致，故治法多以清热、凉血、祛风为主，采用消风凉血汤为基础方加减治疗，常用药物：生地、丹皮、赤芍、紫草、防风、金银花、连翘、蒲公英、板蓝根等；病情反复，迁延日久则多辨为血虚风燥，治则应以养血、祛风、润燥为主，选用当归饮子加减。陈教授治疗本病除重视血热、风热外，尚注重祛湿法，因风为百病之长，常兼夹湿邪，或由于脾虚或者饮食不节，内生湿邪，湿性黏滞，致病情缠绵难愈，因此可适当配伍土茯苓等利湿解毒之品，或者健脾渗湿之品如薏苡仁、茯苓等可缩短疗程。

（三）验案举隅

李某，男，37岁，2015年11月24日初诊。

【主诉】躯干、四肢红斑脱屑1月余。

【现病史】患者1个月前无明显诱因先于腹部出现一个直径约2～3cm椭圆形淡红斑，未重视，继而在躯干、四肢出现红斑，伴轻度瘙痒，未曾治疗，皮疹不断反复，今日前来就诊。

【四诊摘要】躯干、四肢泛发直径约1～3cm椭圆形淡红斑，长轴与皮纹平行，其上覆有细小鳞屑。轻微瘙痒。纳眠可，二便调。舌红，苔黄微腻，脉滑数。

【中医诊断】风热疮（血热风盛挟湿）。

【西医诊断】玫瑰糠疹。

【治则】清热凉血，利湿祛风。

【方药】
金银花 15g	鱼腥草 15g	连翘 15g	生地黄 15g
牡丹皮 15g	淡竹叶 15g	薏苡仁 30g	蝉蜕 10g
防风 15g	白鲜皮 15g	紫苏叶 15g	甘草 5g

7剂，水煎内服，每日1剂。

二诊：2015年12月1日。病情好转，红斑大部分消退，遗留色素沉着，瘙痒减轻，纳眠可，二便调。舌红，苔薄黄微腻，脉滑。皮疹消退迅速，瘙痒减轻。效不更方，续服7剂。

三诊：2015年12月8日。红斑全部消退，无瘙痒，纳眠可，二便调。舌红，苔微黄，脉弦。原方去薏苡仁、淡竹叶，加茯苓以健脾，巩固疗效。

【按语】本案例主要是由于血热内蕴，复受风热，内外合邪，郁于肌肤，闭塞腠理而发病。热盛则脉络充盈，故肤现红斑；风邪燥血，肌肤失养，则起鳞屑；风邪外袭肌腠，故发瘙痒；兼有湿热之邪，故病情迁延不愈。治以清热凉血，利湿祛风。方中金银花、鱼腥草、连翘清热解毒，生地黄、牡丹皮清热凉血，防风、蝉蜕、紫苏叶祛风止痒，白鲜皮、薏苡仁、淡竹叶清热利湿止痒，甘草调和诸药。诸药合用，表里兼清，是以肌理皮腠之风湿热邪渐散去，斑疹得去。

十五、带状疱疹

带状疱疹是由于水痘－带状疱疹病毒引起的皮肤病，表现为沿身体一侧周围神经分布区出现成簇状水疱，呈带状分布，伴有阵发性疼痛为临床表现。对于老年人来说，后遗神经痛的发生率较高。西医治疗本病，提倡早发现早治疗，足量抗病毒药治疗，预防感染及对症治疗，必要时使用皮质类固醇激素、干扰素等治疗。本病属中医学"蛇串疮""缠腰火丹""蜘蛛疮""火带疮""蛇丹"等范畴。

（一）临证思维

带状疱疹中医称为"蛇串疮"，因每多缠腰而发，故又称为"缠腰火丹"，多由于情志内伤，郁久化火，外溢肌肤而发；或饮食不节，脾失健运，湿邪内生，郁而化热而发；或感染毒邪，湿热火毒蕴结肌肤而成。陈教授认为本病初起多为湿热困阻，中期多为湿毒火盛，后期多为余毒未清，火热伤阴，经络阻塞、气滞血瘀。

（二）治疗经验

中医总的治法是清热利湿解毒，化瘀通络止痛，皮疹发于上部者常佐以清阳明胃热，在中则佐以疏肝化瘀，在下加强利湿解毒。临床辨证时需要详辨湿热的轻重。

热重于湿者，常选用龙胆泻肝汤加减，常用龙胆草、黄芩清肝胆经之热；板蓝根、金银花、马齿苋等药物清热解毒；柴胡为肝经之使，栀子清热、泻火、凉血，以上药物皆为苦寒之品，易于伤及脾胃，常以薏苡仁健脾利湿；热盛必劫阴液，车前子清热利湿，可导湿热之邪从小便而出，可有效减轻组织及神经的水肿，恢复神经功能，利湿的同时要防伤阴，以生地滋阴凉血；甘草清热解毒、缓急止痛。

湿重于热者或者药后热象不显者，治以健脾利湿，清热解毒，常选用平胃散加减。常用薏苡仁、茯苓、泽泻甘淡渗湿，化决渎之气，畅通水道；蒲公英清热解毒除湿；郁金、徐长卿通经活血止痛。值得注意的是徐长卿不但可以防止清热利湿解毒药物苦寒太过，而且可以活血通络、消肿止痛，缩短病程。

疾病后期，皮疹消退，疼痛是常见的症状，临床治疗的难点之一也是如何减少后遗神经痛的发生问题。中医认为不通则痛，故在治疗上抓住"瘀"

这个病机，治以行气祛瘀、疏肝止痛，陈教授常选用延胡索、田七、珍珠母等药物，其中延胡索善能入肝，行气活血止痛；田七入肝以散瘀血定痛而不伤正；珍珠母清肝镇心而止痛。带状疱疹后遗神经痛常发生在老年人体质虚弱的患者，因此，治疗时不能一味活血化瘀，需要注意扶正祛邪，特别是益气健脾或者养阴药物的配伍使用，常选用太子参、茯苓、白术、山药等益气健脾，选用生地、玄参、沙参等养阴。

外治方面，在早期水疱、渗液时常采用三黄洗剂（院内制剂）外搽，每日3次，或紫金锭研磨加入混合后外搽以加强清热解毒之功。待皮疹消退后，患处仍有疼痛，则用金粟兰酊（院内制剂）外搽以活血止痛，每日2次。

带状疱疹的发病由于湿热火毒蕴结于皮肤所致，基于"火郁发之"的理论，急性期常采用火针疗法，方法如下：皮疹处常规消毒后，迅速将烧红的火针直刺疱疹中央，深约0.2~0.3cm，每个疱疹针刺2次，针刺后用无菌干棉球按压片刻，每日1次，连续使用5~7天，对于促进皮疹愈合，缓解疼痛有很好疗效。

此外，对于皮疹消退，局部疼痛甚者，陈教授常应用梅花针叩刺-火罐疗法治疗带状疱疹后遗神经痛。方法如下：先以梅花针叩刺至局部皮损潮红点刺状出血，再拔火罐，出血大约2ml后取罐，每2日1次，能活血通络，祛瘀生新，促进神经的恢复，有显著的止痛效果。

（三）病案举隅

病案一

刘某，女，56岁。初诊日期：2004年8月17日。

【主述】右侧腰腹部红斑、水疱伴疼痛2天。

【现病史】2天前无明显诱因右侧腰腹部出现红斑，自感阵发性刺痛，无发热、恶心、呕吐等不适感，随后很快在红斑上出现成簇水疱，皮损呈带状分布，疼痛较前更加剧烈，夜晚尤甚。

【四诊摘要】皮损分布于右侧腰腹部，表现为红斑基础上成簇水疱，排列成带状，皮损未超过体表正中线。水疱大部分破裂，露出糜烂面、渗液，未破溃的水疱疱壁紧张，疱液澄清，尼氏征（－）。舌红苔黄腻，脉弦滑。纳眠欠佳，二便正常。

【中医诊断】蛇窜疮（肝经湿热）。

135

【西医诊断】带状疱疹。

【治则】清热利湿解毒。

【方药】
板蓝根 20g	虎杖 15g	生薏苡仁 40g	连翘 15g
淡竹叶 15g	金银花 15g	延胡索 20g	丹皮 20g
赤芍 15g	珍珠母 30g	甘草 6g	

7 剂，水煎内服，每日 1 剂。

【其他治疗】三黄洗剂（院内制剂）外用。

二诊：2004 年 8 月 24 日。服药 7 剂，水疱大部分结痂，部分痂皮开始脱落，无明显疼痛。上方生薏苡仁调整为 30g，加丹参 30g，山药 20g。

三诊：2004 年 8 月 31 日。痂皮全部脱落，患处留有暗红斑，无疼痛，加田七末冲服巩固疗效。

【按语】带状疱疹初起多为湿热困阻，中医总的治法是利湿解毒，通络止痛。本案例处方中采用板蓝根、虎杖清热解毒，生薏苡仁健脾祛湿，此三种药物均有良好的抗病毒作用；连翘、金银花清热解毒凉血；延胡索、赤芍、丹皮、虎杖凉血活血止痛，珍珠母平肝镇静止痛，后期加山药健脾，丹参、田七活血，益气扶正，活血祛瘀，减少后遗神经痛的发生。此外，虎杖、淡竹叶有清热利尿之功，可导湿热之邪从小便而出，有效减轻组织及神经的水肿，恢复神经功能。外用药三黄洗剂（院内制剂）由大黄、黄柏、黄芩、苦参等组成，湿敷具有清热解毒，收敛止痛之功，在早期水疱、渗液时应用效果尤佳。

病案二

刘某，女，53 岁。初诊日期：2004 年 4 月 13 日。

【主诉】右侧腰部疼痛半年。

【现病史】患者半年前右侧腰部起红斑、簇状水疱，伴阵发性疼痛，2 周后水疱干涸脱痂，遗留局部阵发性刺痛，影响睡眠，曾在多家医院中西医治疗，先后服用中药、西药营养神经以及芬必得、颅痛定等止痛药，疼痛无明显缓解。

【四诊摘要】右侧腰部可见少许色素沉着，呈阵发性刺痛，夜间加重。口干，夜眠较差，二便调，舌红苔薄黄，脉弦滑。

【中医诊断】蛇串疮（余热未清，瘀毒互结）。

【西医诊断】带状疱疹后遗神经痛。

当代中医皮肤科临床家丛书（第三辑） 陈达灿

【治则】清解余毒，活血化瘀，通络止痛。

【方药】大青叶 15g　　生薏苡仁 30g　　茯苓 20g　　赤白芍各 15g
　　　　入地金牛 15g　　白蒺藜 15g　　鸡血藤 30g　　忍冬藤 20g
　　　　延胡索 20g　　田七末(冲服)3g　全蝎(冲服)3g　甘草 5g

7 剂，水煎内服，每日 1 剂。

【其他治疗】皮损处以梅花针叩刺加拔火罐治疗。

二诊：2004 年 4 月 20 日。患者疼痛减轻，睡眠改善，舌暗红苔薄黄，脉弦。上方加丹参 20g，丹皮 20g 凉血活血；继续予梅花针叩刺加拔火罐治疗局部。

三诊：2004 年 4 月 27 日。舌苔由黄腻转薄白，无口干，疼痛明显减轻，夜眠改善，大便稍烂，考虑余邪渐去，上方去大青叶，加茯苓健脾渗湿固本。后续以上方加减治疗 1 月余，局部疼痛消失。

【按语】带状疱疹后遗神经痛是指疱疹的皮肤损害已完全消退，但受累的神经分布区域仍有持续性剧烈疼痛，可持续数月至数十年不等，且疼痛昼夜均存在，常发生在老年人体质虚弱或患有慢性全身性疾病的患者，治疗常常较为棘手，为临床上治疗的难点。本病乃湿热毒邪为患，虽皮损痊愈，但痛如针刺，经久不除，往往是由于湿热未尽，余毒未清，瘀热互结，滞留经络，不通则痛。治宜清热利湿，活血化瘀，养血通络止痛。方中大青叶、生薏苡仁清湿热余毒，白芍柔肝缓急止痛，赤芍、鸡血藤、忍冬藤、入地金牛活血化瘀、通络止痛，延胡索、田七行气散瘀止痛。全蝎又名全虫，其味辛性平，有小毒，入肝经，具有息风止痉、解毒散结、窜筋透骨，通络化瘀解毒之功，活血通络止痛疗效显著，在辨证处方基础上加入全蝎 3～5g 可显著增强止痛的疗效。带状疱疹后遗神经痛除内服中药外，配合中医外治法，如梅花针叩刺加拔罐疗法，或采用火针疗法，效果更佳。

验案三

阮某某，女，72 岁，1997 年 3 月 4 日初诊。

【主诉】头面疼痛半年余。

【现病史】半年前头面部出现红斑、水疱，眼部畏光流泪，在外院诊为"带状疱疹"，予口服无环鸟苷，肌注维生素 B_1、B_{12}、聚肌胞等治疗，3 周后皮疹消退，眼部症状消失，但局部疼痛未止，痛甚欲吐，彻夜难免，辗转多家大医院诊治，服用激素等药物后疼痛有所缓解。

【四诊摘要】左侧头面部散在多处色素沉着斑，呈带状分布。头晕头痛、疲乏纳差，口干口苦，大便干，小便调。舌淡红少苔，脉细。

【中医诊断】蛇串疮（气阴两虚，瘀阻经络）。

【西医诊断】带状疱疹后遗神经痛。

【治则】益气养阴，活血止痛。

【方药】
太子参20g	玄参20g	生地20g	沙参20g
田七末(冲服)3g	丹皮20g	白芍20g	夜交藤15g
煅牡蛎(先煎)30g	红花6g	紫草20g	地骨皮15g

二诊：1997年3月10日。服上方7剂，疼痛减轻，睡眠好转，舌淡红苔薄白，脉弦细。守上方，加当归6g、蕲蛇15g。

三诊：1997年3月24日。继续14剂，疼痛明显减轻，睡眠可，舌淡红苔薄白，脉细弱，治以益气养阴，活血止痛。

【方药】
太子参20g	北芪15g	五味子10g	白芍20g
赤芍20g	鸡血藤30g	生地20g	紫草20g
当归10g	全蝎6g	黄精15g	

四诊：1997年4月7日。服上方14剂，疼痛完全缓解，症状消失，临床治愈。

【按语】老年患者，病程日久，疼痛仍未能消除。缘老年患者气血衰弱，血脉受邪而生瘀滞，经络不通之故。治以益气养阴、活血止痛，方中太子参健脾益气；生地、玄参、沙参、地骨皮养阴；田七末、丹皮、红花、紫草活血止痛，所选取药物寒温并用，以免药物过于寒凉，加重经脉瘀滞，后期加入北芪、当归益气养血之品扶正，加入全蝎加强通络化瘀止痛之功。临床辨证准确，用药配伍精当，故疗效满意。

十六、复发性生殖器疱疹

生殖器疱疹主要是由单纯疱疹病毒Ⅱ型（HSV-Ⅱ）通过性接触感染的一种常见的、易复发、难治愈的性传播疾病。复发性生殖器疱疹复发间隔时间长短不一，可2～3周、数月或更长时间复发，复发症状的轻重、频率与疲劳、饮酒、性生活、月经、饮食、精神因素等有关。

本病属于中医"阴疮""阴蚀疮""阴疳""阴疱""瘙（臊）疳"等范畴。

（一）临证思维

《医宗金鉴·外科心法要诀》对本病有记载曰："妇人阴疮为总名，各有形证名属经……"又云："㿗疮……痛而多痒，溃而不深，形如剥皮烂杏者，名瘙疳……治当疏利肝肾邪火，以八正散、清肝导赤汤主之。"本病多因房事不洁，从外感受湿热淫毒，困阻外阴皮肤黏膜和下焦经络，故外阴生殖器出现水疱、糜烂、灼热刺痛，且湿为阴邪，黏腻而滞，不易速去，日久耗气伤阴，正虚邪恋，遇劳遇热则发。复发性生殖器疱疹多在于湿、毒、虚，与肝、脾、肾三脏关系最为密切。

（二）治疗经验

1. 分期治疗

临床上复发性生殖器疱疹发作期多表现为下焦肝经湿热，治疗上以清热利湿、解毒祛邪为主，或佐以扶正，发作时常见阴部簇集红色丘疱疹或水疱，或水疱溃破形成糜烂面，自觉灼热疼痛，或会阴大腿内侧引痛不适，可伴有口干口苦，小便短赤不畅，舌质红，苔黄腻，脉弦数或滑数，治以龙胆泻肝汤加减，药选栀子、板蓝根、虎杖、蒲公英、薏苡仁清热解毒利湿，栀子用炒制品减少对机体阳气的克伐，生地、丹皮清热滋阴解毒，以防湿热之邪伤津耗液；治湿不利小便，非其治也，故使用车前子、泽泻利尿，使湿热之邪从下而走；疼痛明显者可加郁金、三七行气化瘀止痛。非发作期复发性生殖器疱疹多表现为湿毒内困、正虚邪恋证，表现为腰膝酸软、手足心热、口干心烦、失眠多梦，或抑郁焦虑，食少困倦，大便溏，舌红少苔或舌淡苔白，脉细数或细弱，治以滋补肝肾、益气健脾利湿，选用知柏地黄汤合参苓白术散加减。陈教授强调，非发作期虽以正虚为主，但是补益之品不宜过于滋腻，以防碍脾，从而难以发挥应有的功效，且非发作期常虚实互见，可在补虚之时佐以祛邪之品，或选择兼有扶正祛邪之品，药物常用知母、黄柏滋阴清热，炒薏苡仁、白术、黄芪、山药、太子参健脾益气养阴，薄盖灵芝补益肝肾，生地养阴清热；芡实健脾补肾而兼能祛湿，佐以板蓝根、连翘清热解毒。蜈蚣、全蝎在复发性生殖器疱疹中常可选用，以剔除毒邪；精神抑郁者可加柴胡、郁金；失眠者可加珍珠母、龙齿、酸枣仁；诸药合用，共奏健脾益气养阴、除湿解毒之功。陈教授强调在后期虽然以正虚为主，但也不忘祛湿，正如陈修园所云："驱邪正自复，正复邪自驱，攻也补也，一而二，二而一也。"故薏苡仁常应用于治疗始终，或生用或炒用，或随病情改变而用量有所变化。

2. 重用薏苡仁，善用虫类药物

复发性生殖器疱疹多表现为湿毒内困、正虚邪恋证，其中湿毒贯穿在疾病的始终，薏苡仁为祛湿之要药，其既可以清热利湿，又可健脾。陈教授在治疗过程中常常重用薏苡仁，用量初始常为 40~50g。发作期用生薏苡仁清热利湿，非发作期用炒薏苡仁，加强健脾益气之功。正如《本草新编》曰："凡利水之药，俱宜多用，但多用利水之药，必损真阴之气，水未利，而阴俱虚矣，所以他利水之药，不敢多用。惟薏仁利水，而又不损伤真阴之气，诸利水药之不及也。可以多用，而反不用，与不可多用，而反大用者，安得有利乎。故凡遇水湿之症，用薏仁一二两为君，而佐以健脾去湿之味，未有不速于奏效也。"陈教授重用薏苡仁的同时常配伍白术，《汤液本草》亦云"非白术不能祛湿"，二药配伍，益气健脾祛湿。

陈教授认为复发性生殖器疱疹必须借助血肉有情之虫类药，取其搜剔钻透之功去除毒邪，临床常用蜈蚣、全蝎等虫类药物，特别是蜈蚣一药，解毒搜剔之功更强，《圣济总论》云："蜈蚣能除风攻毒，不足治疗蛇毒，也可以治痔漏、便毒、丹毒等。"故常在处方中加入虫类药物往往药力倍增，收效显著。

3. 内治和外治相结合

陈教授治疗生殖器疱疹有皮损时常常内治和外治相结合，可以起到加速皮疹愈合作用。正如《洞天奥旨》云："阴疮者，生于阴户之内也……内治之后，仍以外治同施，鲜不即愈矣。"治疗时在发作期常常选用紫草、虎杖、大黄、甘草水煎放凉后外洗患处，清热解毒消肿，疱疹溃破后的糜烂面可用紫草油外搽，凉血解毒生肌，直折病势。

4. 注意心理治疗及精神调摄

复发性生殖器疱疹反复发作，严重影响到患者的身心健康和生活质量，精神紧张是生殖器疱疹复发的主要社会因素之一。不良的心理状况可导致人体免疫力低下，对病毒抵抗力下降，导致病情的复发。陈教授非常重视患者心理治疗，接诊时耐心细致地介绍本病的相关知识并及时解答患者疑问，让患者充分了解本病的治疗、转归及预防，减轻患者不必要的焦虑和抑郁，树立战胜疾病的信心。其次陈教授会在处方中加入重镇安神及改善睡眠的中药，以改善焦虑抑郁症状及其所带来的睡眠障碍。

（三）验案举隅

谭某某，男，42 岁。初诊日期：2011 年 6 月 6 日。

【主诉】阴茎部反复水疱伴疼痛反复 1 年，加重 3 天。

【现病史】1 年前因不洁性交后阴茎出现簇状水疱伴灼痛感，服用伐昔洛韦 1 周后病情好转，以后每月至少复发一次。此次再次复发，灼痛不适前来就诊。

【四诊摘要】阴茎部皮肤成簇水疱，部分糜烂，少许渗液。伴灼痛感。口干，小便短赤，大便调，眠欠佳。舌红，苔微黄腻，脉弦滑。

【中医诊断】阴疱疮（湿热下注）。

【西医诊断】生殖器疱疹。

【治则】清热利湿解毒。

【方药】板蓝根 15g　　虎杖 15g　　炒栀子 10g　　蒲公英 30g
　　　　生薏苡仁 40g　白术 15g　　生地 15g　　丹皮 15g
　　　　车前子 10g　　珍珠母 30g　甘草 5g

【其他治疗】紫草 30g、虎杖 30g、大黄 30g、甘草 15g 水煎，待冷后外洗。

二诊：2011 年 6 月 11 日。5 剂后皮疹消退，小便灼热感消失。改以益气健脾、清热利湿治之。

【方药】板蓝根 15g　　炒薏苡仁 40g　白术 15g　　萆薢 20g
　　　　黄芪 15g　　　太子参 15g　　生地 15g　　牡丹皮 15g
　　　　珍珠母 30g　　茯苓 15g　　　甘草 5g

连服 4 周，诸症消失。随访半年未见复发。

【按语】初起患者湿热之邪较明显，故以清热利湿为主，待皮疹消退，症状缓解，中病即止，去苦寒之龙胆草、栀子、蒲公英以免伤胃，生薏苡仁改为炒薏苡仁加茯苓、白术、黄芪、太子参健脾渗湿、益气养阴，萆薢渗湿兼有补益肝肾之功。整个治疗过程中用药体现在辨证论治，同时始终注重扶正祛湿解毒的主线。

十七、扁平疣

扁平疣好发于青少年，又称为青年扁平疣。大多骤然出现，表现为米粒大到绿豆大扁平隆起的丘疹，表面光滑，质硬，浅褐色或正常皮色，圆形、椭圆形或多角形，数目较多，多数密集，偶可沿抓痕分布排列成条状。一般无自觉症状，偶有微痒。好发于颜面、手背及前臂等处，有时伴发寻常疣。病程慢性，有时可自行消失，但亦可持续多年不愈，愈后不留瘢痕。

本病属于中医学的"扁瘊"范畴。

（一）临证思维

本病主要由于肝失疏泄，肝经郁热，复感毒邪所致；或者由于脾虚气血生化乏源，血少濡润肌表不足，邪毒犯表，留恋肌肤，久则郁结成疣。总由气血失调，腠理不密，感受外邪，气血凝滞皮肤所致。

（二）治疗经验

陈教授结合多年临床经验，发现临床以肝经郁热及脾虚气血不和两型为多见。对证属肝经郁热型者，临床常用柴胡郁金汤为基础方进行加减，常用药物：柴胡、郁金、薏苡仁、赤芍、板蓝根、贯众、丹皮、夏枯草、蒺藜、浙贝母、甘草等。若腹部胀痛加川朴以除胀；口苦心烦，加栀子以清热除烦；如见纳差、便溏、腹胀，为木克土、肝郁脾虚之证，疏肝的同时应顾护脾气，脾虚可加用太子参、白术、山药等益气健脾。

对证属脾虚气血不和者，常用玉屏风散加减，由黄芪、白术、防风、茯苓、薏苡仁、生地黄、白芍、山药、川芎、鸡血藤、甘草等。若痰多者，加白芥子、浙贝母以祛风化痰消肿；口腻食不知味者，加藿香、苍术以芳香燥湿、健运脾胃；面色萎黄、血虚明显者，则加熟地以养血活血滋阴。

陈教授在辨证基础上常加香附、木贼二味药物，其中香附是血中气药，具有行气解郁，疏肝散结之功；木贼有疏风清热，散郁结之效，二药配合，行气活血，郁结可散，切中了本病的病机。

临床上配合中医外治法治疗本病疗效显著，常用的外治法有：以疣毒净外洗液（院内制剂）外洗，一日2次，配合疣毒净霜（院内制剂）局部外用；或以三黄洗剂或金粟兰酊外搽疣体；更喜用板蓝根、木贼、香附、枯矾等煎水，温热熏蒸擦洗皮疹（以不烫伤为度），每天1－2次。

此外，局部也可选用火针疗法；常规消毒，将烧红的针垂直快速点到疣体顶端，小疣体点刺一下即可，疣体大者需在周围围刺，不可过深，以不超过基底部为宜。

（三）验案举隅

黄某，男，67岁。初诊日期：2004年9月21日。

【主诉】前胸、颈部、腋下起褐色扁平丘疹2年。

【现病史】2年前无明显诱因于颈部出现扁平丘疹，轻微瘙痒，搔抓后皮疹增多，随后前胸部、腋下出现同样皮疹，自行外用药膏（具体不详）后未见明显改善，近期逐渐增多而就诊。

【四诊摘要】前胸、颈部、腋下散在褐色角化性丘疹、斑丘疹。胃纳一般，偶有腹胀，眠可，二便调，舌暗红苔白腻，脉细。

【中医诊断】扁瘊（卫表不固，脾虚湿蕴）。

【西医诊断】扁平疣。

【治则】益气固表，健脾渗湿。

【方药】玉屏风散加味。

黄芪 20g	白术 20g	防风 10g	薏苡仁 30g
丹参 15g	太子参 20g	珍珠母(先煎)30g	
丹皮 12g	甘草 6g		

7 剂，水煎内服，每日 1 剂。

【其他治疗】外用疣毒净外洗液。

二诊：2004 年 9 月 28 日。服药 7 剂后，皮疹稍有增多，潮红，胃纳、腹胀改善，舌脉同前，上方加蒲公英 15g、板蓝根 15g、茯苓 15g。

三诊：2004 年 10 月 12 日。再服 7 剂，皮疹无增多，续服上方。

四诊：2004 年 10 月 19 日。皮损部分发红，偶有腹胀，原方加用春砂仁、海螵蛸行气制酸护胃。

五诊：2004 年 10 月 26 日。部分疣体脱落。继续服用中药 2 个月后皮损明显消退。

【按语】治疗赘疣，当辨寒热虚实，此病虽以实证居多，不少医家认为本病的形成为风热之邪搏于肌肤，或怒动肝火，或因血虚肝失所养，气血凝滞于肌肤而生，采用清热解毒、和营活血、平肝重镇之法。用药可选用现代药理证实有抗病毒作用的大青叶、板蓝根、生薏苡仁、紫草、牛蒡子、马齿苋等，但本病病程较长，长期使用注意避免苦寒伤胃，可配合生地、丹皮、赤芍等清热凉血活血之品。中药可一煎内服、第二三煎外洗，疗效较好。外治也可选用香附、木贼、板蓝根、枯矾等煎水温热熏蒸擦洗或湿敷皮疹。

本病虚证也占有不少比例，根据《灵枢·经脉》中有关于"虚则生疣"的启示。本病例中患者形体稍胖，胃纳一般，偶有腹胀、舌苔白腻等症状，辨证为脾虚夹痰湿，以益气健脾为治法，取得很好疗效。中药以玉屏风散为基本方，加用丹参、丹皮活血凉血，太子参、薏苡仁益气健脾渗湿。现代药理学研究证明，玉屏风散具有免疫调节的作用，北芪、白术共奏托毒补虚、鼓舞正气之功，其中北芪不仅能增强非特异性免疫功能，使血液中细胞总数及多核细胞数增多，促进肝脾巨噬细胞及腹腔游走巨噬细胞的功能，增强自然杀伤（NK）细胞的活性，明显提高 T 淋巴细胞的功能，能部分或全部清除抑制性细胞的活性，而且体外试验证明它有抑杀病毒的作用。白术具有免疫刺激作用，可使白细胞数上升，增强机体免疫力。

十八、跖疣

跖疣是由乳头瘤病毒感染引起的好发于足底的赘生物。发生于足底，外伤或摩擦可为其诱因，足部多汗也可能与其有一定相关性，初起为一细小发亮的丘疹，后逐渐增大，表面角化，粗糙不平，呈灰褐色、灰黄色或污黑色，圆形，境界清楚，边缘稍高增厚形成角质环，削去角质，可见角质与疣体组织边界，或可见出血点，好发于足跟、跖骨头及趾间受压部位，可在胼胝基底上发生，与胼胝合病，病程慢性，部分可自愈。

本病属于中医学的"足瘊""牛程蹇""跖瘊"范畴。

（一）临证思维

陈教授认为本病多是由于长途跋涉或鞋靴紧小，使足部外伤摩擦或过度受压，而致气滞血瘀、卫外不固，外染邪毒，聚结而成。

（二）治疗经验

西医常选用液氮冷冻或二氧化碳激光局部治疗跖疣常能取效，但对部分范围广、病位侵犯深者，或患者年龄较小不能耐受者以上方法则不适宜，陈教授经过多年临床经验不断积累，采用中药浸泡治疗跖疣取得了显著疗效。

中药汤剂外洗，板蓝根、大青叶、香附、木贼、莪术、蜂房、枯矾等水煎，先熏蒸后浸泡双足，每天 1 次，每次 20 分钟，1 个月为一疗程。方中大青叶、板蓝根味苦性寒，有清热解毒凉血之功，现代研究认为二药均具有抗病原微生物作用，对多种病毒、细菌均有抑制和杀灭作用；香附、木贼二药配伍行气活血散结；莪术具有活血散结之功；蜂房、枯矾均有解毒杀虫之效，此外枯矾有燥湿收敛之功，对于足部多汗者尤为适用。诸药配伍共奏活血行气、解毒散结之功。

中药汤剂外洗后配合艾灸法疗效更佳。具体操作：将艾炷放到疣体上直接灸，待患者感觉烫时更换艾炷，连续 5 壮，每周 2 次。对于单发或者少发者尤为适用。

（三）验案举隅

江某某，男，12 岁。初诊日期：2015 年 10 月 13 日。

【主诉】双足底起较多淡黄色角化性丘疹半年。

【现病史】患儿半年前开始于双足底起散在淡黄色角化性丘疹，表面粗糙、界限清楚，挤压后疼痛明显。患儿家属未予重视，其后皮疹逐渐增多。前来就诊。

【四诊摘要】双足底散在较多淡黄色角化性丘疹，表面粗糙、界限清楚，挤压后疼痛明显。纳眠可，二便调。舌淡红苔微黄腻，脉滑。

【中医诊断】跖瘊（湿热下注）。

【西医诊断】跖疣。

【治则】清热解毒，消肿杀虫散结（外治）。

【方药】板蓝根 30g　　大青叶 30g　　山豆根 30g　　木贼 15g

　　　　蜂房 10g　　枯矾 10g　　野菊花 30g

水煎至 1000ml，浸泡双足，每日 1 次，每次 20 分钟。共 14 剂。

二诊：2015 年 10 月 27 日。患儿双足底疣体较前明显变小，疼痛减轻，维持上述治疗方案 2 周，后皮疹大部分消退，继续 2 周全部消退。

【按语】跖疣，中医称"跖瘊"，是由乳头瘤病毒感染引起的好发于足底的赘生物。本病是由于长途跋涉或鞋靴紧小，使足部外伤摩擦或过度受压，而致气滞血瘀、卫外不固，外染邪毒，聚结而成。全方大青叶、板蓝根均味苦性寒，有清热解毒凉血之效，现代研究二药均具有抗病原微生物作用，对多种病毒、细菌均有抑制和杀灭作用；而山豆根性味苦寒，亦具清热解毒之效；木贼味甘苦，性平，具有平疏散风热之效，现代研究发现木贼所含的硅酸盐和鞣质有收敛作用，从而对于接触部位有消炎、止血作用；蜂房微甘，性平，具有攻毒杀虫、祛风止痛之效，上述中药合用共奏清热解毒、消肿散结之效。

十九、夏季皮炎

夏季皮炎是一种因天气炎热引起的季节性的炎症性皮肤病，常在 6~8 月发病，特别是在广东及岭南地域常见。本病好发于成年人，常发于四肢伸侧和躯干，表现为大片的潮红或红色斑丘疹，或成片的细小的丘疹或丘疱疹，搔抓可出现抓痕或者血痂，甚者皮肤增厚或有色素沉着，或继发皮肤感染，气温转凉后病情自行缓解或者自愈。

本病属于中医学"暑病""暑热疮"范畴。

（一）临证思维

陈教授认为本病的发生由于内有湿热，复感外界暑热之邪，内外之暑热湿邪蕴蒸肌肤所致。

（二）治疗经验

在治疗方面，以清热解暑、利湿止痒为原则，常用荷叶青蒿汤加减治疗，主要药物组成：荷叶、青蒿、薏苡仁、茵陈蒿、布渣叶、灯心草、淡竹叶、佩兰、防风、甘草。血热较甚者加丹皮，瘙痒甚者加白鲜皮祛风除湿止痒。陈教授认为方中青蒿、荷叶为治疗夏季皮炎的要药，其中荷叶具有轻宣、升阳、散瘀之功。张洁古的枳术丸中采用荷叶烧饭为丸，取其生发脾胃之气；清代本草《药性切用》曰："荷叶味苦性平，色青形仰，中空象震；禀少阳甲胆之气，能升胃中清气。"青蒿，有芳香化湿之功，徐大椿曰："青蒿叶，除烦清暑，退热除蒸，为劳热、暑热专药。"《药性切用》中记载青蒿有芳香化湿之功，常用于夏季感受暑湿的治疗，常常配伍薏苡仁配伍使用；国医大师朱良春教授也认为青蒿具有芳香醒脾化湿之功，与藿香有相似之处，然青蒿偏于苦寒，但无苦寒败胃之虞。如《本草从新》所言："凡苦寒药多与胃家不利，惟青蒿芬芳袭脾，宜血虚有热之人，以其不犯冲和之气尔。寒而泄泻者仍当避之。"可见，青蒿、荷叶虽可清热祛湿，但是无伤脾胃之虞，且有醒脾升清之功效，切合夏季皮炎的病因病机。暑热之邪，扰动心神，则心烦闷乱而不宁，故处方用药时常使用清心之品，如灯心草、淡竹叶。此外，陈教授认为暑邪为病，常兼挟湿邪而侵犯人体，脾失健运又是内湿之因，因此，在使用清热除湿的药物外，尚需注意苦寒之品伤及脾胃，治疗过程中需要固护脾胃。

（三）验案举隅

验案一

王某，男，40岁。初诊日期：2016年6月22日。

【主诉】躯干、四肢红斑、丘疹伴瘙痒1周。

【现病史】患者近2年每年夏季受热后躯干、四肢出现红斑、丘疹伴瘙痒，冬季皮疹可缓解或消失。7天前受热后再次出现红斑、丘疹伴瘙痒，前来就诊。

【四诊摘要】躯干、四肢散在红斑、丘疹，未见水疱、糜烂、渗液等。胃纳可，二便调，眠可。舌尖红苔薄黄，脉滑。

【中医诊断】暑热疮（湿热蕴阻）。

【西医诊断】夏季皮炎。

【治法】清热除湿，祛风止痒。

【方药】荷叶青蒿汤加减。

荷叶 10g	青蒿 10g	生薏苡仁 20g	连翘 15g
灯心草 0.6g	淡竹叶 15g	芦根 20g	防风 15g
鱼腥草 20g	生地 15g	牡蛎 30g	白鲜皮 20g
甘草 6g			

二诊：2016 年 6 月 29 日。服药 7 剂，瘙痒减轻，红斑丘疹颜色明显变淡，部分皮疹消退，上方去淡竹叶、芦根、防风，加茯苓 15g、白术 15g，再服 14 剂量，皮疹消退，瘙痒消失。

【按语】夏季皮炎是一种因天气炎热引起的季节性的炎症性皮肤病，常在 6～8 月发病，特别是在广东及岭南地域常见。本病例治以清热除湿、祛风止痒，采用荷叶青蒿汤加减；此外，脾居中土，主运化水湿，且外湿也易伤脾，治疗上早期清暑利湿，在后期不忘培补中土以健脾。早期以鱼腥草、芦根、淡竹叶、薏苡仁清热祛湿，防风、灯心草、白鲜皮、连翘清热祛风止痒，其中淡竹叶、灯心草、生地、甘草为导赤散之组方，其意在导湿热从小便而出；牡蛎镇静安神。后期，瘙痒减轻，拟健脾治本为主，加茯苓、白术以标本兼治。

验案二

潘某某，男，66 岁。初诊日期：2015 年 6 月 2 日。

【主诉】躯干四肢红斑、斑丘疹伴瘙痒 5 天。

【现病史】5 天前受热后躯干四肢散在出现红斑、斑丘疹，伴瘙痒，未曾治疗，随后皮疹增多，瘙痒加重，前来就诊。

【既往史】过敏性鼻炎、慢性胃炎病史。

【四诊摘要】躯干四肢散在红斑、斑丘疹、丘疱疹，抓痕、血痂。纳眠可，大便调，小便不畅，舌暗红，苔黄腻，脉弦。

【中医诊断】暑热疮（暑热湿阻）。

【西医诊断】夏季皮炎。

147

【治则】清热解暑，利湿止痒。

【方药】荷叶青蒿汤加减。

荷叶 15g	青蒿 10g	薏苡仁 30g	鸡骨草 15g
绵茵陈 15g	布渣叶 15g	藿香 10g	苍术 10g
防风 15g	白鲜皮 15g	徐长卿 15g	丹皮 15g
甘草 5g			

7剂，水煎内服，每日1剂。

二诊：2015年6月16日。丘疱疹消退，留有暗红斑疹，自述腹部胀闷不适，大便不畅，上方去丹皮、荷叶、青蒿，加紫苏梗15g宽中除胀；皮疹暗红，舌质暗红加白术燥湿、莪术活血。

三诊：2015年6月30日。腹部胀闷不适感消退，舌暗红，苔白微腻，脉弦，上方去紫苏梗，加白芷，加强燥湿之功。

四诊：2015年7月14日。皮疹消退，仍有躯干上半部轻微瘙痒，上方去白芷，加蝉蜕、紫苏叶疏风止痒。

【按语】夏季皮炎治以清热解暑、利湿止痒为主，辨证论治过程中必须抓住"暑热夹湿"的特点，处方中多数药物主要围绕"湿"进行的。清热利湿药物：茵陈、鸡骨草、布渣叶；芳香化湿药：青蒿、藿香；健脾渗湿药：薏苡仁；健脾燥湿药：白术、苍术；辛温燥湿药：白芷；祛风清热燥湿药：白鲜皮；祛风散寒除湿药物：徐长卿等。起初患者皮疹主要为红斑、斑丘疹、丘疱疹，舌苔黄腻，湿热表现明显，治疗主要是清热利湿，兼以芳香化湿；其后热象不显，皮疹红斑消退，舌苔白腻，湿重于热，治疗加入辛温健脾燥湿药物如：苍术、白术、白芷等温化湿邪。详辨湿热之轻重，灵活使用祛湿的药物，方能取得好的疗效。此外，暑邪为病，常兼挟湿邪而侵犯人体，在使用清热除湿的药物外，尚需注意苦寒之品伤及脾胃，治疗过程中固护脾胃贯穿于整个治疗过程中。

二十、神经性皮炎

神经性皮炎，又名慢性单纯性苔藓。本病临床上以皮肤苔藓样变及剧烈瘙痒为其特征，好发于颈项、眼睑、四肢伸侧、外阴、骶尾等部位。根据皮损范围的大小和多少，分为局限性神经性皮炎和泛发性神经性皮炎。西医治疗主要根据病情和皮肤受累范围的大小，选择糖皮质激素等局部外用或封闭治疗，系统应用抗组织胺药、钙剂等对症止痒。

本病中医称为"牛皮癣""摄领疮"。

（一）临证思维

本病的发生或因精神七情内伤，郁闷不舒，致心火上炎，或因局部机械性反复摩擦，导致气血运行失调，凝滞于肌肤，日久耗血伤阴，血虚化燥生风；或因脾虚湿热蕴结，复感外界风邪，蕴阻皮肤而发病。

（二）治疗经验

本病常见以下 3 型，肝经郁热型、脾虚湿困型、血虚风燥型。

肝经郁热型，常表现为皮疹色红，常见抓痕、血痂，自觉剧烈瘙痒。伴有心烦易怒，或者情绪波动时瘙痒加重，口苦咽干，舌红脉弦，治以疏肝清热、宁神止痒，丹栀逍遥散加减，常用中药丹皮、炒栀子、柴胡、白芍、珍珠母、茯苓、麦冬、酸枣仁、钩藤、徐长卿、甘草。

脾虚湿困兼风邪者，皮疹常表现为肥厚成斑块状，颜色暗淡，阵发性瘙痒，常伴有疲倦懒言、纳差，大便烂，舌体胖苔白或白腻，脉缓，治以健脾渗湿、祛风止痒，自拟三术汤加减，常用药物：白术、苍术、莪术、太子参、茯苓、炒薏苡仁、白鲜皮、防风等，湿热明显者加炒栀子、绵茵陈，心烦者常加连翘、灯心草、淡竹叶；睡眠差加龙齿。

血虚风燥者，常表现为皮肤干燥、粗糙、脱屑明显，皮疹颜色暗淡，瘙痒夜晚明显，或者伴有头晕、心悸、失眠，舌质淡，苔薄白，脉细，治宜养血祛风、润燥止痒，自拟三藤汤加减，常用药物：鸡血藤、钩藤、夜交藤、丹参、白蒺藜、防风、北沙参、茯神、僵蚕等。

对于皮疹肥厚者，陈教授常配合火针局部散刺治疗，采用适当型号的火针在酒精火焰上烧红，迅速点刺皮损局部后迅速出针，依据皮损的大小可点刺数针，每周进行 1 次。或者采用梅花针叩刺肥厚的皮疹部位、以微渗血为度，外涂 25% 硫黄软膏，然后用神灯（高频电池波治疗仪）照射治疗，每次约 20 分钟，每周进行 1 次。

对于瘙痒甚者常采用刺络拔罐疗法，根据部位进行取穴，常选大椎、膈俞、肺俞、委中等穴位常规消毒，以三棱针挑破挤出血，随后进行拔罐，放出适量血液，从而达到泄热解毒、活血祛瘀、祛风止痒之功。

（三）验案举隅

验案一

黄某某，女，29 岁。就诊日期：2015 年 10 月 13 日。

【主诉】躯干、四肢渐起肥厚皮损伴瘙痒1年。

【现病史】患者近1年由于工作紧张，情绪波动，全身泛发红斑、丘疹，部分苔藓样变，瘙痒剧烈，经口服马来酸氯苯那敏片、盐酸多塞平片、谷维素、维生素B、普鲁卡因静脉封闭、胎盘针穴位注射等治疗效果不显，今日前来就诊。

【四诊摘要】躯干、四肢可见红斑、丘疹，部分皮损肥厚，呈苔藓样变，干燥、粗糙。心烦，动辄落泪，瘙痒剧烈，难以入睡，胃纳可，二便调。舌淡尖红，苔白腻，脉细。

【中医诊断】牛皮癣（脾虚湿困、心火亢盛）。

【西医诊断】泛发性神经性皮炎。

【治法】健脾渗湿，清心安神。

【方药】
太子参30g	茯苓20g	山药30g	生苡仁30g
淡竹叶15g	灯心草0.6g	青蒿10g	珍珠末（冲）2支
白鲜皮20g	白芍15g	甘草6g	徐长卿15g
牡蛎（先煎）30g			

7剂，水煎内服，每日1剂。

二诊：2015年10月20日。服药1周，无新发皮疹，红斑颜色变暗，瘙痒明显减轻，情志、睡眠改善，纳可，二便调，舌淡红，苔薄黄，脉细。原方去牡蛎，加防风12g、连翘10g。

三诊：2015年10月27日。上方加白蒺藜12g以加强祛风止痒之效，服用7剂后皮疹基本消退，无瘙痒。

【按语】神经性皮炎属于中医学"顽癣""牛皮癣"的范畴，临床上根据其皮损的范围分为局限性和泛发性两大类型，其中局限性以外治法为主，泛发性以内治法为主。本例为病程缠绵10年的女性患者，近期由于工作压力大，情绪波动而病情加重。《脾胃论》曰："饮食损胃，劳倦伤脾，脾胃虚，则火邪乘之而生大热。""思则伤脾"，故脾气亏虚，心火独盛，治宜健脾益气、清心泻火、利湿止痒。方中以太子参、茯苓、山药、薏苡仁益气健脾渗湿，灯心草、竹叶清心火，牡蛎、珍珠末潜镇安神，白鲜皮、徐长卿祛风止痒。除内服方中药外，辅以心理疏导，患者服药后病情迅速缓解，疗效颇为显著。

验案二

冯某某，男，53岁。初诊日期：2016年12月13日。

【主诉】肘部小腿及背部皮肤肥厚伴瘙痒6年。

【现病史】6年前患者因炒股熬夜及紧张后双侧肘部及手背出现红斑、丘疹，瘙痒明显，随后背部及双下肢出现同样皮疹，曾先后在多家医院诊治，内服外用多种药物（具体不详）疗效不显，前来就诊。

【四诊摘要】双侧肘部伸侧及双手背肥厚皮疹，背部、双小腿散在褐色肥厚斑块、多角形扁平丘疹，皮疹呈褐色。皮疹干燥，少许皲裂。皮疹处瘙痒，胃纳可，偶有反酸，二便调，眠欠佳。舌暗红，苔黄腻，脉弦。

【中医诊断】牛皮癣（脾虚湿瘀互结）。

【西医诊断】泛发性神经性皮炎。

【治则治法】健脾燥湿，祛风止痒。

【方药】
白术 15g	苍术 10g	莪术 15g	生地 20g
炒栀子 10g	白鲜皮 20g	丹皮 15g	槐花 15g
龙齿(先煎)30g	海螵蛸(先煎)30g	丹参 15g	白芍 15g
赤芍 15g			

7剂，水煎内服，每日1剂。

【其他治疗】配合刺络拔罐法（大椎穴、肺俞、膈俞、脾俞、肝俞）；手背肥厚皮疹处火针治疗。

二诊：2016年12月20日。手背及四肢肥厚皮疹较前变薄，皲裂较前好转，瘙痒减轻，大便偏稀，舌暗，苔黄腻，脉弦。上方槐花改为槐花炭，去白芍加紫苏梗15g、绵茵陈15g。

三诊：2016年12月27日。服用上方7剂后，手背及四肢肥厚皮疹较前明显变薄，变软，睡眠好转，大便偏稀，舌暗苔白腻脉弦。上方去生地，加徐长卿，经治疗病情好转。

【按语】本患者为神经性皮炎患者，长期炒股、熬夜压力大为诱因，皮疹肥厚，瘙痒甚，舌暗红，苔黄腻，大便稀，兼有脾虚、阴（血）虚、湿邪（顽湿）、蕴热、血瘀的表现，在三术汤基础上加炒栀子、绵茵陈清热祛湿，白鲜皮清热祛风止痒；槐花不但苦寒清热，大肠与肺相为表里，能疏散皮肤风热，临床治疗肠中有热，外有风热之邪的皮肤病最为适宜；槐花虽苦寒，用药在固护脾胃的同时，常选用槐花炭清泄大肠之火热，而且可以疏散风热，槐花炒炭可减弱其苦寒之性。白芍配伍赤芍一散一敛，一泻一补，适合本患者阴虚夹瘀有热之征；丹参活血养血；徐长卿不仅有祛风止痒之功，而且兼有疏肝的功效；龙齿安神，海螵蛸制胃酸。此外，选取的穴位中大椎穴疏风泄热；肺俞可疏通肌表、运行气血、疏风清热；脾俞有运化水湿之功；膈俞可活血化瘀、祛风止痒；肝俞，协调气机、气血流通、濡养肌肤之功。刺络拔罐法可以通过泄热解毒、调和气血、活血祛瘀、通经活络等途径，调节人体脏腑，使脏腑和谐、经脉畅通、气血和调、阴阳平衡。此外有止痒作用，血脉流通则"风"气无所存留，从而达到祛风止痒的作用。

二十一、皮肤瘙痒症

皮肤瘙痒症是指临床上无原发损害，而以皮肤瘙痒为主的皮肤病。本病好发于中老年人，多见于冬夏季。皮肤瘙痒的范围不定，可局限于一两处，也可泛发全身。局限性瘙痒症以肛门、外阴、头皮、小腿、掌跖、外耳道等处多见；老年人因皮脂腺体功能减退，皮肤萎缩、干燥，加之过度热水洗烫，易泛发全身性瘙痒，称为老年瘙痒症。瘙痒的程度也常不定，常为阵发性且夜间为重。可因剧烈搔抓，出现抓痕和血痂，日久可有色素沉着、苔藓化或湿疹样等变化。部分患者还可伴有头昏、失眠、精神忧郁等神经衰弱症状。

西医认为本病病因复杂，可分为外因和内因两方面。外因包括气候改变（如温度、湿度）、化纤毛织类贴身衣物、接触各种化学物品、寄生虫、真菌、白带刺激等。内因包括精神神经因素、肝胆疾患、肾功能不全、糖尿病、甲状腺功能异常、肿瘤、妊娠、药物及食物等。

西医治疗本病的原则是积极寻找病因，予以根治。口服镇静剂或抗组胺药，外用止痒剂或局部封闭。避免搔抓、烫洗，限饮酒类、浓茶、咖啡及辛辣食品。

本病属于中医学"风瘙痒""痒风"的范畴。

（一）临证思维

《诸病源候论》载："风瘙痒者，是体虚受风，风入腠理，与血气相搏，而俱往来在皮肤之间，邪气微，不能冲击为痛，故但瘙痒也。"陈教授认为本病的病因，内因多与脏腑气血失调相关，年老体弱，肝肾不足，阴精亏虚，精血无以充养肌肤，阴虚血燥风动而致痒；亦或久病体虚，气血亏虚，肤失濡养，血虚生风而痒；又或七情所伤，肝气郁结，气血循行不畅，气滞血瘀，经脉阻滞，荣卫不得畅达，经气不通而瘙痒不止。外因常与风、湿、热、虫相联，肌肤气血不和而痒生。

（二）治疗经验

瘙痒病的治疗以祛邪止痒、调和气血为原则。瘙痒患者，虽共有痒症，

当代中医皮肤科临床家丛书（第三辑） 陈达灿

但其本因不一，如一味止痒，未必奏效，在治疗时，除应用止痒药外，更要辨因而施治。风邪为引起本病的重要致病因素，本病的治疗以祛风止痒为首要的治法，但风为百病之长，常兼夹寒、湿、热等邪气并相互作用，辨证时辨清风寒湿热等邪气的轻重，合理应用祛邪药物，使用祛风类药，但不宜过多，以防过于疏散，耗伤阴液，对于顽固日久者，还加入乌梢蛇、全蝎、蜈蚣之类搜风通络、祛风止痒。对于老年患者，多由阴虚、血虚，生风生燥，肌肤失养所致，此为内风致痒，治宜养血润燥为主，可用鸡血藤、何首乌、熟地黄、麦冬、玉竹、五味子，或女贞子、旱莲草、生地黄、太子参、知母等药，以养阴润燥，再辅以祛风止痒之品。

陈教授对于皮肤瘙痒症常常强调病因治疗，对于外阴肛门的瘙痒症，常强调注意局部是否存在微生物如细菌、真菌、滴虫感染以及过敏等原因引的瘙痒，去除病因后再行相应的治疗；对于老年性皮肤瘙痒症，常常强调注意合理洗浴以及润肤保湿，不用沐浴露，不要烫洗，洗后注意外用润肤保湿剂，尤其冬季气候干燥，更加需要注意皮肤的护理，然后配合养血润燥、祛风止痒药物可取得满意疗效。

（三）验案举隅

詹某，女，55 岁。初诊时间：2015 年 6 月 2 日。

【主诉】躯干、四肢瘙痒 1 年余。

【现病史】患者 1 年前无明显诱因躯干、四肢开始出现瘙痒，夜间较甚。外院多次就诊，诊断为皮肤瘙痒症，服用抗过敏性药物、外用药膏（具体用药不详）未效，遂至我院门诊就诊。

【四诊摘要】躯干、四肢未见明显原发皮疹，皮肤干燥，多处散在抓痕、血痂，瘙痒剧烈。面色不华，头晕，眠差，大便干结，舌淡红，苔薄白，脉细。

【中医诊断】风瘙痒（血虚风燥）。

【西医诊断】皮肤瘙痒症。

【治则】养血祛风，润燥止痒。

【方药】当归饮子加减。

当归 10g	生地黄 15g	何首乌 15g	白蒺藜 15g
防风 15g	蝉蜕 10g	钩藤 15g	太子参 15g
白术 15g	茯苓 20g	丹参 20g	龙齿（先煎）30g

煅牡蛎(先煎)30g　甘草5g

7剂，水煎内服，每日1剂。

二诊：2015年6月9日。瘙痒减轻，睡眠改善，头晕减轻。效不更方，原方续服，7剂后痊愈。

【按语】此案患者皮肤干燥，夜晚瘙痒较甚，面色不华，伴有头晕，大便干，脉细等一派血虚之象，辨证属血虚风燥型，治以养血润燥、祛风止痒，当归、生地黄、何首乌滋阴养血，润燥止痒；丹参活血化瘀，与养血润燥之品配伍，取"治风先治血，血行风自灭"之意；蝉蜕、白蒺藜、防风协同祛风止痒；脾胃为气血生化之源，方中四君子汤一则健脾以生气血；二则配伍养血补益之品不致过于滋腻，以防碍脾，且皮肤疾病多虚实互见，补虚忌太过，慎防闭门留寇，应配合健脾之味，轴动则轮转，故疗效良好，可见"须知中土要扶持"绝非虚言。此外，患者眠差，在养血安神的同时，采用煅牡蛎、龙齿起到重镇安神、止痒除烦之功。

二十二、结节性痒疹

结节性痒疹，又称疣状固定性荨麻疹或结节性苔藓，常见于成年女性。本病为疣状结节性损害，好发于四肢，尤以小腿伸侧为多，本病初起皮疹为淡红色丘疹，后渐成为黄豆至蚕豆大的圆锥型或半球形坚实结节，表面粗糙，可有少许脱屑，呈红褐色或灰褐色，一般不融合，自觉剧痒。慢性经过，可长期不愈。

本病属中医学"马疥"的范畴。

（一）临证思维

结节性痒疹顽固难治，因其剧痒，属于"疥"一类。《巢氏病源·疥候》云："马疥者，皮肉隐嶙，起作根鑢，搔之不知痛。"中医认为本病是由湿热风毒聚结皮肤，气滞血瘀痰结，蕴伏于肌腠之间，日久未经发泄，故历久不愈。郁久则成毒成瘀，故皮疹表现为坚实结节。陈教授认为本病是由于饮食不节，脾胃不和，使体内蕴湿，复感受风邪，则风湿热邪相搏，蕴结肌肤；或蚊虫叮咬，毒液内浸，湿热风毒聚结皮肤，经络阻隔，气血凝滞，形成结节而作痒。

（二）治疗经验

陈教授指出本病的治疗关键是祛风化湿、散结止痒。临床以风湿郁毒、脾虚湿瘀互结两型多见。初起，皮疹淡红或暗红色丘疹，随后变大，剧烈瘙痒，表现为风湿郁毒型治以祛风除湿、清解郁毒，予自拟疏风清热利湿方为基础方加减，钩藤、徐长卿、白蒺藜、鱼腥草、紫花地丁、连翘、防风、土茯苓、灯心草、莪术、丹皮、甘草。方中以连翘、鱼腥草、灯心草、紫花地丁清心火解毒，以徐长卿、钩藤、连翘、防风、白蒺藜祛内外之风止痒，丹参、莪术凉血活血，佐土茯苓清热除湿，全方共奏疏风凉血、清心除烦之功。若大便秘结者，加大黄（后下）、枳实行气通便；若大便稀溏者，加苍术、白术、藿香以化湿健脾；若痒甚难寐者，加珍珠母、合欢皮以宁心安神。

皮疹日久不愈，呈硬实结节，褐黑色或者灰褐色，表面粗糙，脱屑，剧烈瘙痒，乏力，胃纳差，大便烂，舌暗红，苔白，脉细，辨证属脾虚湿瘀型者选用自拟三术汤为基础方，由莪术、白术、苍术组成，加珍珠母（先煎）、生地、桃仁、赤芍、丹参、连翘、川萆薢等。方中白术健脾渗湿、苍术醒脾燥湿、莪术活血化瘀软坚散结，三药配伍可增效，川萆薢清热利湿，连翘、珍珠母清心安神止痒，生地凉血泻热，桃仁、赤芍、丹参以活血化瘀。若眠差，加首乌藤、鸡血藤、银花藤通络祛风安神；若皮肤干燥明显，可加北沙参、太子参、麦冬等滋阴润燥。

本病配合中医外治法亦收效甚佳，常用中医外治疗法如下。

火针，选取局部皮损，结节、斑块较明显部位行火针浅刺，隔日1次，14天为一疗程。

梅花针叩刺，梅花针叩刺局部皮损，并配合25%硫黄软膏外搽。隔日1次，10天一疗程。

中药汤剂外洗，飞扬洗剂（院内制剂）外洗局部，1日1至2次；或消炎止痒洗剂（院内制剂）外洗，并浸泡局部10~15分钟，14天为1个疗程。

硫黄膏封包局部，25%硫黄膏局部皮损封包治疗，1日1次。

（三）验案举隅

林某，男，48岁。

【主诉】四肢起丘疹、结节2年。

【现病史】2年前四肢起淡红色丘疹，自觉剧痒，后渐成为红褐色或灰褐色的黄豆至蚕豆大坚实结节，少许脱屑，不融合，多方求治，外院诊断"结节性痒疹"，西药以抗过敏、钙剂、维生素，外用霜剂、液氮冷冻、局部注射糖皮质激素等方法治疗，均未见明显疗效。

【四诊摘要】四肢散在黄豆至蚕豆大的圆锥型或半球形坚实结节，表面粗糙，少许脱屑，呈红褐色或灰褐色，不融合，瘙痒难忍，情绪低落，口干口苦，失眠心烦，舌红苔白腻，脉弦滑数。

【中医诊断】马疥（风湿热聚，痰瘀毒蕴）。

【西医诊断】结节性痒疹。

【治法】祛风清热利湿，化痰活血软坚。

【方药】三术汤（经验方）加味。

白术 20g	苍术 10g	莪术 15g	蛇舌草 15g
白鲜皮 20g	土茯苓 20g	淡竹叶 15g	生地 15g
防风 15g	钩藤 15g	鸡血藤 30g	牡蛎 30g
甘草 10g			

7 剂，水煎内服，每日 1 剂。

二诊：结节变平，瘙痒较前减轻，舌红，苔黄腻，脉弦滑。上方加黄芩以加强清热燥湿解毒之功。

三诊：瘙痒明显缓解，口干口苦、失眠心烦诸症消失，舌苔仍黄腻，改淡竹叶为苦参15g以清热利湿、解毒止痒，加浙贝15g以清热化痰散结。

四诊：服药 2 个月，原结节变平，偶有少许瘙痒，舌苔变薄，考虑风湿热毒之邪已解，中药去苦参、白鲜皮，加全蝎 3 条搜风散结通络、丹参 20g 活血化瘀以巩固疗效。

【按语】结节性痒疹，顽固难治，因其剧痒，属于"疥"一类。中医认为本病是由湿热风毒聚结皮肤，气滞血瘀痰结，蕴伏于肌腠之间，日久未经发泄，故历久不愈。郁久则成毒成瘀，故皮疹表现为坚实结节；风甚则痒，痒甚则心烦失眠；口干口苦是湿热熏蒸之象；舌红，苔黄腻，脉弦滑数俱是风湿热毒之症，治以搜风清热利湿、化痰活血软坚为法，常用自拟方三术汤加味。白术健脾渗湿、苍术醒脾燥湿、莪术活血化瘀软坚散结，三药配伍可增效。方中蛇舌草清热解毒，白鲜皮、土茯苓清热利湿，淡竹叶清心安神止痒，生地凉血泻热，防风、钩藤祛风止痒，鸡血藤、牡蛎以活血软坚。随证加减时可加红条紫草、丹皮等以行瘀散结，浙贝、夏枯草、皂角刺以散结，茵陈、川草薢、地肤子以清热利湿，久病风邪难去，可加地龙干、全蝎、乌蛇等以搜风散结，并可酌加蜈蚣、水蛭等血肉有情之品以通络散结。故诸药共奏祛风清热利湿、化痰活血软坚之功，然邪已成毒，需久服方效。

二十三、原发性皮肤淀粉样变

原发性皮肤淀粉样变病是指淀粉样蛋白沉积于表皮下而不累及其他器官的一种慢性疾病。临床上常见两种类型，分别是苔藓状淀粉样变和斑状淀粉样变。苔藓样淀粉样变好发于双腿胫前，主要表现为针尖大小褪色斑点，后逐渐增大形成半球形、圆锥形或多角形丘疹，呈正常皮色、淡红色或褐色，不融合，瘙痒剧烈；斑状淀粉样变常发生于肩胛肩区，也可发生于躯干和四肢，主要表现为褐色、灰色或蓝色色素沉着，一般无自觉症状或仅有轻度瘙痒。

原发性皮肤淀粉样变属中医学"松皮癣""顽癣"范畴。

（一）临证思维

《医宗金鉴·外科心法》记载："松皮癣，状如苍松之皮、红白斑点相连，时时作痒。"陈教授认为发病主要由于饮食不节，损伤脾胃，脾失健运，湿邪内生，或体内素有湿邪，湿邪阻滞气机，引起气血运行不畅，凝滞肌肤而致，日久郁而化热，耗伤阴血，肌肤失养而致，核心病机为脾虚湿瘀互结。

（二）治疗经验

基于以上病因病机，陈教授在临床中常以健脾祛湿、养血活血为法，自拟三术三藤汤，药物组成：白术、苍术、莪术、钩藤、鸡血藤、夜交藤，全方有着健脾渗湿、醒脾燥湿、养血活血、软坚散结之功。湿热甚者加炒栀子、绵茵陈；血虚明显者加当归，加强养血之功；血瘀明显者加丹参、忍冬藤活血通络；瘙痒者加徐长卿、白鲜皮祛风除湿止痒；脾虚明显者加茯苓，太子参健脾渗湿，以免养血之药滋腻碍脾。

外治疗法：梅花针吹烘疗法，每5~7天1次。

（三）验案举隅

卢某，男，82岁。初诊时间：2014年12月23日。

【主诉】四肢皮肤散在暗褐色丘疹10余年来诊。

【现病史】患者10余年前无明显诱因四肢散在出现暗褐色丘疹，伴剧烈瘙痒，曾经多次在外院就诊，诊断为"皮肤淀粉样变"，服用清热解毒等药物治疗疗效不显，病情时轻时重，反复发作。

【四诊摘要】四肢伸侧多角形暗褐色丘疹，质硬，表面光滑，密集分布，互不融合，皮肤干燥，局部散在抓痕、脱屑。瘙痒甚。胃纳可，二便调，眠可。舌质淡，舌尖红，苔黄腻中有裂纹，脉沉细。

【中医诊断】松皮癣（脾虚湿蕴，阴虚血瘀）。

【西医诊断】皮肤淀粉样变。

【治则】健脾祛湿，养血活血。

【方药】三术三藤汤加减。

白术 15g	莪术 15g	苍术 10g	钩藤 15g
鸡血藤 30g	夜交藤 30g	黄精 15g	白芍 15g
茵陈 15g	龙齿(先煎)30g	甘草 5g	

7 剂，水煎内服，每日 1 剂。

【其他治疗】消炎止痒霜（院内制剂）、肤必润（院内制剂）交替外涂患者润燥止痒。

二诊：2015 年 1 月 6 日。皮损好转，皮损稍变平，瘙痒明显减轻，皮肤仍然粗糙，舌淡苔黄腻，脉弦细。予守原方改龙齿为珍珠母。共 7 剂，水煎服。

三诊：2015 年 1 月 27 日。皮疹变平，颜色变淡，瘙痒不显，皮肤干燥明显好转。舌淡苔薄黄，脉弦细。予前方基础上减黄精、苍术，加太子参、五指毛桃各 15g 加强健脾益气之功，共 14 剂，皮疹完全消退，瘙痒感消失。

【按语】中医认为本病主要是体内素有湿邪，湿邪阻滞气机，引起气血运行不畅，凝滞肌肤而致，日久郁而化热，耗伤阴血，肌肤失养而致。本患者治疗过程中曾应用过一派清热凉血解毒之品，更易损伤脾气、耗伤阴血，使病情缠绵难愈。患者采用三术三藤汤，以三术共起健脾除湿、破血除瘀之功；以三藤共起活血通络、养血疏风之功，因皮肤干燥粗糙加用白芍、黄精敛阴养阴，舌苔黄腻加用茵陈清热除湿，甘草调和诸药，共起健脾化湿、养血活血之功。

二十四、过敏性紫癜

过敏性紫癜是一种侵犯皮肤或其他器官的毛细血管及细小动脉的过敏性血管炎。本病的特点是皮肤或黏膜反复出现紫红色斑片，常伴有关节痛、腹痛及肾脏病变。本病多累及儿童和青少年，男性多于女性。好发于下肢，以小腿伸侧为主。发病前多有发热、头痛、咽痛、乏力等症状。病程约 4～6 周，但易复发。临床常分为四型：单纯型紫癜、胃肠型紫癜、关节型紫癜、肾型紫癜。

本病病因复杂，主要与细菌、病毒、寄生虫感染、食物（海鲜、牛奶等）、药物（青霉素、巴比妥类、水杨酸类）等致敏原有关。家族性地中海热、肿瘤、自身免疫性疾病亦可导致该病。发病机制是由于 IgA 为主的免疫复合物在血管壁沉积，激活补体，导致毛细血管和小血管及其周围产生炎症，使血管壁通透性增高，从而产生各种临床表现。本病的治疗首先应积极寻找及去除致病因素，避免应用可疑药物及致敏食物，选用抗组胺药物及降低毛细血管通透性和脆性的药物如维生素 C、芦丁与钙剂等。病情较重者如胃肠型、关节型、肾型紫癜可服用糖皮质激素。顽固肾型紫癜可加用免疫抑制剂，如硫唑嘌呤、环磷酰胺、雷公藤多苷，或用血浆置换疗法及丙种球蛋白冲击疗法。

过敏性紫癜属于中医学"肌衄""葡萄疫"等范畴。

（一）临证思维

中医从其临床特点来看，可分为阳斑、阴斑两大类。阳斑实者多由各种原因所致血热妄行，血溢脉外所致，阴斑虚者多责之脾不统血、气不摄血，血不归经。

（二）治疗经验

治疗上陈教授认为初期以实证表现为多，临床发病急，紫癜颜色鲜红或者紫红，皮疹泛发，常伴有发热、咽痛、大便干结，舌红苔黄，脉浮数，辨证属血热妄行，治以清热凉血解毒之法，方用犀角地黄汤加减，常用药物水牛角、生地、赤芍、丹皮、紫草、茜草、仙鹤草等；后期热邪伤阴，紫癜反复发作，色泽不鲜，分布稀疏，伴有五心烦热、盗汗，舌质红，苔少，脉细数，属阴虚火旺者，治以滋阴清热、凉血消斑，方用二至丸滋阴清热止血，加生地、黄柏加强养阴清热之功，加地榆加强凉血止血之效；或以四妙勇安汤加减，清热养阴，解毒活血；日久耗伤正气，见紫癜色紫暗或黯淡，反复发作；伴纳呆，食欲不振，倦怠乏力、面色萎黄；或伴有心悸、头晕，舌淡脉细，表现为气虚不摄，治以健脾益气、活血化瘀，方选参苓白术散或者归脾丸加减，常用药物：党参、黄芪、白术、茯苓、陈皮、大枣、茜草、乌梅、当归、白芍、炙甘草等。另外，离经之血即为瘀，活血化瘀贯穿治疗中各个阶段，可适当加入活血化瘀之品，如初期血热妄行，化瘀之品量不宜过大，否则更易动血，到病之后期可适当加大化瘀之力。

（三）验案举隅

验案一

李某，男，19岁。初诊日期：2014年12月2日。

【主诉】因双小腿出现瘀点、瘀斑1周。

【现病史】1周前患者因感冒后，双小腿开始出现瘀点、瘀斑，渐增多，未曾治疗，今日来我院就诊。

【四诊摘要】双小腿泛发鲜红瘀点、瘀斑。关节、腹部无疼痛不适感。轻微瘙痒，纳可，眠可，小便黄，大便秘。舌红，苔黄，脉数。

【中医诊断】葡萄疫（血热证）。

【西医诊断】过敏性紫癜。

【治法】清热凉血，活血解毒。

【方药】犀角地黄汤加减。

水牛角(先煎)25g	生地黄15g	赤芍15g	牡丹皮15g
桃仁15g	茜根15g	玄参15g	白茅根10g
大黄(后下)10g	紫草15g	连翘15g	甘草5g

7剂，水煎内服，每日1剂。

二诊：2014年12月9日。双小腿瘀点、瘀斑颜色较浅变暗，未见新发皮疹，无发热，轻微瘙痒，纳可，眠可，小便黄，大便调。舌红，苔黄，脉数。原方去大黄，继服7剂。

三诊：2014年12月16日。双小腿瘀点、瘀斑大部分消退，其余皮疹颜色变淡。无新起皮疹，瘙痒减轻。胃纳及睡眠可，二便调。舌红，苔黄，脉弦。原方去水牛角、连翘，加太子参15g、白术15g、茯苓15g，继服7剂而愈。

【按语】患者双小腿泛发鲜红瘀点、瘀斑，伴有小便黄，大便秘，舌红，苔黄，脉数，辨证当属于血热证，治以清热凉血、活血解毒，犀角地黄汤加减，方中水牛角、生地黄、赤芍、牡丹皮清热解毒、凉血散瘀；玄参、连翘清热解毒，桃仁活血化瘀，紫草、茜根凉血止血；大黄泻热通便，甘草清热解毒，调和诸药。病至后期，热毒之邪渐去，皮疹渐消，原方去水牛角、连翘防苦寒太过，加太子参、白术、茯苓健脾益气，补气摄血，巩固治疗，防止复发。

二十五、结节性红斑

结节性红斑是一种发生于皮下脂肪间隔的炎性疾病。本病好发于小腿伸

当代中医皮肤科临床家丛书（第三辑）　陈达灿

侧，临床上以下肢胫前黄豆大小或更大的疼痛性结节和斑块为特征。本病多见于青年女性，好发于春秋季节。

本病病因不明，但与感染密切相关，特别是溶血性链球菌、病毒、衣原体、真菌等也可引起该病；药物如溴剂、碘剂、磺胺类及口服避孕药也可能与本病有关；某些系统性疾病如白塞病、结节病等或肿瘤常伴有结节性红斑。本病为Ⅲ型及Ⅳ型变态反应为主所引起的血管炎和浅层脂膜炎。寻找并去除病因是治疗与防止复发的关键，急性期应卧床休息，抬高患肢。可选用羟氯喹、沙利度胺等药物，疼痛明显者可加用非甾体类抗炎药解热镇痛，重症者可予糖皮质激素。

本病属于中医学"瓜藤缠"范畴。

（一）临证思维

《医宗金鉴·外科心法》对此病的描述曰："此证生于腿胫，流行不定，或发一二处，疮顶形似牛眼，根脚漫肿……若绕胫而发即名瓜藤缠，结核数枚，日久肿痛。"陈教授认为，素有蕴湿或脾虚失运，湿邪内生，郁久化热，湿热下注，阻塞经脉，气血瘀滞，结节而生；或素体虚弱，阳气不足，卫外不固，寒湿外侵，流注经络，阻塞脉道，乃生结节。本病的主要病因病机是风湿热邪聚结，气滞血瘀。

（二）治疗经验

本病初期多为实证，常表现为小腿结节色泽紫红或者鲜红，灼热，治以清热利湿、凉血活血散结，常用萆薢渗湿汤合四妙勇安汤加减；若伴有发热、咽痛、关节痛者，佐以清热解毒之品：连翘、蒲公英、地丁、板蓝根等。反复发作经久不消，或者伴有关节疼痛遇寒加重，舌淡，苔白，脉沉迟者，治疗应在活血化瘀散结的基础上佐以健脾燥湿、疏风散寒之品，常用三术汤加减：白术、苍术、莪术、茯苓、炒薏苡仁、丹参、鸡血藤、牛膝、当归、秦艽、独活等。对于结节红肿疼痛者，外敷四黄膏、金黄膏；皮下结节红肿不明显者可外敷冲和膏；结节日久不消者，可用紫金锭，醋磨汁，外涂。内外合治，标本兼顾，方能达到较好的临床疗效。

（三）验案举隅

王某，女，25岁。初诊日期：2015年3月7日。

【主诉】双小腿伸侧红斑结节伴疼痛2个月。

【现病史】患者2个月前无明显诱因双小腿伸侧出现红斑肿胀，数个蚕豆大小的红色结节伴疼痛，曾外院就诊，诊断为结节性红斑，内服外用药物治疗（具体治疗不详），症状反复，今日遂到我院就诊。

【四诊摘要】双小腿伸侧散在暗红斑，可触及蚕豆大小的皮下结节，略隆起，压痛明显。纳眠可，二便调，舌红，苔黄腻，脉滑数。

【中医诊断】瓜藤缠（湿热互结，气滞血瘀）。

【西医诊断】结节性红斑。

【治则】清热利湿，化瘀散结。

【方药】四妙勇安汤加减。

金银花 15g	玄参 15g	当归 10g	薏苡仁 30g
萆薢 15g	川牛膝 15g	丹参 30g	毛冬青 30g
延胡索 15g	甘草 5g		

7 剂，水煎内服，每日 1 剂。

【其他治疗】四黄膏外敷。

二诊：2015 年 3 月 14 日。原有结节较前变小，色暗红，颜色变淡，无新发结节，轻微疼痛。舌红，苔薄黄微腻，脉滑。效不更方，续服原方 7 剂。

三诊：2015 年 3 月 21 日。原有结节较前明显变小，部分已消退，遗留色素沉着。无疼痛。舌红，苔薄黄，脉弦。其后原方加茯苓、白术、生地黄益气健脾、养阴清热，巩固疗效。

【按语】患者双小腿伸侧红色结节为湿热之邪下注肌肤所致；湿热之邪阻塞经络，气滞血瘀，不通则痛；证属湿热互结，气滞血瘀，故治以清热利湿、化瘀散结。方用四妙勇安汤清热解毒、活血散瘀；薏苡仁、萆薢配伍牛膝利水消肿、解毒散结；延胡索、丹参活血化瘀止痛；毛冬青不但可以活血祛瘀、清热解毒，而且可以消肿止痛。皮疹渐消后，加茯苓、白术配伍薏苡仁增强健脾渗湿之功，祛除湿邪之来源，标本兼治。

二十六、剥脱性唇炎

剥脱性唇炎是一种发生于唇部的脱屑和慢性炎症性疾病，多见于下唇。

本病常继发于特应性皮炎、脂溢性皮炎等疾病，也与日光暴露、习惯性舔唇、外用唇膏、接触牙膏等刺激性物质有关。多见于青年女性，皮疹常开始于下唇中部，随后扩展至整个下唇或上下唇。多发于下唇部，轻者仅表现为干燥脱屑，重者肿胀、水疱、糜烂、结痂，常伴有烧灼、疼痛感。

剥脱性唇炎相当于中医的"唇风"或"紧唇"。

当代中医皮肤科临床家丛书（第三辑）

陈达灿

（一）临证思维

脾开窍于口，其华在唇；足阳明胃经络循挟口两旁，环绕嘴唇，所以唇炎的发生与脾胃关系最为密切。陈教授认为本病由于胃中有火，或素体脾虚，脾不运湿，湿蕴化热，加之感受外界风、湿、热邪而致病，表现为唇部红肿糜烂，甚至渗液，瘙痒；风湿热郁，气血津液不能上达濡养唇部，或化燥伤阴而出现口干脱屑等临床表现。湿热之邪每因外邪引动或素体虚弱而势盛，故本病易反复发作，病程迁延日久而难以痊愈。因此，唇炎的治疗也是围绕脾胃进行治疗。

（二）治疗经验

本病临床常分为胃经风火型、脾胃湿热型、阴虚血燥型。其中胃经风火型在《医宗金鉴·唇风》记载："唇风多在下唇生，阳明胃经风火攻。初起发痒色红肿，久裂流水火燎疼，此证多生在下唇，由阳明经胃经风火凝结而成。初起发痒，色红作肿，日久破裂流水，疼如火燎，又似无皮，如风盛则唇不时瞤动。俱以双解通圣散服之，外以黄连膏抹之自愈。"脾胃湿热蕴结，表现为唇部红肿、渗液，表面痂皮或者脱屑，口干，舌红苔薄黄或黄腻，脉滑或濡，治以清热利湿、健脾和胃，陈教授常用薏苡仁、萆薢、布渣叶、淡竹叶清脾除湿；茯苓、白术、芡实、山药健脾益气，后期湿热之证减轻后，临床表现为脾虚湿困，治以健脾益气，采用参苓白术散加减。脾胃湿热内蕴日久进一步可伤阴化燥，临床可见唇部干燥，皲裂，脱屑，舌红少苔。脉弦细。治以滋阴养血润燥，采用玉女煎药合增液汤加减。《素问》记载："肾者水藏，主津液"，肾又为五脏阴阳之根本，因此在治疗胃阴虚时，同时不忘滋补肾阴，常用生地、玄参、女贞子、旱莲草滋阴清热。

陈教授强调在唇炎诊疗过程中需要帮助患者寻找诱发因素，并嘱平素减少烟酒刺激，忌食辛辣肥甘之品，不要舔舌头、咬唇等，唇部干燥常外用润肤保湿剂。

（三）验案举隅

验案一

张某，女，23岁。初诊日期：2015年6月30日。

【主诉】唇部干燥脱屑1个月余。

【现病史】1个月前无明显诱因唇部出现轻微肿胀，随后干燥脱屑，自行外用润肤保湿剂治疗，效果不显，今日前来就诊。

【四诊摘要】唇部皮肤轻微肿胀，干燥脱屑，皲裂。有泛酸胃痛不适，纳可，大便不畅，口干，舌红苔黄腻，脉弦滑。

【中医诊断】唇风（脾虚湿蕴化热）。

【西医诊断】剥脱性唇炎。

【治则】健脾养阴，兼以清热燥湿。

【方药】

太子参 15g	白术 15g	茯苓 20g	山药 20g
石斛 15g	紫苏梗 15g	海螵蛸 30g	煅瓦楞子(先煎)15g
白芍 15g	桑白皮 15g	炒黄连 10g	甘草 5g

7剂，水煎内服，每日1剂。

【其他治疗】唇部使用润肤保湿剂。

【注意事项】避免局部接触刺激性或化学性物质，如唇膏、辣椒油等；避免进食辛辣刺激的食物；避免舔唇。

二诊：2015年7月7日。唇部肿胀较前减轻，舌尖红，苔黄，睡眠差。上方去桑白皮，加麦冬15g，7剂。

三诊：2015年7月14日。颜面出现淡红斑，丘疹（痤疮），舌淡红，苔薄白，脉弦。上方去炒黄连，加生地、丹皮，14剂。

四诊：2015年7月28日。唇部肿胀消退，面部皮疹减轻，上方去生地，太子参用量调整为20g，14剂。

五诊：2015年8月11日。唇部未见明显干燥，难入睡，大便不畅，小便调，舌尖红，苔薄白，脉弦。上方去白芍，加大白术用量至30g，加珍珠母20g、龙齿30g、酸枣仁30g、肉苁蓉10g，14剂。

六诊：2015年8月25日。唇部淡红，无干燥瘙痒等不适感，服药后睡眠较前改善，无明显反酸胃痛，上方去制瓦楞子，继续巩固治疗。

【按语】患者为年轻女性，素有脾胃虚弱，胃部不适；唇部肿胀、泛酸，大便不畅，舌红苔黄腻，脉弦滑均为湿热蕴结的表现，湿热蕴结中焦，中焦气机不畅，则反酸胃胀胃痛，湿热蕴结大肠则大便不畅；脾失运化，不能散精于唇部，唇失濡养，则唇部干燥皲裂。脾虚为本，湿热为标，中医治疗健脾养阴，兼以清热燥湿，处方中太子参、白术、茯苓、山药、甘草健脾益气，石斛、白芍清热养阴；炒黄连清热燥湿，清除中焦湿热；紫苏梗行气宽中，配伍海螵蛸、煅瓦楞子制酸止痛，桑白皮配伍茯苓利水消肿，消除唇部肿胀。本病案包括了治疗的全过程，患者脾虚与湿热同时存在，采用健脾兼以清热燥湿，清热燥湿药如黄连味苦性寒，选用炒制品可降低其寒性，减少对机体阳气的克伐，但是临床使用仍需中病即止，湿热祛除后表现为脾虚湿困，后期加大健脾药物如太子参、白术用量以固其本，整个治疗过程中补泻有度。

验案二

植某某，女，26 岁。初诊日期：2015 年 8 月 25 日。

【主诉】唇部干燥脱屑 2 年余。

【现病史】2 年前无明显诱因唇部出现干燥脱屑，严重时皲裂疼痛，外用润肤保湿剂可稍减轻，病情时好时差，未曾药物治疗，今日前来就诊。

【四诊摘要】唇部皮肤干燥脱屑，皲裂。胃纳可，二便调，睡眠可，口干，舌尖红，苔少，脉细。既往月经先期，量少，末次月经时间：8 月 7 日。

【中医诊断】唇风（阴虚血燥）。

【西医诊断】剥脱性唇炎。

【治则】滋阴清热，养血润燥。

【方药】熟地黄 15g　　生地 15g　　白芍 15g　　制何首乌 15g

　　　　黄精 15g　　旱莲草 15g　　女贞子 15g　　枸杞 15g

　　　　石斛 15g　　北沙参 15g　　麦冬 15g　　甘草 5g

7 剂，水煎内服，每日 1 剂。

【其他治疗】唇部使用润肤保湿剂。

二诊：2015 年 9 月 8 日。唇部干燥皲裂较浅改善，舌淡红，舌尖点刺，少苔，脉细，月经先期，末次月经时间：9 月 3 日，经量少，纳眠可，二便调。上方加白花蛇舌草 15g，14 剂。

三诊：2015 年 9 月 29 日。干燥脱屑明显改善，自述四肢不温。舌尖红，苔薄白，脉细。上方去北沙参、蛇舌草，加薄盖灵芝 15g、肉苁蓉 15g，14 剂。

四诊：2015 年 10 月 13 日。末次月经时间：10 月 5 日，经量少。唇部偶有干燥感，余无不适，舌少许齿痕，上方加白术 15g，继服 7 剂，巩固疗效。

【按语】患者唇部干燥脱屑 2 年，口干提示有胃阴虚的表现；胃阴虚日久，灼伤真阴，出现肾阴亏虚的表现，虚热内生，热伏冲任，血海不宁，则月经先期而下，量少；少苔、脉细为阴虚的表现，舌尖红为有心火的表现。治以滋阴清热、养血润燥，方中石斛、养阴、北沙参养胃生津，麦冬兼以清心；女贞子、旱莲草、生地滋阴清热；白芍、熟地黄、制何首乌养血润燥；枸杞、黄精补益肾精；复诊时患者伴有四肢不温的表现，提示有阳虚，选用无燥性之肉苁蓉补肾阳，以平为期；后期有脾胃虚弱的表现兼顾后天之本，薄盖灵芝与上述补益药物合用增强补益之功。治疗切中病机，故临床疗效好。本唇炎病案不但与脾胃有关，后期为胃阴虚也可累及到肾阴虚，临床需要详细进行四诊合参，特别是对于女性月经的辨证及治疗有重要依据。

二十七、生殖道衣原体/支原体感染

生殖道衣原体、支原体感染主要为沙眼衣原体和支原体感染引起的生殖道病症，是一种常见的性传播疾病，其发病率正逐年上升，目前已超越淋病跃居性病的首位。

本病属于中医"淋证""溺浊""白浊"的范畴。

（一）临证思维

古代医家对本病的病因病机已有较多论述，如《诸病源候论·淋病诸候》曰："诸淋者，由肾虚而膀胱热故也，肾虚则小便数，膀胱热则水不涩，数而且涩，则淋漓不宣，故谓之淋。"《丹溪心法》："淋有五，皆属乎热。"中医认为其发病多由房事不洁，感受秽浊之邪，酿成湿热，聚结下焦，熏灼尿道，使膀胱气化失司，水道不利所致，病久则耗伤正气，导致膀胱气化无权而发为本病，病位多在中、下焦。陈教授认为，虽然本病初期尿频、尿急、尿痛症状较为明显，且多见舌红、苔黄，表现偏于实证，但由于体内正气已虚，邪毒乘虚而入，因此在邪毒内盛的同时，还存在脾肾亏虚的特点。到后期患者会出现腰膝酸软、乏力、耳鸣等虚证表现，此乃湿热淫毒困阻下焦，耗伤正气，而致肾气不足、肾阴亏虚之故。此时虽偏于虚证，但患者往往同时存在尿频、排尿不畅、余沥不尽的表现，此乃余毒未清、正虚邪恋的结果。

因此，在生殖道衣原体、支原体感染的各个阶段，都要紧扣病机，祛邪与扶正兼顾，所不同的只是攻补与清泻孰轻孰重而已；否则徒清热而忘补虚，则更伤正气，徒补虚而忘清利，又犯闭门留寇之戒；最终要达到不仅治湿热邪毒侵犯下焦之标，更治脾肾亏虚之本的目的。

（二）治疗经验

实则清利、虚则补益是中医治疗的大法，但在疾病发展不同阶段，会发生虚实之间的转化，因此在治疗上便需充分考虑到这一点。陈教授认为在生殖道衣原体/支原体感染初期，尿道分泌物较多，尿频、尿急等症状明显，或伴便秘、身热、口干口苦等全身表现，此时宜着眼于实，治以清淋解毒，必要时中西并用，加服敏感抗生素以求迅速缓解症状，缩短病程；但由于很多患者失治、误治，或用药不当，迁延日久，最终出现余沥不尽，伴腰膝酸软、头晕耳鸣等一派虚象或虚实夹杂之象，则往往需通过健脾益肾或兼祛瘀泄浊等治疗方法，使上述症状得以缓解。

1. 急则治标，清淋解毒为先

《景岳全书》曰："淋之初病，无不由乎热剧。"在淋证始发阶段，往往出现小便频急、灼热涩痛、舌红、苔黄腻等症。陈教授认为此乃湿热邪实深重，结聚膀胱，气化不利，随湿邪下注所致，治宜利尿通淋、清热解毒，常以八正散加减进行治疗，药用滑石、车前子、萹蓄、木通、山栀子、蒲公英、白花蛇舌草、崩大碗、虎杖等。但此期常常呈现热重于湿的证候，热毒炽盛，入于血分，动血伤络，血溢脉外，与溲俱下，可见尿中带血等，因此还常须加用凉血止血之品，如地榆、槐花、白茅根、仙鹤草等，以求力挫邪毒；伴胸胁引痛、情志抑郁者，可加用疏肝解郁之品，如柴胡、郁金、川楝子、白芍等；大便干者，可加大黄 5～10g（后下）以通腑泻热，此期湿热蕴结，易致局部血脉不畅，若用具有活血作用之大黄，可起到一箭双雕的作用，且早期活血对减少后期可能出现的"尿道综合征"很有益处，药理实验也表明大黄对沙眼衣原体有良好的体外抑菌活性；湿重加生薏苡仁以增强利湿解毒之力；尿道口瘙痒可加地肤子以清热利湿止痒；腰痛加威灵仙以通络祛湿，《开宝本草》谓其可"疗膀胱宿脓恶水"。如此期投之以大剂苦寒之品，易败脾伤胃，使中虚不能运化，导致本病迁延难愈，因此在上药应用的同时，陈教授喜投之以小剂量的黄芪（10～15g）以鼓舞正气，使中气得运，脾健而湿去。

2. 缓则治本，益肾健脾为法

本病后期，由于湿热邪毒久稽体内，迁延日久，正气亏耗，可致肾气虚弱，封藏失职，出现神疲、腰酸、小便淋沥不尽、时作时止、过劳即发、形体消瘦、五心烦热或神气怯弱、手足不温等症。陈教授认为此期邪毒渐去，但仍有瘀浊残留，而呈以虚为主的虚实夹杂之象，治疗上当以补肾为主，兼以泄浊化瘀，方用知柏地黄丸或无比山药丸加减治疗，常选用仙灵脾、肉苁蓉、菟丝子、牛膝、杜仲、泽泻，配合熟地黄、山药、女贞子、山茱萸、茯苓等以益肾固本、阴阳并调，同时佐以生薏苡仁、土茯苓、丹参、败酱草、赤芍等泄浊化瘀之品。其中土茯苓、生薏苡仁甘淡无毒，甘可健养脾胃，淡可利水渗湿，用之利水通淋而不伤正气，为治淋妙药，对本病急、慢性期均有良好的效果，常用 20～30g；败酱草具有良好的清热解毒利尿作用，配合补肾扶正药物使用，可达到祛邪不伤正的目的。

3. 迁延不愈，法宜标本兼顾

生殖道衣原体/支原体感染若病程迁延日久，缠绵不愈，反复发作者，多为"尿道综合征"，中医认为此乃正伤余毒未清，或用药不当，药毒伤正气，或湿热余邪未清，膀胱气化不利，以致水热互结所致。陈教授认为此期除了余毒不清、湿热留恋、膀胱气化失司外，往往存在气阴耗伤的情况。治疗上单纯养阴则易敛涩水湿，使湿热更加黏滞不去；单纯渗利水湿，则又有伤阴助热之弊。故当祛湿养阴清热兼顾，如在使用蒲公英、崩大碗、黄柏、鱼腥草、土茯苓、虎杖等清热利湿药物的同时，酌情加用旱莲草、女贞子、猪苓、石斛等养阴清热之品，则可达到利水而不伤阴，养阴而不恋邪的目的；但养阴之品用量不宜过大，以防滋腻碍胃。同时本病后期阴伤气耗，往往累及肾阳，此时可佐以少量肉桂（2～5g）、熟附子（5～10g）等温肾助阳，从而达到振奋阳气、鼓舞正气之效果。除此之外，对尿道刺激征长期无明显改善者，可适当加入升提肺气的药物如桔梗、升麻、黄芪等以提壶揭盖，达到宣肺通调水之上源，促进膀胱气化的效果。

（三）验案举隅

陈某，男，36 岁。初诊时间：2016 年 3 月 9 日。

【主诉】排尿不适、尿道口有分泌物 2 个月余。

【现病史】患者于 2 个月前自觉尿道刺痒，排尿时轻微疼痛，尿道口有分泌物黏着，无明显尿频、尿急。在外院查尿常规正常，衣原体抗原（CT－Ag）检测、淋病奈瑟球菌培养为阴性，支原体培养＋药敏发现解脲支原体（UU）阳性，诊断为"非淋菌性尿道炎"，服用敏感抗生素后复查 UU 阴性，但仍反复出现排尿不尽感，自诉发病前 2 周有不洁性交史。

【四诊摘要】尿道口微红，少许分泌物。伴口干口苦，时觉腰酸，易困倦，胃纳欠佳，大便稀烂；舌质淡红，舌体胖大，边有齿印，苔微黄腻，脉弦细。

【中医诊断】溺浊（脾肾亏虚，湿热下注）。

【西医诊断】生殖道支原体感染。

【治则】健脾补肾，清热通淋。

【方药】尿路清合剂加减。

<blockquote>
白花蛇舌草 15g　　土茯苓 20g　　崩大碗 15g　　车前子 15g
</blockquote>

怀牛膝 15g　　　　黄柏 10g　　　　泽泻 10g　　　　地肤子 10g

黄芪 15g　　　　　山药 20g　　　　甘草 5g

7 剂，水煎内服，每日 1 剂。

二诊：2016 年 3 月 16 日。前症减轻，无排尿不适及口干口苦，仍觉腰酸、思睡，食欲不振，大便烂。舌质淡红，舌体胖大，边有齿印，苔白，脉细。

【方药】参苓白术散合无比山药丸加减。

党参 15g　　　　　茯苓 15g　　　　白术 15g　　　　山药 20g

薏苡仁 20g　　　　白扁豆 15g　　　莲子 15g　　　　泽泻 10g

菟丝子 15g　　　　山萸肉 10g　　　怀牛膝 15g　　　砂仁(后下)10g

炙甘草 10g

7 剂，水煎内服，每日 1 剂。

三诊：2016 年 3 月 23 日。病情明显好转，腰酸、困倦减轻，食欲改善，纳可，大便成形。舌质淡红，舌体胖大，边有齿印，苔薄白，脉细。

【方药】党参 15g　　　　茯苓 15g　　　　白术 15g　　　　山药 20g

莲子 15g　　　　　菟丝子 15g　　　山萸肉 10g　　　怀牛膝 15g

黄芪 15g　　　　　砂仁(后下)10g　　炙甘草 10g

【按语】目前，尽管西药抗生素对生殖道衣原体/支原体感染病原体转阴有较好疗效，但又普遍存在耐药菌株增加、复发率高、副作用大等问题，尤其是对"尿道综合征"尚无满意疗法。本案患者因病情日久，湿热稽留，余毒未清，加之药毒所伤，耗损正气，伤及脾肾，脾不健运，肾失开阖，以致膀胱气化不利，水液互结，故见尿频不畅，余沥不尽。腰酸、困倦、纳差、便溏、舌淡红胖大、边有齿印、脉弦细为脾肾亏虚之征，口干口苦、苔微黄腻为湿热伤阴之象。因此，既要治湿热邪毒侵犯下焦的外在之标，又要治脾肾亏虚固摄无权的内病之本。尿路清合剂方中白花蛇舌草、土茯苓清热解毒除湿，通利小便；黄柏、崩大碗（积雪草）苦寒降泄，善走下焦、清湿热；车前子、泽泻等利水通淋、泄热化浊以清泻余邪；地肤子清热利水，引药下行以清膀胱湿热；山药、黄芪益气补虚以驱邪外出。患者药后排尿不利及口干口苦等症状改善，湿热余邪已清，故可去白花蛇舌草、崩大碗、土茯苓、车前子、黄柏、地肤子，以免清利太过更伤正气。后期则加大扶正药物，药用党参、白术、茯苓、薏苡仁、白扁豆、莲子、菟丝子、山萸肉、怀牛膝、砂仁、炙甘草等健脾补肾以培本。如此先攻后补，扶正驱邪，共奏补肾健脾、清热通淋之功效，故收良效。

二十八、红斑狼疮

红斑狼疮是典型的自身免疫性结缔组织病之一，临床异质性大，可分为盘状红斑狼疮（DLE）、亚急性皮肤型红斑狼疮（SCLE）及系统性红斑狼疮（SLE）。此外尚有药物性红斑狼疮（DIL）、新生儿红斑狼疮（NLE）、深在性红斑狼疮（LEP）等。红斑狼疮的发病缓慢，隐袭发生，临床表现多样、变化多端、盘状红斑狼疮损害以局部皮肤为主，系统性红斑狼疮常累及多个脏器、系统。本病病情缠绵，多见于年轻女性，常有光敏感，血液中有很多自身抗体等为本病特征。

红斑狼疮在中医古代医籍中，并无确切的病名。红斑狼疮当以皮肤损害为主，表现出斑疹红赤如丹涂之状，形如蝴蝶，应属中医的"红蝴蝶疮""马缨丹""茱萸丹"等。而盘状红斑狼疮亦有"鬼脸疮""流皮漏"之称。系统性红斑狼疮如以浮肿为主，可称为"水肿"，以胁肋胀满、胸痛气憋为主者可称为"悬饮"。总之，由于病情发展的阶段不同，累及脏腑各异，患者临床表现有别，尚可有各种不同的名称，如"痹证""心悸""肾着证""脑损证""虚劳"等病名。

（一）临证思维

陈教授认为先天不足、肝肾亏虚是发病的根本。肝主藏血，肾主藏精，精血不足，易致阴虚火旺，复加孕产、房事不节，阴精气血益伤，或兼因腠理不密，外邪入侵；或内服药物，药毒伏里；或烈日暴晒，阳毒所伤，内热外毒相搏，阴亏毒盛，毒热外泛皮肤发为疹。此外，七情所伤，五志过极，气郁化火，气血凝滞，瘀阻经络，或致心肝火旺，思虑过度，暗耗阴津，心阴不足，心火炽盛，邪火内伤而致病。因病久可致阴精气血亏虚，而病的后期每多阴损及阳，阴阳失调，累及脏腑，以致脾肾阳虚，水湿泛滥，膀胱气化失权。

（二）治疗经验

陈教授师承国医大师禤国维教授相关学术思想，认为 SLE 的核心病机是肾阴不足，疾病发作过程中阴虚内热常与血热、瘀热互结，且易受外邪诱发而急性发作，表现为毒热炽盛、气血两燔，邪热消退后，病势向阴虚内热转化，表现为气阴两虚、脾肾阳虚，故治疗以滋阴补肾贯彻始终以固其本，常用二至丸、六味地黄丸、大补阴丸加减，根据症状的不同配伍清热、凉血、解毒、活血、益气、健脾、补肾等方法，灵活运用。

1. 盘状红斑狼疮

盘状红斑狼疮以皮肤损害多见，全身症状往往不明显，初期表现为皮疹色红或暗红，伴有干燥脱屑，为血热兼有血瘀的表现，治以凉血清热解毒，使用犀角地黄汤加减，常用水牛角、生地、赤芍、丹皮、玄参、金银花、紫草等；后期斑疹局限，边界清楚，日晒加重，或伴有低热、五心烦热，口干舌燥者为阴虚火旺的表现，治以滋阴降火，采用二至丸合地骨皮汤加减，常用女贞子、旱莲草、青蒿、生地、玄参、天冬、麦冬、地骨皮、枸杞子、菟丝子、牡丹皮、白花蛇舌草等。

2. 系统性红斑狼疮

系统性红斑狼疮虚实错综复杂，变化甚速，病情危笃。临床表现繁多纷乱，各有不同，治疗也应按照不同的临床表现和不同阶段进行，抓住扶正与祛邪两端，可执简驭繁。本病正虚是主要因素，外邪是致病条件，邪犯人体，当时可无症状，其后可因某种诱发因素，病邪会乘虚与正气相搏发病，因此扶正为治疗本病的基本大法。此外，应辨证与辨病相结合，轻度和病情稳定的系统性红斑狼疮可考虑单独使用中医药治疗，但对于中、重度或者病情处于进展期的患者，为了预防该病对多种脏器的急剧损害，应中西医结合治疗，待病情缓解后用中药调理、巩固并酌减西药。

在活动期，宜以西药激素为主、中药辨证治疗为辅。急性发作期，自身免疫反应引发的炎症造成的组织损伤以及破坏发展迅速，此时应该以糖皮质激素治疗为主，早期、足量、迅速给药，以控制病情，抑制免疫反应，保护重要脏器，为继续治疗争取时机，同时采用清热解毒、凉血护阴的中药解除患者烦躁、神昏谵语、关节疼痛等毒热炽盛、气血两燔的症状，迅速使患者转危为安，常用犀角地黄汤和黄连解毒汤加减，常用药物水牛角、生地黄、赤芍、丹皮、黄连、黄芩、栀子、青蒿、知母、玄参、白茅根等。

缓解期，宜中医扶正为主，西医为辅。陈教授认为患者本为肝肾亏虚，加之病情活动期热毒耗伤气阴，导致此时以气阴两虚、阴阳失调为主，产生一系列症状如神倦乏力、五心烦热、低热缠绵、自汗盗汗、舌红少苔等气阴两虚、阴阳失调等表现，此时以扶正祛邪为主，治宜养阴益气，酌以清热解毒，常用六味地黄丸合大补阴丸、二至丸、补中益气汤加减，常用药物：女贞子、旱莲草、山药、生地、青蒿、知母、黄柏、茯苓、白术、太子参等。

陈教授认为脾胃为后天之本，生化之源，先天肝肾不足需培补后天脾胃，使得生化有源，方得益五脏。特别是对于稳定期的系统性红斑狼疮的治疗，常用二至丸和四君子汤加减，以期生化有源，元精得固。在缓解期这个阶段治疗主要以中药辨证为主，逐渐减少或者停用激素，对于稳定病情，减少并发症和恢复体质十分有益。

此外，系统性红斑狼疮属本虚标实，病程较长，病情反复，常伴随出现气虚血瘀或气滞血瘀；或热毒耗伤阴液，阴虚血瘀。血脉瘀阻，久病入络，可见皮疹色暗或有瘀斑，四肢青斑，或伴有肢体活动受阻，女性月经不调，小腹胀痛，血块，舌暗或有瘀斑等。因此，根据血瘀的不同原因在辨证的基础上灵活使用化瘀之品，常用太子参、党参益气活血；川芎行气活血；当归、鸡血藤、丹参养血活血；益母草、泽兰解毒活血；牛膝、红花、三七活血化瘀。

疾病后期，多为阴损及阳，阴阳失调，累及脏腑，以至脾肾阳虚，水湿泛滥，膀胱气化失权。患者常表现为面色无华，眼睑下肢浮肿，胸胁胀满，腰膝酸软，面热肢冷，口干不渴，小便清长，舌淡胖，苔少，脉沉细，治以温肾壮阳、健脾利水，采用肾气丸、右归丸或附子理中汤加减，重者用参附汤加减，常用熟地、山茱萸、山药、牡丹皮、茯苓、泽泻、赤芍、生姜、附子、肉桂等。

（三）验案举隅

蔡某，女，36岁。

【主诉】确诊系统性红斑狼疮病史10年。

【现病史】外院确诊红斑狼疮后一直服用激素治疗，近期减量至泼尼松20mg/天。减药后自觉心悸、乏力，伴有头发脱落较多，患者精神较为焦虑，遂前来就诊。

【四诊摘要】面部未见蝶形红斑、盘状红斑，狼疮发，拔发试验阳性。精神较为焦虑。纳眠差，胃部不适，时有疼痛，乳房胀痛，月经不调，经期提前，痛经，头发脱落较多，大便干结，小便短赤。舌红苔薄白，脉细。

【辅助检查】血常规正常。补体轻度下降。自免：ANA = 1:320，ds-DNA阳性。

【中医诊断】红蝴蝶疮（肝郁脾虚、阴虚内热）。

【西医诊断】系统性红斑狼疮。

【治则】疏肝健脾，养阴清热。

【方药】四君子汤合二至丸加减。

太子参 15g	茯苓 15g	白术 15g	山药 30g
女贞子 12g	旱莲草 12g	白芍 15g	郁金 15g
蒲公英 15g	海螵蛸 15g	酸枣仁 30g	甘草 6g

14 剂，水煎内服，每日 1 剂。

二诊：服用中药 2 周，患者无明显心悸、乏力，大便通畅，纳眠改善。此次月经量少。胃部不适较前减轻，舌淡红，苔薄白，脉弦。上方去酸枣仁，继服 2 周。

三诊：服用中药 2 周，无胃脘部不适，脱发较前减少，但夜间少眠，口干，中药在上方基础上去海螵蛸，加石斛 15g 养阴清热，黄精 15g、首乌藤 20g 养血安神。后上方加减服用 2 个月，诸症皆退，激素平稳撤减。

【按语】红蝴蝶疮的发生与先天禀赋不足（命门亏虚）、肾阴虚损有关。"肾为先天之本"，一身阴阳之根，元气不足则百病由生。故素体禀赋不足，肾阴亏耗，阴阳失调，气血失和是本病的发病基础。真阴本亏，肝肾阴虚，则虚热内生，日久则瘀。红蝴蝶疮患者证候纷繁错杂多样，陈教授师承国医大师禤国维教授相关学术思想，认为系统性红斑狼疮的病机关键是肾阴不足，本虚标实，而疾病整个过程中出现的热毒炽盛、肝郁脾虚、脾肾阳虚都是在此基础上演变而来，故治疗强调以补肾法贯彻始终。红蝴蝶疮常需要中西医结合治疗，活动期宜以西药激素为主、中药辨证治疗为辅，缓解期以中药辨证治疗为主，以图顺利撤减激素，避免长期应用激素所导致的副作用、并发症。该病例为在激素撤减过程中出现病情的反复，颇具代表性。患者心悸、乏力，头发脱落较多，ANA 滴度升高，为病情轻度活动的表现，同时患者自觉症状较多，如焦虑、纳眠差，胃脘部疼痛不适，乳房胀痛，月经不调，大便干结等。陈教授在纷繁错杂的症状中紧紧抓住肾阴亏虚的基本病机，采用二至丸滋阴清热；同时也考虑该患者长期应用激素，纳差、胃脘部不适为脾虚的表现，同时肝气不舒、冲任失调，木克土，突出脾虚肝郁之证，故以四君子汤健运脾气，配合白芍、郁金疏肝解郁、调理冲任，则诸症俱平，激素得以平稳撤减。

第六章 医话与文选

一、培土清心方的源流

在10多年前的中国老百姓心中，人们普遍只知道湿疹，对特应性皮炎等这些名词还都是非常陌生的，甚至一些专业的皮肤科医生也不一定熟知，临床诊断往往冠之以"湿疹"了。一项研究显示，根据现行国际诊断标准诊断，在我国被诊断为慢性对称性湿疹的患者中41%~77%可诊断为特应性皮炎。著名学者张建中教授指出，即使到了今天在欧、美、日、韩等国家被诊断为特应性皮炎的患者在我国大部分还是被诊断为湿疹。我院专科以特应性皮炎作为主攻病种，开展中医药防治特应性皮炎的研究在国内起步比较早，培土清心方作为陈教授治疗特应性皮炎的临床经验方，在临床应用已有20多年历史，并最早以团队形式，开展了一系列相关临床和基础研究。编著了中文版《特应性皮炎中西医结合治疗》（人民卫生出版社出版）、英文版《湿疹与特应性皮炎》（人民卫生出版社出版）。目前培土清心法及其理法方药已写入《中西医结合皮肤性病学》等全国中医药行业高等教育规划教材，培土清心颗粒也成为院内制剂，据此研发的中药新药"培土清心颗粒"也已获得国家新药临床批件。培土清心治疗特应性皮炎理法方药系列理论及其成果，是陈教授及其带领的团队长期实践和研究的心血结晶，也获得同行的高度认可。

（一）"湿疹"还是"特应性皮炎"

提起湿疹大家一定非常熟悉。湿疹可以说是皮肤科最常见的病症之一，有学者统计湿疹患者可能占皮肤科门诊患者的三分之一，全部变态反应性皮肤病的一半以上。著名医家赵炳南老先生曾谓："善治湿疹者，当可谓善治皮肤病之半。"湿疹也是最常见的皮肤科疑难病症，病情往往顽固反复，临床治疗比较棘手。中医在湿疹类疾病的认识方面历史悠久，积累了丰富的治疗手段，发挥着重要作用。因此，作为现代化的中医皮肤科医生，重视湿疹的理论及临床，发掘中医药特色与优势，积极开展科学、规范、系统的中医药治疗湿疹的临床及基础研究是非常必要的。

"湿疹"一词已根植于临床医学中，湿疹作为一个疾病被普遍接受，医生们在临床上对湿疹的诊断可谓信手拈来，然而有关湿疹的研究在开展之初便陷入困境。纵览文献我们发现，专家们对湿疹认识的分歧和争议从未停止，皮肤科医生对湿疹的理解也一直无明显的进展。有学者认为湿疹不应该作为一个独立的疾病名称，有学者指出"湿疹"仅是一个描述红斑、水疱、渗出的皮疹形态名词，有学者甚至建议应"放弃湿疹一词"，"将湿疹一词从皮肤学及皮肤病理学字典中删除"。国内不少学者也曾将湿疹归属于接触性皮炎一类，甚至认为在以往称为皮炎－湿疹的一类疾病中，除去接触性皮炎和异位性皮炎，真正能称为湿疹的疾病并不多见。傅志宜在《临床皮肤病鉴别诊断》一书中将湿疹看作一综合类疾病，部分划属异位性皮炎，部分属接触性皮炎，部分是职业性皮肤病，还有少部分是某些疾病的继发表现。"立足医学前沿"，"研究要与国际接轨"，强调研究的"科学性、规范性和可重复性"一直是我们开展科学研究的基本要求。然而以上内容显示，湿疹的定义缺乏特异性，诊断标准不一，分类存在差异，鉴别标准无重复性，这些都是湿疹相关研究实现科学性、规范性和可重复性的严重障碍。为了寻找研究的突破口，我们必须明确研究对象范围。

　　特应性皮炎又称遗传过敏性皮炎、异位性皮炎、特应性湿疹等，现在我们越来越认识到这是一种与遗传、环境等多种内外因素相关的过敏性皮肤病，皮肤干燥、湿疹样皮炎表现及瘙痒是其主要的临床表现，参考湿疹定义，特应性皮炎当属湿疹范畴。但相对于概念模糊的湿疹，虽然各国对特应性皮炎的诊断标准存在差异，但一直还是有着相对明确的认识和可操作性的标准，普遍认可 Hanifin 与 Rajka 标准和 Williams 标准。国外学者提及的"湿疹"相关研究，也往往专指"特应性皮炎"。虽然目前尚缺乏特应性皮炎的特异性实验室指标，但一系列疗效评价指标已被广泛应用，对特应性皮炎的瘙痒程度、皮损面积，病情严重程度、生活质量等都有着规范的评价标准，并且其中不乏相对公认的指标。这些都是以特应性皮炎作为研究突破口的基本前提。

　　中医学中既往没有"湿疹"一词，更没有"特应性皮炎"等词。中医古籍中只能看到相关病或证的记载。根据其发病部位、形态、临床发病特点等，中医病名各异，中医文献记载的"浸淫疮""四弯风""奶癣""胎癥疮""血风疮""肾囊风""绣球风""湿毒疮"等均相当于"湿疹"或"特应性皮炎"。现代中医虽然将湿疹的中医病名统一为"湿疮"，将特应性皮炎的中医病名规范为"四弯风"，但特应性皮炎中医证治方药的研究从来离不开对湿疹皮炎类疾病古籍的挖掘及现代文献的关注。因此，借特应性皮炎的规范和标准，开展中医药相关研究，是研究中医药治疗湿疹类皮肤疾病疗效和优势的重要突破。

（二）"脾虚"还是"心火"

特应性皮炎病程长，顽固反复，好发于青少年儿童患者，临床通常分为婴儿期、儿童期和青年成人期3个阶段，其中婴儿期相当于中医学的"奶癣""胎癥疮"等范畴，儿童期和青年成人期相当于中医的"四弯风""血风疮""湿毒疮"等范畴。中医学很早就认识到本病与脾虚有关。特应性皮炎患者临床常表现为皮肤糜烂渗出、反复发作、瘙痒无度的特征，正是湿邪的致病特性。而脾主运化水湿，湿邪的产生多与脾虚不运有关。《素问·至真要大论》："诸湿肿满，皆属于脾。"《幼科概论·论脾湿》有云："湿由脾气虚弱，不能运化以行水，水性凝滞不动，日久腐化，转侵脾土，以成种种湿症之象也。其症象面色暗白，皮肤粗糙不润……四肢身体面部等处，生有癣及湿疮，是脾湿外出、湿气散化象。"特应性皮炎多始发于幼儿，中医认为小儿"脏腑娇嫩""脾常不足"。小儿肠胃娇嫩，谷气未充，脾胃功能本虚，加之小儿乃"纯阳之体"，生长旺盛，饮食不知节制，脾胃易于损伤，脾失健运，则湿邪内生，气血运化失常，难以濡养肌肤。临床实践中，我们也发现，顽固反复的干燥、瘙痒性皮疹是困扰特应性皮炎患者的主要症状，常常表现为皮疹不鲜或暗淡，部分肥厚、苔藓化，可伴形体瘦弱、面色萎黄、纳食不佳、大便溏烂、舌质偏淡等，皆为脾胃虚弱、肌肤失养之征。因此，陈达灿教授指出脾虚作为特应性皮炎的根本病机，并贯穿疾病始终的观点被普遍接受。

临床实践中还发现，特应性皮炎的急重发作期患者皮疹又往往见疹色鲜红、潮红肿胀、溃水淋漓，伴瘙痒剧烈、烦躁失眠、大便干结、舌尖红，脉偏数，为心火亢盛、外泄肌肤、内扰神明之象。《疡科心得集》记载"诸痛痒疮，皆属于心；诸湿肿满，皆属于脾。心主血，脾主肉，血热而肉湿，湿热相合，浸淫不休，溃败肌肤，而诸疮生矣。认为外科之证，其源不一，有火热助心为疡，有寒邪伤心为疡，有燥邪劫心为疡，有湿邪壅滞为疡"。《医宗金鉴》曰："凡诸疮作痒，皆属心火……致起疮疡形如粟粒，其色红，搔之愈痒，久而不瘥，亦能消耗血液，肤如蛇皮。"可见除了脾虚，心火在特应性皮炎的发病过程中亦占有主导地位。心脾两脏在生理上存在密切的关系。一者心为脾之母，脾为心之子。心主血藏神，脾主运化，为气血生化之源，心之血赖脾胃运化水谷精微而化生，而脾胃运化之气又需心血濡养，心神主宰；二者心脾两脏经脉相通。《灵枢·经脉》曰："脾足太阴之脉……其支者，别上膈，注心中"。"足阳明胃经……属胃，散之脾，上通于心"。心脾在生理上的密切联系必然决定其病理上的互相影响，正如李东垣在《脾胃论》中指出："既脾胃气衰，元气不足，而心火独盛……火与元气不两立，一胜则一负。"

据此，陈教授总结提出特应性皮炎的"脾虚心火"核心病机理论，指出在特应性皮炎的病程中，心火脾虚交织互见，虚实错杂。特应性皮炎病情的反复发作，正是心火、脾虚交替变化与互现的结果。陈教授据此指导临床，立法处方，取得了显著疗效。

（三）"清心培土"还是"培土清心"

中医认为脾虚贯穿特应性皮炎疾病发病的始终，陈教授早期在治疗特应性皮炎的过程中也发现该类患者大多伴有脾虚证候，尤其是青少年儿童患者，因此常以四君子汤、参苓白术散为基础方加减调理患者脾虚症状，防止病情复发。健脾渗湿颗粒是我院院内制剂，作为儿科临床常用制剂已应用多年，方由参苓白术颗粒散加减化裁而成，方中既有健脾药云苓、薏苡仁、白术，加入大枣、山药益气和胃，增强患儿脾胃功能，白扁豆祛除由脾虚所生之内湿，泽泻可利小便，使湿邪有其出路，陈皮、桔梗可行气，载药上行至全身，全方共奏健脾渗湿之效主治小儿泄泻等脾虚证候。陈教授根据中医异病同治理论，将该药用于伴有脾虚泄泻的特应性皮炎患者的治疗，发现颇有疗效，遂于 2003 年主持申报了特应性皮炎研究方向的第一个课题：健脾渗湿颗粒治疗特应性皮炎的疗效评价及其对复发的影响。研究结果显示：健脾渗湿颗粒治疗后，患者瘙痒、睡眠及皮损严重程度等临床症状均有改善，随访复发间隔时间也有延长。这提示健脾渗湿颗粒确实适用于脾虚型特应性皮炎患者，并有助于改善患者脾虚本质，起到稳定缓解期病情、防止复发的作用。由于健脾渗湿颗粒口感好，便于携带服用，该药也深受患儿喜爱，临床得到广泛应用。

陈教授并不满足于现有疗效，在临床实践中不断思考，总结提出"心火""脾虚"在特应性皮炎的发病中占有主导地位，创治"培土清心法"治疗特应性皮炎理法方药，并在"十五"期间，申报立项了国家科技支撑计划项目："清心培土法"治疗特应性湿疹的临床研究。陈教授指出特应性皮炎病机复杂，但"脾虚湿蕴、心火偏盛"是其基本病机，治疗当抓住主要矛盾，立健脾固本、清心止痒为法，因此立"清心培土法"并形成临床基本方"清心培土方"，当时在临床还是根据发作期和缓解期"心火"与"脾虚"偏盛偏衰加减调配治疗。发作期以心火偏亢为主，脾虚湿困为次，以灯心草、淡竹叶、连翘、钩藤、白鲜皮等清心火疏风除湿；缓解期以脾虚湿困为主，心火偏亢为次，治以四君子汤加减，人参改为太子参以益气养阴润燥，配以白术、茯苓、山药、苡米、芡实等以健脾除湿固本。全方紧扣病机，轻灵平正，清而不伤正，养而不留邪，共奏清心培土、祛风止痒之功。用药既有四君子汤之中正平和、健脾培土之义，又有导赤散之清心导赤、泄邪从下之功。"十一五"期间的研究结果表明：清心培土法治疗特应性皮炎近期可有效缓解患者瘙痒症状、改善皮损严重程度、提高生存质量，远期观察能稳定病情、延缓复发，整体疗效优于西医治疗方案（抗组胺药＋激素外用），未发现明显不良反应。2010 年，由国家中医药管理局牵头组织的《四弯风（特应性皮炎）中医诊疗方案及临床路径》研究还将该方法进行了规范和推广应用研究。该证候、治法、方药写入了 2013 年中华中医药学会皮肤病专业委员会颁布的《特应性皮炎中医诊疗方案专家共识》和国家"十二五"及"十三五"规划教材。"培土清心"治疗特应性皮炎理法方药系列成果在国内外学术会议上进行了多次的交流和推广，受到广泛关注。

陈教授认为，脾虚与心火在特应性皮炎的发病过程中占有主导地位。特应性皮炎病情的顽固、反复，正是由于"心火""脾虚"交织互见，虚实错杂的结果。由于特应性皮炎多见儿童、青少年，小儿特殊的生理特点是"脾常不足"，特应性皮炎"脾虚贯穿疾病始终"的观点得到广泛认可，在临床治疗这类疾病过程中，陈教授也特别重视顾护脾胃，认为无论在治疗的哪一个阶段、针对哪一个证型，都要注意健脾调胃。有些患者临床有时可能无明显脾虚证候，但根据其发病过程及临床表现，脾虚本质也仍潜在。《幼科发挥·原病论》曰："脾胃虚弱，百病蜂起，故调理脾胃者，医中之王道也。"陈教授确立"脾虚心火"的特应性皮炎核心病机思想后，经过慎重思考认为"培土"与"清心"中，既然"培土"为本并贯穿始终，"清心培土法"更名为"培土清心法"应该更为恰当，故"培土清心方"也由此正式确立。

（四）培土清心颗粒的研发

根据"十一五"期间的研究结果及后续对培土清心方的作用机制研究结果显示：该方能调节 Th1/Th2 细胞失衡状态，降低血清总 IgE 及 ECP 等炎症介质水平，调节△-6去饱和酶，改善脂质代谢，调控患者中枢神经递质、神经肽水平，稳定机体内环境，纠正特应性皮炎患者的神经-内分泌-免疫网络功能异常，可见其作用机制是多靶点、多途径的。然中药煎剂存在服用口感差、制备不方便、药效不稳定等问题。而作为中药现代剂型的中药颗粒剂，具有剂量标准、药效稳定、制备简便、口感优化、便携易存等优点，特别适用于特应性皮炎这种慢性疾病的长期治疗，而且相比其他常见的胶囊、片剂等中成药剂型，也更受特应性皮炎儿童期患者的青睐。当前国内外市场尚没有一个专治特应性皮炎的上市中成药制剂。随着国内特应性皮炎患病率的日益增高，我们临床接诊的患者也越来越多，医患双方对安全、有效、简便的儿童 AD 治疗用药的需求越来越迫切，中药新药培土清心颗粒的研发便是在这样的背景下产生的。

培土清心颗粒组方出自陈达灿教授在临床实践不断优化和完善而形成的"培土清心方"。该方由白术、连翘、太子参、薏苡仁、白鲜皮、甘草等组成，方中遣以白术培土健运，补脾胃；而连翘为疮家要药，可清心火，又解热毒。正如叶天士谓连翘"辛凉，翘出衣草，能升能清，最利幼科，能解小儿六经郁热"。术、翘二药共奏培土清心之功效，为君药。太子参、薏苡仁等健脾除湿、平补脾胃，以上诸药助君药以调理心脾，共为臣药。白鲜皮善清热燥湿、祛风止痒，为佐药。甘草调和诸药为使药。全方紧扣病机，轻灵平正，清而不伤正，养而不留邪，共奏健脾清心、祛风止痒之功。理法方药体现了中医先天与后天、生理与病理的辨证统一。

2010 年开始，特应性皮炎团队申报了"培土清心颗粒"临床前开发研究项目。课题组先后委托广东省中医药工程技术研究院和广州中医药大学科技产业园有限公司，完成了生产工艺、中试、初步质量标准等研究。申请获得培土清心的处方及制剂的国家知识产权局发明专利授权（专利号：ZL 2013 1 0328668.4）。并按照中药六类新药的申报技术要求完成了毒理学、药效学研究。毒理学实验表明，培土清心颗粒急性毒性和长期毒性试验结果，均未见明显毒性。药效学研究发现培土清心颗粒保持了汤剂易吸收、起效快的优点，又较汤剂服用方便、剂量准确，具有显著的止痒、抗炎、抗过敏和治疗湿疹的作用。药效活性强，无毒副作用，标本兼治，起效快，疗程短。2017 年 8 月，我们申请的培土清心颗粒临床前批件在北京正式答辩，会上来自中西医不同领域的专家对培土清心颗粒的前期研究工作给予了充分肯定，并且期待能够尽早上市，造福患者。目前，"培土清心颗粒"已获得国家新药临床批件，期待不久的将来，此药能面世，造福更多的患者。

特应性皮炎的患病率正不断上升，由于病情顽固反复甚至持续终身，给家庭、社会都造成沉重的精神压力和经济负担，特应性皮炎的治疗服务需求也日益提高。培土清心颗粒的成功开发将弥补当前国内外中成药市场的空白，有着广阔的市场应用前景以及巨大的社会效益和经济效益。

"培土清心"的故事还将继续，目前我们正在与澳洲皇家墨尔本理工大学（RMIT）、荷兰乌特勒支大学、瑞典卡罗林斯卡医学院等合作开展相关临床与基础研究工作，期待推动我们的研究走向国际。

二、特应性皮炎的禀赋发病因素和心脾病机的理论与实践

特应性皮炎（AD）是一种遗传过敏性疾病，以幼时发病，剧烈瘙痒，皮肤严重干燥，渗出性湿疹倾向为基本特点，常常并发哮喘和过敏性鼻炎。我国城市儿童总患病率为2.78%。AD症状重，病程长，易诊难治，发病率逐年增高，严重影响了儿童和青少年的身心健康。笔者结合相关文献及多年临床体会，对AD的病因病机和辨治作一初步探讨。

（一）AD 的理论探源

由于时代的局限，古人虽然未能确切地提出AD的诊断标准，但是却积累了大量与AD相关的论述。隋、唐、宋、明、清时期的中医古籍中记载的"乳癣""奶癣""胎癥疮""四弯风"就是专门为婴幼儿和儿童的特殊类型湿疹所作出的命名。《诸病源候论》中描述乳癣为："小儿面上癣，皮如甲错起，干燥，谓之乳癣。"《外科正宗》中描述奶癣为："生后头面遍身发为奶癣，流脂成片，睡卧不安，瘙痒不绝。"很大程度上符合AD婴儿期的特征。到清朝时期，对于AD疾病特征的认识已经相当准确。《医宗金鉴·外科心法要诀》中描述四弯风为："四弯风生腿脚弯，每月一发最缠绵，形如风癣风邪袭，搔破成疮痒难堪"，把以屈侧皮炎为特征的特殊类型湿疹，称为"四弯风"，最大程度地接近了西医学提出的AD的特征。可见历代中医学家对AD已经有了逐渐深入的认识，在较大程度上与西医学达到了一致。

（二）禀赋不耐是 AD 发病的根本原因

所谓禀赋不耐包含三层含义：其一，父母有禀赋不耐体质相关的疾病；其二，后代于出生后即禀受父母禀赋不耐的体质；其三，在后天因素的诱发下，后代多在婴幼儿时期就表现出与禀赋不耐体质相关的疾病。AD完全符合

以上三条标准。AD 的公认诊断标准 Williams 标准中包括患者本人或父母有 AD、哮喘或枯草热史，2 岁前发病等诊断要点，均与中医学禀赋不耐的含义有内在一致性。可见中西医学对 AD 的认识可以达到统一，并不存在不可逾越的鸿沟。从中医学的观点来看，所谓的特应性即禀赋不耐。禀赋不耐是 AD 的根本病因。

（三）AD 早期发病的诱因

AD 多在婴幼儿时期开始发病。在禀赋不耐的基础上，通常有一定的诱因促使其发病。古代医家在长期的临床实践中，对特应性皮炎相关性疾病的诱因取得了丰富的认识。如《幼科发挥》中说："小儿诸疮，皆胎毒也。"《外科正宗》进一步阐述："奶癣，儿在胎中，母食五辛，父餐炙煿，遗热与儿，生后头面遍身发为奶癣。"《医宗金鉴·外科心法要诀》认为四弯风："属风邪袭入腠理而成"，"胎𤺋疮由胎中血热，落草受风缠绵，此系干𤻖"，湿𤻖与"误用烫洗"有关。诱因大体上可概括为胎毒血热、父母遗热、外感风邪、误用烫洗等四个方面，而以胎毒、遗热为主要诱因。西医学研究认为母亲在饮食营养、过敏状态、遗传因素等多因素综合影响下，能带给胎儿更多的促过敏环境，因此对特应性疾病的基础预防应从妊娠期就给予足够的重视。特应性疾病的现代预防观点一定程度上映证了中医学的胎毒、遗热致病理论。

（四）心火偏胜和脾胃虚弱是 AD 的主导病机

AD 发作期特点通常表现为皮损偏红、渗液，伴瘙痒剧烈、烦躁失眠，舌尖红，脉偏数，此乃心火亢盛，外泄肌肤，内扰神明之征；缓解期患者常常表现为皮疹不鲜，胃纳呆，舌质偏淡，脉濡，为脾胃虚弱之征；病情反复发作日久，表现为皮损色暗、干燥，部分肥厚、苔藓化，此乃病程日久，脾胃虚弱，化源不足，心脾两虚，肌肤失养而致。事实上心火与脾虚关系密切。一是心和脾两者在生理上属母子关系，心为脾之母，脾为心之子，心藏神主血脉，赖脾胃运化水谷精微而化生，而脾胃运化之气又需心血濡养，心神主宰；二是脾脏与心脏经脉相通。《灵枢·经脉》曰："脾足太阴之脉……其支者：复从胃，别上膈，注心中。"《灵枢·经别》谓："足阳明之正……属胃，散之脾，上通于心。"心脾在生理上的密切联系必然决定其病理上的互相影响，正如李东垣在《脾胃论·饮食劳倦所伤始为热中论》中指出："既脾胃气衰，元气不足，而心火独盛……火与元气不两立，一胜则一负。"在 AD 的病程中，心火偏胜和脾胃虚弱的临床表现相互交织得到了充分的体现，构成其主导病机。

AD 脾胃虚弱、心火偏胜的主导病机与禀赋不耐和胎毒遗热的病因密切相关。小儿"脾常不足"，生理上最易出现对饮食的不耐受。AD 患儿由于遗传父母禀赋不耐的体质，加之母亲孕期多有进食肥甘厚味食物，内生湿热，化为胎毒遗热，更令脾胃功能首当其冲。并且胎毒遗热与心火同气相求，耗伤元气，令心火独盛。这体现了 AD 禀赋不耐和胎毒遗热的病因及心脾病机的内在统一。

（五）清心培土法治疗 AD 的临床实践

综上所述，AD 病因主要归于先天禀赋不耐、胎毒遗热，主导病机关乎心火、脾虚，心火耗伤元气，脾虚导致心火，心火脾虚交织互见，虚实错杂。"清心培土法"治疗 AD 正是基于上述病因病机的认识而提出的基本治法。代表方清心培土方由太子参、山药、薏苡仁、生地黄、连翘、灯心草、甘草等组成。立方用药既有四君子汤之中正平和、健脾培土之义，又有导赤散之清心导赤、泄邪从下之功。方中遣以太子参培土渗湿，清补脾胃；而连翘为疮家要药，可清心火，又解热毒。正如叶天士在《临证指南医案》中谓"连翘辛凉，翘出众草，能升能清，最利幼科，能解小儿六经诸热"。在清心解表之中，饶有清心透表之力。参、翘二药共奏培土清心之功效，为君；生地黄凉血养阴，灯心草清心除烦导赤，轻清而能去实，甘淡而不伤正。薏苡仁、山药平补脾胃，健脾除湿，助君调理心脾，共为臣药；甘草调和诸药为佐使。全方紧扣病机，轻灵平正，清而不伤正，养而不留邪，共奏清心培土、祛风止痒之功。通过随访清心培土方治疗停药后 3 ~ 22 个月的患者，结果显示清心培土方治疗 AD 具有较好疗效，对于缓解病情，减少复发，减少外用激素用量方面具有较好的作用。

陈达灿，刘炽. 特应性皮炎的禀赋发病因素和心脾病机的理论和实践 [J]. 新中医，2009，41（8）：7－8.

三、陈达灿教授从心脾论治特应性皮炎经验谈

特应性皮炎（AD）是一种慢性、复发性、变态反应性皮肤病，中医称之为四弯风。特应性皮炎发病大多在婴儿及儿童，以长期反复发作的瘙痒、皮损为其主要临床表现，治疗颇为棘手。陈达灿教授根据多年临床经验从心脾论治特应性皮炎收到良好的效果，现简要介绍如下。

（一）心、脾功能及二者关系

《素问·至真要大论》云"诸痛痒疮，皆属于心"，陈教授认为其有两层含义：一为心在五行属火，为阳中之阳；正如《血证论》记载："心为火脏，烛照万物"，强调心以阳为用，因此在病变时常以心火亢盛为主要表现。二为心主神志，《素问·灵兰秘典论》说："心者，君主之官也，神明出焉。"陈教授从中医角度认为，心可以感受身体其他部位的刺激，并做出反应，指出特应性皮炎发作时的剧烈瘙痒可由心火亢盛所致，同时也是由心来感受的。

脾为后天之本，在五行属土。根据《易经》之理，脾属于坤卦，坤为土，而土居中央，不占四方却统领四方；土又为长夏，不占四时却统领四时。这说明坤土是万物生长的根本。如《素问气宜保命集·原脉》中说："若无土气，何以生长收藏；若气无土，何以养化万物，是无生灭也。"可见，脾气健，正气存内，则不易受病，反则易之。

心与脾在生理和病理上都有着密切的联系。包括其一，经络循行心脾相连。《灵枢·经脉》："脾足太阴之脉……其支者，复从胃，别上膈，注心中。"其二，从五行角度来看，心属火，脾属土，心脾为母子相生关系，脾的运化有赖于心阳的温煦，心主血脉则赖于脾胃之水谷精气上充于心肺以助血行。其三，心脾在生理上的密切联系，使得心脾在受病时常相互影响，例如《脾胃论·脾胃虚实传变论》曰："夫饮食失节，寒温不适，脾胃乃伤。此因喜、怒、忧、恐，损耗元气，资助心火。火与元气不两立，火胜则乘其土位，此所以病也。"

（二）小儿发病特点

陈教授认为特应性皮炎大多儿时发病，其发病机制与小儿的生理、病理特点密不可分。小儿为"纯阳之体"，"心常有余"。小儿心火上炎，常见舌尖红，《小儿药证直诀》中用导赤散清心火，导热下行是为佐证。小儿生长发育旺盛，需要大量精微物质。脾胃为后天之本，水谷精微皆依赖于脾的不断运化。但由于小儿五脏六腑成而未全，全而未壮，整个消化系统发育尚未完善；而机体的生长发育较快，对水谷精微的需求量相对较大，担负后天给养重任的脾胃化生之精微常易"供不应求"，以致于不能适应生长发育需要；故形成生理上的"脾常不足"。

（三）特应性皮炎与心脾关系

临床上陈教授观察到特应性皮炎患者无论是处于发作期，还是相对缓解期，其舌质往往偏淡胖，脉多偏濡，于是根据这一特点，认为特应性皮炎多发于小儿，是由先天禀赋不足加之后天饮食不节等所致，此时脾虚失其健运，水湿内停，湿邪浸淫肌肤而发病。脾虚日久，生化乏源，肌肤失于濡养，故常常表现为皮肤肥厚干燥。特应性皮炎的难治性表现在瘙痒和复发，陈教授认为这主要是由于小儿心火亢盛所致。小儿心常有余，由于情志或外界环境等因素导致心火偏亢，母病及子，故常常心脾同病，导致本病的反复发作。"热甚则痛，热微则痒。疮则热灼之所致也，故火燔肌肉，近则痛，远则痒，灼于火则烂而生疮，心为火，故属焉。"心火亢盛，燔灼于外，导致肌肤瘙痒难忍。由此可见，心脾两脏在特应性皮炎的发病过程中处于首要地位。

（四）治疗

根据本病发病特点，运用健脾渗湿、清心安神法治疗特应性皮炎可取得较好的疗效。陈教授自拟基本方，组成：山药、薏苡仁、连翘、灯心草、珍珠粉。方中山药益气健脾，薏苡仁健脾渗湿；以连翘、灯心草、珍珠粉清心火、安神止痒，全方共奏健脾渗湿、清心安神止痒之效。如患者皮肤干燥，加玉竹、沙参、石斛养阴润燥；若渗液较多则加茯苓、白术、泽泻以健脾利水渗湿；若瘙痒剧烈则加白鲜皮、防风以祛风止痒；若夜间瘙痒难以入睡，则加入牡蛎、珍珠母镇静安神。

（五）典型病例

患者，女，3岁，主因四肢散在红斑、鳞屑伴瘙痒3年。患者出生后不久，四肢出现红斑、丘疹，伴渗液，久之皮肤干燥，脱屑，瘙痒剧烈。有家族过敏史，其母有过敏性鼻炎。纳可，眠较差，烦躁，二便调。舌淡尖红苔薄白，脉濡数。皮肤科检查可见手背、腘窝及肘窝等多处皮肤有融合性斑丘疹、脱屑、苔藓化，伴抓痕、结痂。诊断为特应性皮炎。中医诊断：四弯风。中医辨证为脾虚心火旺。拟方如下：钩藤10g，山药10g，珍珠粉3g，薏苡仁15g，白鲜皮12g，白术10g，茯苓10g，淡竹叶10g，生地10g，太子参10g，灯心草15g，甘草3g，每日1剂。肤必润（改名水貂油，为院内制剂，批号：粤药制字 Z03021936）外擦皮损处。疗程1周。

二诊：患者皮损明显好转，红斑颜色变暗，瘙痒减轻，全身皮肤仍干燥。原方去生地，加防风10g。此后每周复诊，中药治法不变，病情逐渐好转，治疗2个月后瘙痒减轻明显，继续口服中药半年，期间随访无复发。

孙晓冬. 陈达灿教授从心脾论治特应性皮炎经验谈 [J]. 中国中西医结合皮肤性

病学杂志，2006，5（1）：55－56.

四、特应性皮炎中西医发病机制的比较与思考

特应性皮炎（AD），又名特应性湿疹或遗传过敏性湿疹，临床表现以具有"特应性"体质的人群反复出现皮肤瘙痒及湿疹样皮损为特点，属中医学"四弯风"范畴。由于 AD 治疗面临诸多难题，且在世界范围内患病率不断上升，故对其发病机制的研究一直是皮肤科领域的热点。随着近年来对 AD 的关注，中医学者对其病因病机的认识也渐趋成熟，笔者试将有关 AD 发病的中西医理论进行对比，探讨两者间的关联与差异，以期为今后的研究者提供借鉴与参考。

（一）中医对 AD 病因病机的认识现状

古籍中并无针对 AD 的系统论述，相关记载散见于临床特点较符合的"奶癣""胎癥疮""四弯风"等疾病之中，黄楚君等曾对相关的 71 篇古代文献进行整理发现，其中 48 篇提及病因病机，观点以风、湿、热邪致病居多，占 52.2%，其次为胎毒遗热与心火偏亢，各占 14.9%。此外，脾虚、血燥、饮食失调等相关因素也有提及，其中部分文献描述为虚实夹杂或各种病因病机交替出现。总体而言，由于缺少对患者的长时间纵向追踪，古人对 AD 的认识基本局限于该病的某一特定阶段或特定证型，不足以全面概括其发病机制。

近现代医家对 AD 的辨证分型虽存在一定争议，但在病机方面多认同该病与心、脾两脏关系最为密切，脾虚贯穿发病始终。陈德宇主编的《中西医结合皮肤性病学》将 AD 的病因病机概括为胎中蕴热蕴毒或饮食失调，脾失健运，内蕴湿热，外受风、湿、热邪而致病。陈达灿教授则提出心火偏胜、脾胃虚弱是 AD 的主导病机，并在该认识基础上运用培土清心法治疗本病，取得良好疗效。2013 年发表的《特应性皮炎中医诊疗方案专家共识》认为，AD 多由禀赋不耐，胎毒遗热，外感淫邪，饮食失调，致心火过胜，脾虚失运而发病。《共识》同时指出，AD 在不同年龄时期病机有所变化，其中婴儿期以心火为主，儿童期表现为心火与脾虚交织，青少年及成人期则因病久耗伤元气，转变为脾虚导致的血虚风燥、肌肤失养为主。

（二）西医对 AD 发病机制的认识现状

目前研究发现，遗传易感基因、皮肤屏障功能障碍、皮肤及肠道微生物群落的失调及环境因素等均与 AD 发病有着密切关联，上述内、外因共同作用

于免疫系统，可引发异常免疫应答而导致 AD 发生。参与 AD 免疫应答的细胞涉及角质形成细胞、表皮树突状细胞、T 细胞、肥大细胞及嗜酸性粒细胞等多种类型。而在 T 细胞中已经发现多种 CD_4^+ 辅助性 T 细胞如 Th1、Th2、Th17、Treg、Th9、Th22 及其相关细胞因子参与 AD 发病，其中以 Th1/Th2 失衡最为经典：在 AD 急性期，皮损中 Th2 细胞占据优势，分泌大量 IL－4、IL－13，使 B 细胞产生 IgE，并在粒细胞－巨噬细胞集落刺激因子的帮助下合成 IL－5，使嗜酸性粒细胞增加；而在慢性缓解期则转为以产生 IFN－γ 的 Th1 为主导的免疫反应。

（三）中西医观点的对比与探讨

1. 禀赋、胎毒与遗传因素

中、西医学均认识到 AD 的发生与先天因素有着密切关系。西医从流行病学调查中发现 AD 患者具有遗传易感性，着力于寻找 AD 相关基因。目前由基因定位捕获的 AD 人类易感位点已有 32 处，发现的 AD 易感基因依据其功能可分成皮肤屏障相关基因、固有免疫相关基因及特异性免疫相关基因。其中丝聚蛋白基因与 AD 关联性最强，其突变可导致丝聚蛋白合成障碍，皮肤屏障功能受损而引发炎症和干燥。中医学则认为"禀赋不耐，胎毒遗热"是 AD 发病的重要基础。"禀赋"由父母处而来，既涵盖了西医遗传基因的相关概念，又包括受孕后胎儿在母体所受的影响。张景岳在《类经》中提到："夫禀赋为胎元之本，精气受于父母者是也"，父母之精气所承载的即是遗传信息。除此之外，孕妇及其所处生存环境对胎儿先天禀赋的形成也有重要影响。朱丹溪在《格致余论》中说："儿在母胎，与母同体，得热则俱热，得寒则俱寒，病则俱病，安则俱安。母之饮食起居，尤当慎密"，体质有偏颇的母亲会向胎儿传递相应的不良信息，形成所谓"胎毒"，故中医学于临床实践中强调母亲妊娠期间应注意饮食起居调护，避食辛辣发物，以减少对婴幼儿体质所带来的不良影响。但目前还未有足够的循证医学证据能确定孕妇饮食干预对预防 AD 是否有益。因此，笔者认为今后有必要结合中医学理论的指导来加强对该类问题的探索，为 AD 的初级预防寻找到更多的有效手段。

2. 心火脾虚与 Th1/Th2 失衡

AD 患者在急性期与缓解期表现出明显的病情变化，这种变化源于其内在病机的改变。李东垣曾在《脾胃论》中指出："既脾胃气衰，元气不足，而心火独盛……火与元气不两立，一胜则一负。"在 AD 患者的疾病演变过程中，

当代中医皮肤科临床家丛书（第三辑）　陈达灿

心脾两脏的病理变化始终相互影响，互为胜负。患者在急性发作期皮损偏红，瘙痒剧烈，睡眠难安，表现出明显的心火内扰神明、外泄肌肤征象；缓解期则以皮肤干燥、粗糙，肥厚、苔藓化等脾虚不运，肌肤失养的特点为主；整体呈现出心火与脾虚交替为主导的病机变化。而中医学也发现 AD 急性期与缓解期皮损存在不同类型的免疫失衡，急性期以 Th2 型为主，缓解期则以 Th1 型为主。这一免疫失衡方向的变化与心火脾虚的病机转换是同步的。曾有研究者分别选取中医辨证为湿热蕴肤型和脾虚血燥型的患者，检测其血清 IFN - γ 及 IL - 4 水平，发现两型患者 IL - 4 水平均高于健康对照组，湿热蕴肤型患者较脾虚血燥型患者 IL - 4 水平更高，而 IFN - γ 水平偏低，以此揭示了不同中医证型与 Th1/Th2 失衡状态的对应。陈达灿教授团队则通过研究培土清心方的作用机制发现，该中药组方通过调整 AD 患者心火偏盛、脾胃虚弱的状态，可抑制其血清中 IL - 4 的过度表达，提高 IFN - γ 的水平，从而改善患者的 Th1/Th2 失调。以上发现从细胞因子角度反映了 AD 心火脾虚的主导病机与 Th1/Th2 失衡的密切关系。当然，由于免疫反应的复杂性，并不能简单将心火脾虚与 Th1/Th2 失衡等同，但二者间的同步变化无疑提示了心火脾虚这一病机认识所具有的科学内涵，为今后中医病机的微观本质研究及中药作用机制探讨提供了方向。

3. 脾虚与肠道菌群失调

AD 的患者人群以小儿为主，"成而未全，全而未壮"的脏腑功能状态决定了其"脾常不足"的生理特点，普遍容易出现食欲欠佳，舌质偏淡，脉象偏濡等临床表现，可以说脾虚是其重要的基础病机。近年研究表明，AD 患者存在肠道菌群失调。运用传统分离培养鉴定方法可发现，AD 患儿粪便中双歧杆菌、乳酸杆菌减少。采用高通量测序技术的一项韩国横断面研究显示，AD 患者肠道菌群存在柔嫩梭菌亚群的失调，推测因此导致肠道中丁酸和丙酸（有抗炎作用）水平下降，进一步导致肠上皮炎症，建立反馈互动，这种反馈回路可使肠上皮细胞通透性增加从而导致 AD 的发生和慢性的病程。瑞典学者进行的前瞻性研究则发现与 IgE 相关的特应性湿疹患儿肠道菌群总体多样性降低，特应性和非特应性婴幼儿的菌群分布在门和属水平有明显不同。以上认识，促使我们更进一步去思考肠道菌群与中医"脾"之间的生理病理联系。

《灵枢·营卫生会》有云"中焦如沤"，形容脾胃腐熟水谷并化作精微，就如同用水长时间浸泡物质发酵一样。"如沤"这一比喻，与肠道微生物经过发酵作用将食物分解代谢，营养物质被吸收，代谢废物被排出体外的过程高度吻合。"脾为之卫""四季脾旺不受邪"，脾保障人体正气，使机体免受外邪侵犯的功能又与西医学免疫系统的功能有极大重叠。肠道的共生菌不仅可形成生物膜成为阻止病原微生物入侵的天然屏障，还可竞争性抑制病原菌的定植；同时，可作为免疫刺激物促进肠黏膜相关淋巴组织（GALT）的发育和成熟，调节免疫细胞发育与平衡，可以说是人体免疫的深度参与者。因此，脾发挥免疫防御的功能，离不开肠道菌群的作用。

此外，"脾藏营，营舍意"，脾与情志间也存在一定关联。《黄帝内经太素》载曰："脾为四脏之本，意主忧愁，故心在变动为忧，即意之忧也。或在肺志为忧，亦意之忧也，若在肾志为忧，亦意之忧也，故忧愁所在，皆属脾也。"以往很难找到相应的微观研究证据来论证脾与情绪活动间的关联。而近年出现的"脑-肠-微生物轴"概念认为，肠道微生物与中枢神经系统之间可通过多种机制进行双向调节，肠道菌群失调会导致肠道炎症和神经毒性代谢产物增多，引发焦虑和抑郁症状以及认知能力的下降，很可能是导致抑郁症、自闭症、阿尔兹海默症等中枢神经系统疾病的重要因素。由此可推测，AD 患者较健康人群表现出的更多行为异常和抑郁倾向，不仅源于瘙痒及皮损等临床表现对患者的直接心理影响，也可能和肠道菌群异常所导致的神经-内分泌系统功能紊乱相关。肠道菌群影响人类宿主行为的相关研究也可为中医脏腑与情志关系的理论提供重要的生理病理学证据支持。

4. 肺脾功能失调与皮肤屏障功能障碍

AD 患者中普遍存在皮肤屏障功能的受损，临床首要的表现是皮肤干燥、角质层的保水能力下降，其次是对过敏原等外来致病因素的防御功能减弱。西医将原因归结于皮肤结构蛋白的遗传学缺陷，但从中医学角度去思考，或应责之于患者肺脾功能的失调。

《素问·经脉别论》曰："饮入于胃，游溢精气，上输于脾，脾气散精，上归于肺，通调水道，下输膀胱，水精四布，五经并行"，又有"肺朝百脉，输精于皮毛"，因而只有脾的运化功能与肺的宣降功能协调配合，才能将营养物质与津液输布全身，使肌肤得到充分滋养。同时，肺主布散卫气于周身，"卫气者，所以温分肉，充皮肤，肥腠理，司开阖者也"（《灵枢·本脏》），皮肤抵御外邪侵袭、控制汗液排泄、调节体温等功能均由卫气所调控。AD 人群常伴发哮喘、过敏性鼻炎等呼吸道疾病，同时临床亦可观察到不少患者出现肤温偏高、排汗异常（少汗或多汗）的现象，故笔者认为，在 AD 患者中肺的宣降功能失常也较为普遍，这一特点与脾虚的基础体质叠加，最终造成其皮肤滋养不足，卫气失于布散，导致皮肤屏障功能受损。因而要改善 AD 患者的皮肤屏障，除外用保湿润肤制剂外，还应注重调理其肺脾功能。

（四）结语

AD 的发病机制非常复杂，中、西医均对其有各自独立的认识与表述。中医学重视禀赋、胎毒因素及心脾等脏腑功能的失调，关注疾病不同阶段的病机变化，其认识切合实际，能够有效指导临床治疗与防护，不足之处是缺少精细的微观求证。西医从遗传基因、皮肤屏障、免疫失衡、肠道菌群失调等多个角度探索 AD 发病相关机制，但对各系统间相互作用的全貌未能理清，导致目前治疗手段靶向的单一性。综上可知，随着研究的不断进展，中、西医对 AD 发病机制的认识显示了越来越多的共通性，西医研究在一定程度上揭示了某些中医病机的微观本质，而中医病机理论也可成为指导今后研究的灵感与思路来源。中西医间优势互补，扬长避短，将有助于更加全面客观地认识 AD，为早日解决这一皮肤科难题奠定基础。

王海燕，晏烽根，陈达灿．特应性皮炎中西医发病机制的比较与思考［J］．中国中西医结合杂志，2018，38（6）：737－740.

五、陈达灿教授以中医外治法治疗特应性皮炎经验介绍

特应性皮炎（AD）是一种与遗传相关的慢性复发性炎症性皮肤病，好发于儿童和青少年，其治疗是目前皮肤病学界的重大挑战。外用药物是缓解 AD 皮损急性发作、减少皮损复发的主要治疗手段，由于目前西药主要的外用治疗药物——糖皮质激素和钙调磷酸酶抑制剂存在的药物依赖、停药反跳、系统吸收影响儿童生长发育等副作用，因此，安全、有效的中医药外治法在 AD 的治疗中优势显得尤为突出。

（一）在清心培土法理论指导下开展中医外治法

"外科之法，最重外治"。外治法能使药物直达病所，与内治法相辅相成。陈教授重视并善于应用中医外治法治疗各种疑难皮肤病。他认为，中医外治法与内治法一样，必须在中医学基础理论的指导下开展，其良好的疗效离不开准确的辨证论治和理、法、方、药。

AD 主因先天禀赋不足，后天饮食不节，致脾虚失运，水湿内停，湿淫肌肤，夹风夹热，蕴于肌肤而发病。陈教授在长期临床观察中发现，AD 多发于小儿，发作期皮损鲜红、渗出倾向，常伴多动、烦躁、眠差、舌尖红缓解期

皮损干燥、脱屑，常伴纳差、舌淡胖、脉偏濡细。根据"小儿心常有余，脾常不足""诸湿肿满，皆属于脾""诸痛痒疮，皆属于心"的中医学病机理论，陈教授认为，AD病机以脾虚贯穿始终，脾虚导致肌肤失养，病程缠绵难愈。母病及子，心脾同病，心火亢盛导致AD的瘙痒和反复发作。急性期心火偏亢，风湿热蕴于肌肤；慢性期脾虚湿困，血虚风燥。心火亢盛和脾虚湿蕴在疾病急性期和缓解期反复交替为AD病机的主要矛盾。因此，陈教授首先提出清心培土法治疗AD的理论，并在清心培土法理论指导下开展中医内治和外治。其中，AD的中医外治法主要包括中药外治和推拿、按摩手法外治两个主要方面，起到清心火、健脾扶源固本之目的。

（二）根据皮损辨证，结合现代药理，以复方中药外治共奏润肤消炎之功

陈教授总结了多年的临床诊疗经验，制订了外用治疗AD的基本中药验方——润肤消炎洗剂，本方切合心火亢盛、脾虚湿蕴的特应性皮炎的基本病机，临床应用于婴幼儿湿疹和AD的急性期、缓解期均疗效确切。润肤消炎洗剂组方精简，以清心培土为治法，由黄精、金银花、甘草、薄荷4味药物组成，方中黄精润肺健脾、益肾填精、滋阴润燥为君，金银花清热解毒、凉散风热为臣；甘草补益心脾、泻火解毒、调和诸药为佐；薄荷疏风清热、清凉止痒为使。全方疏风清热利湿、健脾滋阴润燥，共奏润肤消炎止痒之功。

临床应用可在该基础方上根据皮损辨证随症加减。皮损鲜红、灼热、肿胀者加野菊花、马齿苋、徐长卿、地肤子、蒲公英、白鲜皮等清热利湿解毒之品，也可配伍防风、荆芥、蝉蜕、苍耳子等疏风止痒之品；皮损渗液明显者加黄柏、黄芩、地榆、苦参、蛇床子、五倍子等清热利湿、收湿敛疮之品；皮损暗红、干燥、粗糙、苔藓样变者加地骨皮、苦杏仁、胡麻仁、海金沙等滋阴润肤之品。陈教授根据本病不同的病程阶段，对润肤消炎洗剂的基础方也会作相应的药物和剂量调整，以解决AD病机的主要矛盾。急性期皮损鲜红、灼热，急则治其标，治以疏风清热利湿为主，金银花与黄精用药比例调整为2~3:1；慢性期皮损干燥、脱屑、苔藓样变，缓则治其本，治以健脾滋阴润燥为主，金银花与黄精剂量配比则调整为1:2~3。

皮肤屏障功能异常导致抗原进入、继发感染，或机体异常的免疫应答导致慢性炎症反应是AD的两大主要发病机制。临床上存在急性期炎症和慢性期干皮症两大主要特征。因此，陈教授的中药外治法中同时兼顾AD的两大主要发病机制和临床特征，并充分参考现代药理研究成果以遣方用药。如润肤消炎洗剂基本方中的黄精、金银花、甘草、薄荷4味药在体内外试验中均有抑制金黄色葡萄球菌等多种病原体微生物和抗炎消肿的作用；黄精的主要成分是黄精多糖、多种氨基酸和微量元素，外用可营养皮肤、促进胶原合成、抗衰老；甘草提取物溶液外用可缓解皮肤干燥、增加角质层含水量，提示其可能对重建皮肤屏障功能起到一定的作用；薄荷中含有的薄荷醇等成分可促进药物透皮吸收、麻醉局部神经末梢，起到清凉止痒之功。以上的药理研究成果为润肤消炎洗剂组方可能存在的抗炎、润肤、透皮吸收、止痒等作用提供了现代药理学的依据。同时，复方中药辨证加减也同样结合该病病机，急性发作期以选用现代药理研究具有抗炎止痒作用的中药为主，慢性缓解期则选用具有润肤止痒作用的中药为主。

（三）根据不同的皮损特点选用相应的中药外用剂型

特应性皮炎的皮损表现多形性，急性发作期以红斑、丘疹、小水疱、水肿、糜烂、渗液等炎症性皮损为主，慢性缓解期以干燥、脱屑、苔藓样变等干皮症皮损为主。陈教授在临床中根据不同的皮损特点选用相应的中药外用剂型以达到最佳的临床疗效。

1. 中药油剂　中药油剂的制法为中药浸入植物油（如花生油、山茶油、橄榄油等）中一昼夜文火煎至药物焦枯，离火滤过，去渣备用。油剂可恢复皮肤屏障的功能，阻止皮肤水分的丢失而起到润肤止痒的作用。同时在皮肤炎症剧烈、肿胀、渗出时，可起到安抚保护、收敛渗液的作用。也可清洁皮损的浆液、鳞屑、结痂及污物。而其中的中药成分起到清热解毒消肿、收敛润燥止痒之功。陈教授常用的中药油剂有紫草油、青黛油、黄连油、甘草油等，可在皮肤红斑、肿胀或轻度渗液，甚至是红皮症时选用。

2. 中药溶液　中药溶液的制法为用单味或复方中药，先浸泡半小时，加水适量，煎熬至一定浓度，待药温合适，滤去药渣后取溶液备用。中药溶液可起到增加皮肤含水量、改善外用药物渗透性、清洁感染性渗出性皮损以及收敛渗液的作用。其中的中药成分起到疏风清热、利湿解毒、润燥止痒之功。中药溶液有外洗、湿敷、浸洗、熏洗等用法。如急性期皮损灼热、肿胀、渗液时，以中药溶液冷湿敷皮损可清热消肿、收敛渗液；如慢性期皮损肥厚、脱屑、苔藓样变时，以中药溶液热熏洗皮损可活血化瘀、滋阴润燥，并促进药物的透皮吸收。陈教授常用的中药溶液有润肤消炎洗剂（辨证加减处方）、消炎止痒洗剂（广东省中医院院内制剂，主要成分为荆芥、苦参等）、飞扬洗剂（广东省中医院院内制剂，主要成分为苦参、大飞扬等）。中药溶液适用于AD急性期和缓解期，用药时应控制药物的浓度、温度、用药的时间，以减少药物对敏感皮损的刺激。针对干燥型皮损，用药后 3 ~ 5 分钟内应外搽润肤保湿剂，以减少皮损水分蒸发丢失导致的干燥和瘙痒。用药前应评估皮损的严重程度和敏感性，对于中重度 AD 患者，皮损大量红斑、肿胀，具有红皮病倾向的，早期应选择中药油剂等安抚剂，避免皮损的过度刺激，待急性炎症稍稳定后再选择应用中药溶液。

中药水煎剂便于根据辨证加减用药，但也存在中药溶液纯度不够、中药残渣刺激皮损、难以控制浓度、煎煮不便于患者使用等问题。因此，陈教授创新采用中药颗粒剂溶液，以中药免煎颗粒剂随症加减组成复方，溶解于水形成中药溶液外用治疗皮损，其稳定性好，纯度较高，患者无需煎煮，使用方便，也达到与中药水煎剂相当的临床疗效。

3. 中药软膏　针对 AD 皮肤屏障功能障碍以及异常的免疫炎症反应，陈教授主要在润肤和抗炎两方面应用中药软膏。润肤保湿是 AD 的基础治疗，陈教授常用的中药润肤保湿制剂有肤必润（广东省中医院院内制剂，主要成分为水貂油、尿素等）、复方蛇脂软膏（广东雷允上药业有限公司生产，主要成分为蛇脂、珍珠、冰片、人参、维生素 A、维生素 D、维生素 E、硼酸等）。此外，他也建议患者尝试某些品牌的多种润肤保湿剂，从而选择最适合个体皮肤情况的制剂以便长期使用。同时建议尽量达到幼儿每周 150 ~ 200g、成年人 500g 的高用量。在抗炎方面，陈教授常使用消炎止痒霜（广东省中医院院内制剂，主要成分为丹皮酚、甘草次酸、苦参碱等）以清热消炎止痒，配合使用可增加疗效，降低激素等西药外用药的用量，减少副作用。

（四）将中医学推拿、按摩手法与基础润肤治疗相结合

特应性皮炎患者 90% 以上有干皮症，表现为全身皮肤干燥、粗糙、瘙痒，故润肤保湿是 AD 的基础治疗。AD 好发于儿童和青少年，病程缠绵难愈，皮肤的不美观和长期瘙痒，影响儿童的身心健康和生长发育，也令家长处于长期的焦虑状态中。陈教授在外治中将润肤保湿基础治疗与推拿、按摩手法相结合。他认为，中医外治法中的推拿、按摩不但可促进外用润肤保湿剂的吸收，而且通过辨证取穴，手法补泻，可扶正祛邪，调节全身脏腑、气血，起到改善皮损和瘙痒，缓解焦虑情绪，促进患病儿童和青少年的身心健康、发

育和成长的作用。从西医学的角度看，外用药物结合推拿、按摩手法可调节免疫系统、调整胃肠功能，对神经体液、内分泌和血液循环系统也有一定的调节作用。

陈教授治疗 12 岁以下的患儿结合小儿推拿按摩手法，12 岁以上的青少年或成人则配合选用成人推拿手法，结合体穴进行治疗。在推拿、按摩治疗时借助橄榄油、山茶油等润肤保湿剂，成为全身润肤基础治疗的一部分。推拿基本手法根据清心培土法选穴。发作期清心：清天河水，清小肠，揉总筋，运内劳宫，沿两侧膀胱经抚背缓解期补脾：补脾经，揉脾俞，揉中脘；配合摩腹、捏脊、按揉足三里。选穴可根据皮损辨证加减：如皮疹鲜红或丘疹、水疱，渗液明显者加水底捞月，揉小天心，清脾经：皮肤干燥、粗糙、增厚或呈苔藓样变者加补胃经，揉板门，按揉三阴交。也可根据全身症状辨证加减：如瘙痒剧烈者，上半身皮疹为主加掐曲池，下半身皮疹为主加按揉三阴交、掐风市；烦躁易怒或口舌生疮者加按、揉、掐、捣小天心，清肝经；便溏、纳呆者加补大肠，揉脐、上椎七节骨及揉板门；大便干结者加清大肠，退六腑，揉天枢，下推七节骨。其中，足三里、三阴交、曲池等穴位也可用于成人。可每天进行 1～2 次。一般 12 岁以下小儿推拿穴位的速度以每分钟 150～200 次为宜，约需 5～15 分钟，根据患儿年龄大小、病情轻重，酌情加减推拿次数和操作时间，一般 7～10 天为 1 个疗程，1 个疗程后可休息数天再行第 2 个疗程。行推拿按摩手法时应注意避免接触肿胀、糜烂、渗液等皮损。

推拿、按摩治疗应持之以恒。陈教授在临证时常常根据患儿皮损辨证结合症状辨证，选择简单易行的穴位，指导家长在家中进行治疗。陈教授认为，小儿推拿、按摩结合基础润肤治疗的过程，不仅是调节全身机体免疫、改善皮损、缓解瘙痒的过程，更重要的是父母关爱、与孩子心灵沟通的过程，在这个过程中，患儿既获得了身体的健康，也收获了心理的健康。

林颖，黄楚君，朱海莉，莫秀梅．陈达灿教授以中医外治法治疗特应性皮炎经验介绍［J］．新中医，2011，43（5）：151－153.

六、特应性皮炎中西医结合目标治疗的思路

特应性皮炎（AD）好发于儿童和青少年，属于慢性、复发性疾病。迄今为止还没有完全根治 AD 的手段。由于 AD 患者的自身特应性体质，在疾病没有得到良好控制的状态下，其疾病沿着特应性进程发展，常伴发哮喘。而在疾病得到良好控制后，其特应性进程可终止。目标治疗是一种治疗理念，让

临床的治疗有个明确方向和目标，即疾病一旦确诊，就应该朝着完全缓解的目标进行诱导治疗，即使无法达到完全缓解，也应该尽量控制在低度活动状态，才能够防止疾病对机体的危害，这就称为"目标治疗"（Treating to target）。目标治疗需要通过"严密控制"（Tight control）的治疗过程才能实现。AD 需要引入目标治疗的理念，争取尽早控制和缓解病情。

（一）采用中西医结合目标治疗的思路治疗 AD

中医诊治 AD 有丰富的经验积累。AD 患儿常在出生数月后出现面部或全身的红斑、肿胀、糜烂、渗液、烦躁失眠，舌尖红，此乃遗热胎毒、心火亢盛所致，中医称之为"奶癣"或"胎癥疮"。婴儿期 AD 病情急，热毒重，中医治疗以清心火、解胎毒为主，治疗目标为迅速控制病情，防止病情迁延。儿童期以后 AD 的皮疹逐渐转变为屈侧部位反复的红斑、丘疹，皮疹常肥厚呈苔藓样变，皮肤干燥，胃纳呆，舌质偏淡，脉濡，此乃脾虚湿困、心火上炎所致，中医称之为"四弯风"。儿童期以后 AD 往往呈慢性反复发作，治疗以健脾胃、清心火为主，此期常迁延至青春期，甚至在成年期出现顽固性的干皮症和广泛的皮肤肥厚、苔藓样变。此期治疗疗程长，治疗目标为逐渐稳定病情，控制复发。

西医治疗 AD 以局部对症治疗为主，具有起效快的特点。合理的局部治疗包括间歇性湿敷控制渗出，湿敷间歇期以糊剂外涂安抚保护，在糜烂、渗出控制后短期使用外用激素或钙调磷酸酶抑制剂以抗炎诱导病情缓解。口服抗组胺药有助于控制瘙痒。一般西医对症处理后，AD 病情均能得到控制，临床治疗的难点在于控制病情的复发和迁延。

采用中西医结合目标治疗的思路治疗 AD，以局部抗炎和对症治疗快速控制皮疹，以中医药内服治疗整体调节可发挥中医和西医的综合优势，有望更好地控制 AD 病情的复发和迁延，是 AD 较全面的治疗思路。

（二）个体化地实施 AD 目标治疗

AD 是一个高度异质性疾病。由于患者的体质状况不同，部分患者可以自发缓解，可能不需要太积极的治疗，而另外一些患者尽管已接受了大量积极的治疗，仍然出现病情的加重和对治疗药物的抵抗。因此，AD 的目标治疗需要个体化地制定初始方案，适度地把握治疗措施的力度，确保疾病逐渐达到缓解的目标。

由于 AD 疾病高度的异质性和病情的易变性，所以 AD 的"严密控制"计划不能机械性地规定评估病情和调整治疗方案的时间间隔。而是根据具体情况，确定评估病情和调整治疗的时间。例如：AD 继发红皮病需要住院治疗，短时间内复查各项临床和实验室指标，评估病情，随时调整治疗；出院初期和门诊初始治疗的患者，第 1 个月要每 1～2 周复诊评估 1 次，以后通常需每月复诊评估一次直至病情缓解。病情缓解后患者可以自我管理，坚持润肤基础治疗，病情轻微反复者，可自行短期外用软性激素或弱效激素（一般为 1～3 天），缓解后则仍自我管理病情。如经过短期的自我治疗，不能控制病情复发者则及时就诊，采取积极的中西医结合治疗，以尽早控制病情。

（三）确定足够有效的初始治疗方案

1. 合理地评估病情，把握治疗力度

AD 的目标治疗，需要适度地把握治疗措施的强度，既要做到"严密控制"，诱导缓解，又要避免药物治疗带来的不良反应。这就需要在循证医学的基础上，将最佳的临床研究证据、医生的临床经验与患者的现状及需求有机地结合起来。在恰当评估个体患者病情的严重度基础之上，确定足够有效的初始治疗方案。皮损的红肿、渗液、肥厚程度以及皮损面积通常是评估 AD 病情严重度的直观指征。同时，患者的自觉主观症状如瘙痒、失眠的严重程度，生活质量受到影响的程度也是评价病情不可忽视的方面。临床评估病情时应综合分析，才能得出符合患者实际情况的结果，合理地确立治疗方案的力度。在 AD 经过足够有效的初始治疗后，应达到的治疗目标是，尽早、最大程度地控制皮损、瘙痒，改善生活质量。

2. 根据病情选择治疗药物

外用糖皮质激素是 AD 的一线治疗药物，具有高级别的循证医学依据（随机对照临床试验），对于临床治疗具有重要的参考价值，但是在临床治疗决策时不可盲目照搬。外用糖皮质激素对于控制急性炎症反应的作用优越，常作为初始治疗的首选药物。其使用的剂量和强度要根据患者当时炎症反应的激烈程度而定。在初始方案实施初期，必须密切注视治疗反应，包括疗效和耐受程度，以调整到最合适该患者的药物组合和剂量。对于轻度的 AD（只有局部皮疹、不严重的瘙痒者），初始治疗可能只需要按需使用少量外用弱效糖皮质激素，如地奈德乳膏、丁酸氢化可的松乳膏。中、重度的 AD 需要使用中、强效的糖皮质激素，可以优先考虑软性激素如糠酸莫米松乳膏、丙酸氟替卡松乳膏等。皮肤肥厚、苔藓样变者，应选用强效、超强效激素如卤米松

乳膏。在特殊部位如面部、颈部、皱褶部位的 AD 治疗上，外用钙调磷酸酶抑制剂（如他克莫司软膏、吡美莫司乳膏）已经替代外用糖皮质激素，成为一线治疗药物。

AD 继发红皮病的患者，大面积使用外用糖皮质激素治疗变得困难，系统药物治疗更容易被接受。在使用抗组胺药对症止痒的基础上，常需使用系统免疫抑制剂以控制炎症。环孢素 A 是治疗 AD 起效较快的免疫抑制剂。尤其在 AD 继发的红皮病和常规治疗抵抗的 AD 方面，口服环孢素 A 治疗较有优势。停药病情迅速反跳是环孢素 A 的主要缺点。不能耐受环孢素 A 治疗的难治性 AD 患者，可以考虑使用吗替麦考酚酯、甲氨蝶呤、硫唑嘌呤，其疗效和风险尚待进一步评估。合并明显的感染症状，如皮损严重红肿，大量渗出，可见的脓疱，可根据情况选择系统抗生素或外用抗生素。

对于常规药物治疗抵抗的 AD 患者，光疗有效，目前推荐选用窄谱紫外线，在紫外线治疗前，应先外用糖皮质激素和润肤剂，以预防光治疗诱发皮肤炎症发作。需要注意的是，使用紫外线治疗有导致皮肤癌的长期风险。外用糖皮质激素、口服免疫抑制剂或光疗治疗无效的难治性 AD 患者，可考虑使用系统糖皮质激素、静脉人免疫球蛋白冲击治疗或生物制剂治疗。

沙利度胺镇静止痒效果较好，但禁止用于妊娠及有可能受孕的妇女。葡萄糖酸钙针联合大剂量维生素 C 针，复方甘草酸苷制剂，在控制渗出方面疗效较为突出。雷公藤的抗炎与免疫抑制作用已经得到证实，但其对生殖系统的抑制可能影响生长发育和造成不孕不育，AD 患者的高发人群为婴幼儿及青少年，应认真评价该治疗的风险与获益比。

3. 合理调整初始治疗疗程

初始治疗一般有两种方案，即主动治疗和反应性治疗。主动治疗方案是近年来 AD 的治疗新进展，该方案在初始治疗阶段，每天在皮损部位外用激素或外用钙调磷酸酶抑制剂，连续 4 周，以最大程度清除皮损。该治疗方案强调了初始治疗需要规范、连续、足量地使用治疗药物，以到达快速控制病情的目的。由于外用糖皮质激素并非根治性治疗手段，并且使用时间超过 4 周，即有可能出现激素依赖。因此，主动治疗方案的初始治疗不能机械地应用于所有的 AD 患者。反应性治疗方案遵循按需使用药物的原则，在皮疹和瘙痒消退后即可停用药物治疗，患者较易接受。

需要使用系统药物治疗的严重 AD 患者，应视具体药物决定疗程。使用系统免疫抑制剂治疗的原则是，一旦病情控制后，应逐渐过渡为外用药物治疗。

当代中医皮肤科临床家丛书（第三辑）

陈达灿

使用系统糖皮质激素治疗 AD 只能做短程应用，使用时间不应超过 1 周，以免造成肾上腺皮质的抑制。

4. 中医药在初始治疗中的应用

中医药治疗 AD 具有很强的灵活性，其治疗不仅关注皮疹，同时注重饮食、睡眠、二便等整体情况的调节。AD 的发病与遗传、环境、免疫、食物、心理等诸多因素相关，是一种复杂性疾病。鉴于 AD 的诱因、病因和发病机制的复杂性，以外用抗炎药物治疗为主的西医药物治疗方案，很难做到全面兼顾。中医药在初始治疗中的切入点，在于把握整体的症候特点，以患者的自我感觉为中心，调整患者的主观感受，积极地改善患者的自觉症状。AD 发作期特点通常表现为皮损偏红、渗液，伴瘙痒剧烈、烦躁失眠，舌尖红，脉偏数，此乃心火亢盛、外泄肌肤、内扰神明之征；缓解期患者常常表现为皮疹不鲜，胃纳呆，舌质偏淡，脉濡，为脾胃虚弱之征；在 AD 的病程中，心火偏胜和脾胃虚弱的临床表现常相互交织，构成其主导病机。笔者常运用"培土清心法"治疗 AD，该治疗方法的药物主要由太子参、山药、连翘、生地、淡竹叶等组成，其立方以心脾为要，紧扣 AD 心脾病机，轻灵平正，清而不伤正，养而不留邪，共奏清心培土、祛风止痒之功。笔者经验，"培土清心法"在 AD 患者的初始治疗中，能较快地缓解患者的焦虑、失眠、烦躁等症状，促进皮疹改善，大大减少外用糖皮质激素的治疗用量。

（四）选择合适的巩固治疗方案

1. 个体化选择巩固治疗方案

AD 的主动治疗和反应性治疗方案已经逐渐被专科医生认识和掌握。反应性治疗方案在皮损和瘙痒出现时，按需在皮损部位外用激素或外用钙调磷酸酶抑制剂，控制病情后即停用外用药物，以润肤治疗维持。这种方法沿用已久，至今仍在临床广泛应用。主动地治疗方案是在病情复发时强化治疗，每天在皮损部位外用激素或外用钙调磷酸酶抑制剂，连续 4 周，以最大程度清除皮损，维持阶段每周 2 天外用激素或外用钙调磷酸酶抑制剂以预防复发。与反应性的治疗方案比较，主动治疗方案被证明能减少病情复发，减少了外用药物的用量。

尽管主动治疗方案比反应性的治疗方案的疗效高，但是该治疗维持期长，并且仍有较高的复发率。对于病情复发频率高的患者，频繁地选择外用糖皮质激素，将会增加患者的"糖皮质激素恐惧"。随着外用糖皮质激素的疗程延长，其有效性逐步下降，不良反应的发生率越来越高。外用钙调磷酸酶抑制剂长期维持治疗 AD，避免了长期外用糖皮质激素的不良反应。维持外用钙调磷酸酶抑制剂治疗的疗程尚无明确规定，临床常依病情需要而定，病情达到缓解者，可按需少量使用。需要注意的是，长期维持规律外用钙调磷酸酶抑制剂，由于其费用昂贵和潜在的致淋巴瘤风险，依从性不高。

由于 AD 病情高度的异质性，部分患者可以自发缓解，可能不需要太积极的治疗，而另外一些患者尽管已接受了大量积极的治疗，仍然出现病情的加重和对治疗药物的抵抗。因此，主动治疗和反应性治疗方案并不存在绝对的优劣。在确保安全有效的前提下，根据患者的体质和医生的经验，应个体化选择巩固治疗方案。

2. 中西医结合巩固治疗方案

AD 巩固治疗的关键在于控制病情复发。理想的 AD 巩固治疗方案应该是，药物治疗的力度和频率应随病情的好转而逐渐降低。在疾病完全缓解之后，应逐渐撤停治疗药物。中医药治疗的介入，对于保持 AD 病情的长期缓解和撤停药物，具有较高的临床价值。中西医结合巩固治疗方案是目前治疗 AD 较为理想的选择。笔者近 10 余年来治疗 AD，常运用"培土清心法"中药内服为主，按需使用外用激素的方法治疗 AD，大部分患者经过治疗后可撤停药物治疗。此前我们曾获得过国家"十一五"科技攻关计划课题立项资助，对这一方法的疗效和安全性进行了临床随机对照试验，结果显示，"培土清心法"的近期疗效与西医常规治疗的疗效相当，而远期观察则显示其在控制 AD 病情复发方面优于西药治疗组。整个试验治疗 3 个月，随访 6 个月，未发现中药组有明显的毒副反应。国际上已经开展的临床试验显示，在维持常规用药的基础上，中医药辅助治疗皮损泛发的难治性 AD 具有显著疗效，可改善病情，提高生活质量，减少外用激素和他克莫司软膏的用量。

（五）目标治疗还要关注药物的安全性

在实施 AD 目标治疗中，严密控制不只是关注疗效，还要关注药物的副作用。不但要关注诱导治疗初期的感染问题，更要关注药物的慢性和远期的副作用，因为后者常常被忽略而严重影响患者的生存质量。

在 AD 的治疗中，外用糖皮质激素主要是发挥抗炎作用，控制急性期症状具有明显的优势。但是，在巩固治疗期，过分依靠外用糖皮质激素，将会出现皮肤萎缩、多毛、痤疮、毛细血管扩张、皮肤感染等副作用，并且伴随疗效下降。AD患者的高发人群为婴幼儿及青少年，如果需要长期使用系统免疫抑制剂，应认真评价该治疗的风险与获益比。

（六）非药物治疗是药物治疗的重要补充

AD的恰当治疗应包括非药物疗法，包括健康教育、规律的锻炼、避免诱因和充分使用润肤剂。大部分患者和家长对AD的病情判断和治疗措施的认知非常差，导致对疾病治疗的期望值与现实疗效差别极大。表现在发病之初期望迅速根治，而事实上由于缺乏严密控制病情的计划，本病很容易反复发作。如果缺乏AD的中西医结合目标治疗和严密控制的理念，制定诊疗计划时常常面临困境，比如采取反应性治疗方案常面临疾病的频繁复发，采取主动治疗方案，其维持期治疗时间长，停药困难。因此，医务人员往往会告知患者本病不可治愈，这种措辞不当造成的误解，更令患者及家属陷入恐惧之中。事实上，AD的不可治愈性只在于其遗传性和由于皮肤屏障功能障碍所致的皮肤干燥方面。其皮肤炎症和瘙痒、失眠症状完全在医疗措施可以控制的范围之内。确保患者理解到AD是一种可控可治的慢性皮肤病，是治疗AD时需要特别关注的问题。

人们使用糖皮质激素治疗AD时通常会经历一种戏剧性的心理变化。其迅速起效但是经常反弹的疗效结果，往往使患者和家属从充满希望的一端走向充满失望的另一端，约70%的患者有"糖皮质激素恐惧"的心理，甚至拒绝使用外用激素治疗。初诊时，医生充分地向患者和家属解释外用糖皮质激素的利弊，鼓励合理使用外用糖皮质激素，积极有效地控制病情发作，尤其需要强调采用中西医结合治疗的方法，可以做到逐渐撤停外用糖皮质激素，增强患者战胜疾病的信心，是AD健康教育中不可或缺的环节。

综上所述，治疗AD需要引入中西医结合目标治疗的理念，朝着完全缓解的目标进行诱导治疗，并且需要严密控制，根据治疗反应和疾病的转归，调整治疗方案，使疾病达到长期缓解。

刘炽，陈达灿，赵巍. 特应性皮炎中西医结合目标治疗的思路 ［J］. 中国中西医结合皮肤性病学杂志，2014，11（2）：95-98.

七、特应性皮炎与行为异常

特应性皮炎（AD）也称特应性湿疹，是一种慢性炎症性皮肤病，在西方国家，6岁的儿童发病率可高达20%。AD目前被认为是一种身心疾病，AD

患者的行为学异常作为影响其生活质量重要的一方面也日益受到重视。

（一）AD 行为异常的表现

早期的文献曾有报道 AD 的免疫功能紊乱与行为异常是同时发生的。3～12 个月的 AD 患者在很早就会出现行为的异常变化，如：与正常婴儿相比较，AD 婴儿患者会表现出典型的易怒、要求过多、不快乐的表现以及需要更多的搂抱。另外他们感觉灵敏度特别高，比如他们能够听到非常安静的声音，注意到门外的一些微小变化，可以灵敏感觉到室内温度及光线的变化，有学者认为这与患者表皮的神经纤维密度增高有关。此外 AD 婴儿患者也表现出了较强的兴奋性，比如看到玩具时所表现出获取玩具的兴奋程度较正常婴儿高，这可能与 AD 伴随的交感肾上腺髓质系统活动过强及儿茶酚胺水平升高有关。儿童及成年人 AD 患者行为常表现为敌意、神经过敏、焦虑、攻击性、自卑感、紧张感、抑郁、多动、坐立不安、不安全感等，近来研究表明 AD 患者比较聪明，但是常常表现为胆怯、多疑、紧张，情绪极其不稳定，部分患者可以进一步发展为注意缺陷多动综合征（ADHD）。

（二）行为异常的原因

1. 睡眠紊乱

AD 的睡眠紊乱原因是复杂的，首先，强烈的瘙痒，夜晚的搔抓，尤其是睡眠后持续的搔抓，导致睡眠后各个阶段睡眠结构的紊乱。其次，炎症介质也直接影响睡眠，AD 患者中，IL－6 生成增加，睡眠会减少。其原因可能是细胞因子影响了大脑里具有调节睡眠的神经化学物质作用的发挥。许多炎症介质在夜晚升高，炎症介质的昼夜波动也可以解释为什么患者在夜间出现瘙痒加重，有效的抗炎治疗后睡眠能够得以改善。第三，AD 一般发病在婴儿阶段，是一个慢性反复发作的疾病，因此患者都经历了较长时间睡眠困扰，已经形成一定的睡眠（紊乱）习惯，故临床上可见虽然较多患者病情得到有效的控制，但他们的睡眠问题仍然没有解决。

睡眠紊乱作为一个潜在因素影响着患者的行为健康，有研究采用多导联睡眠仪对 AD 患者进行了睡眠的监测，发现患者的非速眼动睡眠（慢波睡眠）减少，睡眠周期中非速眼动的 I～IV 期睡眠能消除疲劳及恢复体力、提高注意力、逻辑思维、语言和安排各种行为活动的计划能力等，并可对环境变化的应变能力和迅速反应能力等做准备。长期的睡眠紊乱导致早晨醒来困难，白天疲劳，烦躁以及攻击行为，也可以导致行为的、情感的以及心理的改变。

当代中医皮肤科临床家丛书（第三辑）

陈达灿

患者的病情严重程度、睡眠紊乱与白天的行为问题之间有着中度相关性。近期在芬兰，对 7~8 岁儿童进行了一项大规模研究，表明儿童的睡眠不足或者睡眠困难会导致患者出现冲动 - 多动的表现，睡眠不足或睡眠困难会增加其患注意缺陷多动症的风险。

Seo 等在对亚洲人群中具有特应性疾病的儿童打鼾进行了研究，发现特应性疾病如过敏性鼻炎、哮喘、AD 均与打鼾及习惯性打鼾有着非常强的相关性，特应性疾病的儿童患有习惯性打鼾的发生率是一般人群的 7.5 倍，是肥胖者儿童的 2.5 倍。AD 与打鼾及习惯性打鼾也有着明显的相关性，其可能的原因是 AD 不但有皮肤的炎症表现，也有气道的炎症及受阻的表现，但是这些症状不如过敏性鼻炎及哮喘的症状明显。打鼾与品行问题、学习问题、冲动多动等行为问题及多动症有关，打鼾儿童的行为问题可能因缺氧和睡眠片段化改变了大脑前皮质神经化学物质的传递而引起。

2. 感觉调制障碍

感觉调制障碍（sensory modulation disorders SMD）也称感知调节异常，是指人通过不同的感知通道（通常指视觉、听觉、触觉、味觉、嗅觉等）来接受外界的刺激时，所获得的信息在脑中进行处理和整合，以计划和组织躯体的反应、采取适当的行动等的功能失调。

在一项对年龄为 3~10 岁的 AD 患者中采用感觉问卷进行调查，同时设立正常对照，发现 AD 患者存在感觉超敏反应，如对于触觉、嗅觉、味觉、听觉存在感觉过敏，主要原因是感觉阈值降低，特别是对瘙痒及疼痛的阈值降低。这一研究结果与以往的研究认识相一致，其原因可能与中枢神经系统在调节感觉输入方面的异常有关。另外研究也得出 AD 患者具有感觉高敏性的同时也伴有感觉的低敏感性，表现为感觉寻求行为很高，患者通常难以加工来自身体各部位的平衡觉及触觉感受器所接收到的信息，因而难以自动地确定身体的空间位置，这会让他们感到不安全和焦虑，通过积极寻求可以刺激其平衡觉、触觉和空间位置感，从而获得关于空间位置的更精确的信息，可以提高安全感和稳定感。因而 AD 患者常常表现为明显的活动亢奋，兴奋性增强，如"寻求各种各样的活动，因此扰乱了自己的日常工作"（如不能安静坐着，坐卧不安的），以及从一种活动跳跃式的转变为另一种活动，因此扰乱了自己玩耍过程。许多的研究描述了 AD 与兴奋性增强、好动，以及注意力不能集中问题，研究者认为 AD 患者的感觉调制障碍是患者多动行为的基础。

3. AD 睡眠紊乱与感觉调制障碍

Engel – Yeger B 等采用睡眠仪调查 AD 的睡眠状况，显示 AD 患者的睡眠质量较正常对照组差，具体表现为睡眠障碍时间长、睡前反抗、副睡眠障碍、睡眠呼吸障碍、白天嗜睡等方面，而且感觉的超敏性越高，睡眠的质量越差，如：视觉、听觉及感觉寻求行为越高，睡眠障碍时间越长，并且呈显著相关性；视觉及听觉的敏感越高，睡眠焦虑程度也越严重，二者也呈显著的相关性。

虽然 AD 患者存在睡眠紊乱，夜晚不断觉醒，但是目前确切的机制仍然不清。Kimata 评估了夜晚 AD 患者生长激素释放多肽水平，得出患者唾液中人生长激素释放多肽在凌晨 2 时较正常对照组显著升高；Guneil 研究得出人生长激素释放多肽与感觉系统之间的相互作用在调节疼痛方面有一定作用；另外也有研究报道感觉过敏可能是由于中枢神经系统的抑制过程存在异常。

（三）特应性皮炎与注意缺陷多动症（ADHD）

既往的研究发现患有注意缺陷伴多动症的儿童中伴有哮喘者较多，所以认为哮喘与注意缺陷伴多动症者有共同的病因，但是进一步研究发现二者没有任何实质的病理生理学联系，分析其原因，以前的研究中没有把 AD 作为一个严重的干扰因素来控制。早期就有文献报道 AD 患者中注意缺陷多动症的患病率较对照组高，近年来，国外的权威杂志相继研究报道了 AD 患者与注意缺陷多动症之间有着明显的相关性。

1. AD 与 ADHD 之间的相关性

为研究 AD 与 ADHD 之间的关系，AD 是否为 ADHD 的一个潜在的原因或者加重因素，2003 年到 2004 年之间在德国进行了一项以大规模人口为基础样本的研究，结果 1436 个 AD 患者中，ADHD 的患病率为 5.2%，与之匹配的 1436 个正常对照组中 ADHD 的患病率为 3.4%，AD 与 ADHD 有明显的相关性（$P = 0.02$）。为了进一步验证以上研究结果的可靠性，探究潜在的混杂因素和影响因素，德国 Marcel 等研究分析了德国健康访谈调查和检查的儿童及青少年（KIGGS），结果得出 AD 与 ADHD 的流行率分别为 14.7%、4.9%，AD 与过敏性鼻炎及哮喘明显相关（$P < 0.001$），多变量 Logistic 回归揭示了 AD 与 ADHD 明显的相关（$P < 0.001$），它们之间的相关性不依赖于过敏性鼻炎、哮喘以及环境因素，尽管这些因素可以影响 AD 或者 ADHD。分层分析排除了其他影响因素之后，表明 AD 与 ADHD 通过睡眠因素相互联系，在伴有睡眠障

碍的 AD 患者中，其患 ADHD 的风险是一般人群的 2.5 倍，然而对于没有睡眠紊乱的 AD 患者，二者是没有明显联系的。

2. 关于 AD 与 ADHD 之间关系的探讨

第一，大多数 AD 发生在 ADHD 症状明显出现之前，AD 是患者早期阶段出现睡眠紊乱的重要原因，睡眠紊乱可以导致记忆力下降、注意力下降及行为方面的异常，所以 AD 可能是导致或者加重 ADHD 症状的原因（AD 诱导的 ADHD）；第二，ADHD 症状导致极大的心理障碍，也可以伴随着较多的症状，比如：抑郁、焦虑以及睡眠紊乱，研究发现心理和情绪压力可以影响到 AD 的严重程度，ADHD 可能是 AD 潜在的因素或者加重的原因（ADHD 诱导的 AD）；第三，ADHD、AD 以及睡眠紊乱有共同的致病因素（基因、环境或者二者都有）。在这种情况下，三者很可能被解释为一个疾病综合征的表现（综合征）。

以上三种关系都是可能的，ADHD 和 AD 是在复杂的基因环境的相互作用下相互联系在一起的，并且通过睡眠的紊乱介导的（复杂的相互作用）。尽管目前 AD 与 ADHD 之前的先后关系不能真正明确，但是目前二者通过睡眠紊乱相互介导，改善睡眠症状可能会阻断二者之间的相互发展，对 AD 来说，改善患者的睡眠紊乱状况可以降低其发展成为 ADHD 的风险。

（四）总结

感觉调制障碍及严重的睡眠障碍对 AD 患者感觉能力、日常行为产生了严重的负面影响，长期的感觉异常、睡眠紊乱最终可能导致多动、注意缺陷等诸多行为的异常表现。AD、ADHD 以及伴随的睡眠紊乱的因果关系需要进一步研究，为了进一步研究 AD、ADHD 以及睡眠紊乱的相互作用及发展方向，有专家建议在孩子出生时进行队列研究，其中包括精神科和皮肤科的评估。因此 AD 患者需要完整的医学诊断、预防及治疗的联合策略，治疗后睡眠、行为及精神方面的异常也有必要进行多方面的评估。

陈达灿，刘俊峰，莫秀梅. 特应性皮炎与行为异常 [J]. 中国皮肤性病学杂志，2010，24（11）：1058 - 1060.

八、浅谈中医药治疗特应性皮炎之特色

特应性皮炎（AD）又名异位性皮炎，是一种慢性、复发性、瘙痒性皮肤病。多于婴幼儿时期发病，并迁延至儿童和成人，严重影响患者及家庭的生

活质量。AD 相当于中医的"四弯风"。

AD 确切的病因和发病机制尚不明确，局部糖皮质激素目前仍然是治疗 AD 的一线药物，局部钙调神经磷酸酶抑制可起到有效抗炎作用，虽然西医治疗 AD 可较快控制病情，但依旧存在许多不足之处，现归纳如下：①局部糖皮质激素外用有一定副作用，患者及父母常会发生糖皮质激素恐惧症；长期外用钙调神经磷酸酶抑制剂有潜在的癌症风险。由于担心常规治疗的副作用或者不恰当、不规则的用药方式导致治疗失败，因而难治性 AD 越来越多。②抗组胺药止痒作用不明显，且容易出现嗜睡等副作用。③病情易于复发。④AD 是一个综合征，除皮疹外，患者常有胃肠功能紊乱如：腹痛、呕吐、腹泻、腹胀、便秘；睡眠紊乱以及由于睡眠紊乱而导致行为的异常；出汗异常等伴随症状，单纯改善皮疹的西药无法解决以上伴随症状。以上不足之处严重影响患者的生活质量。目前没有彻底治愈 AD 的有效方法，因而迅速控制病情的急性发作、长期稳定病情、延缓或减少复发、提高患者生活质量成为当前的治疗目标，这一目标符合中医治病的特点，即从整体出发进行辨证论治，平衡阴阳，达到内部及内外的协调统一，减少或延缓复发，以达到最佳疗效。

（一）中医药治疗 AD 的特色

1. 注重整体调节，平衡脏腑阴阳

AD 虽是皮肤的表现，主要还与整个机体功能失调有关，从西医学来看，AD 的发生是遗传因素、环境因素与机体免疫异常等共同作用的结果，其病情的反复发作与机体内环境及所处周围环境因素密切相关。整体观念是中医的特点之一，蕴含着丰富的辨证思想，其不但注重于整个机体内环境的相对平衡和稳定，而且还强调了人和自然的关系，强调机体与环境辨证统一的观点。如治疗 AD 所提出的清心培土法是基于该病的发病特点、其临床表现及心脾两脏的生理病理特点而提出的，治法首先体现了人体生理与病理的辨证统一；其次，对于 AD 这个基因－环境相互作用所致疾病特别适合通过中医药整体调节的观念进行治疗，符合人与自然环境的辨证统一的观念。中医药能够从整体调节机体的功能状态，改善体质，平衡阴阳，使机体与外环境达到协调统一，从而使疾病长期处于稳定或者缓解状态。

2. 个体化治疗，改善伴随症状，提高生活质量

AD 从目前诊断的金标准 Hanifin－Rajka 标准来看，次要条件有 23 个，因此不能称其为一种特定的疾病，其存有很大的异质性，是一组符合一定诊断

当代中医皮肤科临床家丛书（第三辑）

陈达灿

条件的综合征，其临床除了皮疹、瘙痒及伴随的 23 个次要症状/体征外，还会出现诸多伴随症状，如胃肠功能紊乱：腹痛、呕吐、腹泻、腹胀、便秘；打鼾、睡眠紊乱；感觉调制障碍；行为的异常（如烦躁、多动）；出汗异常等。以上这些伴随症状也严重影响着患者的生活质量，而若以中医药辨证治疗，往往更为有效，可明显改善患者的生活质量。

3. 外治法特色鲜明、外用药物种类丰富

外科之法，最重外治，外治法能使药物直达病所，与内治法相辅相成。AD 的皮损表现多形性，急性发作期以红斑、丘疹、水疱、糜烂、渗液等炎症性皮损为主；慢性缓解期以干燥、脱屑、苔藓样变等干皮症为主。在临床中根据不同的皮损特点选用相应的中药外用剂型以达到最佳的临床疗效。中药外用剂型多样，如溶液、油剂、软膏，中药溶液又有外洗、湿敷、浸洗、熏洗等用法，如 AD 急性期皮损灼热肿胀、糜烂、渗液时，以中药溶液冷湿敷皮损可清热消肿、收敛渗液，常用药物如：金银花、蒲公英、黄柏、马齿苋、甘草等；慢性期皮损肥厚、脱屑、苔藓样变时，以中药溶液热熏洗皮损可滋阴润燥，常用药物如：地骨皮、黄精、海金沙等。油剂可恢复皮肤屏障的功能，阻止皮肤水分的丢失而起到润肤止痒的作用，同时在皮肤肿胀渗出、炎症明显时可起到安抚保护、收敛渗液的作用，也可清洁皮损的浆液、鳞屑、结痂及污物，临床常用的油剂如紫草油、青黛油、甘草油等，可在皮肤红斑、肿胀或轻度渗液时选用。

4. 辅以小儿推拿手法，发挥祖国传统特色

小儿推拿是以中医学理论为指导，依据辨证论治的原则，运用各种不同的手法刺激于穴位，通经络、行气血、和营卫，以调整机体的偏盛偏衰，增进机体的自然抗病能力，达到防病治病的目的。推拿治疗 AD 尤其适合于 12 岁以下小儿，涂抹润肤剂后，辅以按摩手法。基本手法：发作期：清天河水，揉中脘，沿两侧膀胱经抚背；缓解期：摩腹，捏脊，揉按足三里。疹红、渗液明显者，加强清天河水；皮肤干燥者，揉按三阴交；瘙痒明显，揉按曲池、风池、三阴交；夜眠差，猿猴摘桃；便溏，揉脐，加强摩腹；便干，揉天枢。推拿手法不但可促进外用润肤保湿剂的吸收，而且通过辨证取穴，手法补泻，达到扶正祛邪、调节全身脏腑气血，从而改善皮损和瘙痒，缓解焦虑情绪，有助于疾病康复。推拿法治疗属于中医学传统绿色疗法，辅助治疗 AD 安全有效，简单易行，可指导家长在家中为患儿治疗。

（二）中医药治疗 AD 的优势

中医药综合疗法治疗 AD 在减轻瘙痒、延缓复发及改善生活质量方面有一定的优势，特别是治疗过程中不用糖皮质激素的优势不但可以避免长期使用或不正确使用所带来的副作用，而且可以消除患者或父母"糖皮质激素恐惧"，大大增加患者治疗的依从性，从而减少由于依从性差而不用药或乱用药造成的难治性或顽固性 AD 的发生与发展。在 AD 的整个治疗过程中，瘙痒及复发是治疗的重点与难点，中医药尚需从以下方面进一步研究，从最大限度发挥中医中药治疗 AD 的优势。

1. 详辨原因，缓解瘙痒

AD 患者最突出的自觉症状是瘙痒，瘙痒可使患者感到明显的不舒服，甚至难以忍受；瘙痒引发的搔抓也是 AD 加重的重要原因。引起瘙痒的原因众多，机制复杂，西药抗组胺药物止痒效果疗效不显，而且有明显的嗜睡作用，中医通过合理的辨证论治可以明显缓解瘙痒。AD 的瘙痒可由许多原因引起，如《外科正宗·奶癣》曰："奶癣，儿在胎中，母食五辛，父餐炙煿，遗热与儿，生后头面遍身发为奶癣，流脂成片，睡卧不安，瘙痒不绝。"《医宗金鉴·外科心法要诀·四弯风》曰："四弯风生腿脚弯，每月一发最缠绵，形如风癣风邪袭，搔破成疮痒难堪。此证生在两腿弯、脚弯，每月一发，形如风癣，属风邪袭入腠理而成。其痒无度，搔破津水，形如湿癣。"此外，还有"诸痛痒疮，皆属于心"及血虚作痒等。治疗要根据病因，合理辨证，精确用药。对部分顽固瘙痒，用疏风、散风、搜风诸品，若痒感不减，反而有加重趋势者，可酌加安神平肝息风之品，如酸枣仁、柏子仁、合欢皮、夜交藤、龙齿等。

2. 研制安全有效的中成药，减少或延缓复发

AD 病因复杂，病程较长，易于反复，因而治疗也是一个长期的过程。通过临床观察发现，经中药治疗病情达到缓解后，如果继续坚持巩固治疗，病情将会长期处于稳定或缓解状态，甚至达到痊愈。因 AD 患者多为儿童，不能长期配合服用汤药，而且随着社会生活节奏的加快，患者父母也难以坚持花费较长时间来煎药，因此针对复发这一难点问题，进一步寻求和筛查一些有疗效的中药和成方，开发为一种安全、有效、方便使用的中成药制剂，用于病情稳定后的长期巩固用药，不但可以提高患者的依从性，而且可以达到稳定病情、减少复发的目的。

（三）总结

中医药在防治特应性皮炎过程中扮演着不可替代的角色，治疗着手于整体调节，注重个体化治疗，并且发挥外治及小儿推拿特色，在减轻瘙痒、延缓复发及改善生活质量方面有一定的优势。对于中医药治疗特应性皮炎的优势，尚需进一步采用临床科学研究的方法去证实和确认，并且不断寻找有效而且安全的中药，并进一步研制为方便患者长期服用的剂型，才能最大限度发挥中医药防治特应性皮炎的优势。

刘俊峰，李鸿涛，陈达灿. 浅谈中医药治疗特应性皮炎之特色 ［J］. 国际中医中药杂志，2012，34（5）：475－476.

九、特应性皮炎健康教育经验浅谈

特应性皮炎（AD）也称特应性湿疹，是发生于婴儿及儿童的一种常见的慢性复发性瘙痒性皮肤病。近年来全球的患病率逐渐升高，患者、家庭以及社会担负着严重的经济负担。传统治疗 AD 的成功策略需要正确的诊断，鉴别诊断、避免促发因素，加强皮肤的保湿、控制瘙痒及感染、正确使用局部抗炎药物。健康教育可以增强患者的依从性，也认为是一种用来增强疗效、改善生活质量的关键辅助方法。在"十一五"国家科技支撑计划"清心培土法治疗特应性皮炎的临床研究"实施过程中，对特应性皮炎这一慢性疾病的健康教育管理方面积累了较多经验，现总结汇报如下。

（一）教育的目标

欧洲变态反应和临床免疫学会/美国变态反应、哮喘和免疫学会/PRAC-TAL 共识中提到对于特应性皮炎的健康教育可增强疾病的知识、改善对疾病的心理认知、矫正搔抓行为，加之每日正规的治疗，将达到更好的皮肤功能恢复。另外，教育的目的也在于减少医疗费用，有利于建立更好的医患合作关系，并且减少慢性疾病治疗的长期医疗费用。

（二）教育的形式

健康教育主要在于通过教和学的方法获得新知识的过程，并且使他们管理自身疾病时变得更加富有知识和经验，他们能够懂得 AD 的治疗不但需要药物也需要积极的预防或者避免促发原因。健康教育形式可多种多样，主要是通俗易懂、网络平台互动（网站、博客、QQ）、DVD、录像，给患者发放书籍、小册子等易接受而且针对性强的方式。教育的形式包括一对一的个体化教育指导、召开病友会等多种形式进行，从而强化教育的内容。

我们在宣教过程中主要采用了以上多种宣传教育方式，特别是病友会的形式极为重要，首先是医生给予患者讲解本病相关的知识，并且进一步给患者示范外用药物的使用方法：如何用、用什么、在哪个部位用，演示小儿按摩手法、湿裹疗法等内容，演示完成后需要患者或者患儿家长亲自操作，医生给予指导，这种方法可以让他们操作更好以及增强他们的自我效能；其次是患者之间互相交流，患者或家属之间热情而诚恳的交流可以让他们共同分享成功的经验，也增强了他们战胜疾病的信心；最后，医生可从患者或其父母交流过程中学到很多值得推荐的方法及经验，从而教给更多的患者使之受益。

（三）教育的主要内容

特应性皮炎是基因－环境相互作用所致的疾病，其发病过程中相关的促发因素较多，关系复杂，因此，健康教育的内容包括预防、治疗以及长期管理等等，特应性皮炎的健康教育既需要大众化，也需要个体化。

教育的主要内容包括：解释特应性皮炎的病因及特征，使患者了解本病的相关知识；澄清治疗的目标首先是控制，使病情尽可能地长期处于缓解状态而不是治愈；常规治疗方法，特别需要说明使用局部糖皮质激素、局部钙调神经磷酸酶抑制剂以及其他系统治疗的适应证；解释每次使用相关药物的作用，包括药物的利弊；演示外用药物操作方法以及各种局部药物的使用剂量（如他克莫司）；解释为什么皮肤容易感染（细菌、病毒）；交给患者识别感染时的皮损表现，以及采取的相应治疗措施；皮肤生理病理简易图示（皮肤屏障功能图）以及为什么需要多次大量的使用润肤剂；润肤剂的选择；如何洗澡/沐浴等。

此外，特应性皮炎的健康教育更需要个体化，根据患者的年龄、皮损部位、对药物的反应、疾病的严重程度等来进行；推荐个性化环境措施，防止皮肤受到环境以及过敏原的刺激，如室内及时清洁，不宜养猫、狗等小动物，室外避免到花草较多的地方，以免吸入会诱发病情加重。需要注意的是，食物作为多种促发因素中的一种，婴儿期、儿童期 AD 患者对于鸡蛋、牛奶、黄豆、鱼、花生以及坚果类易于过敏，尽量避免接触此类食物，但是不能过分强调限制饮食，需要结合实际情况，以免造成患儿营养不良，成年患者需要更多的心理沟通，缓解他们的焦虑、抑郁情绪，有助于疾病的康复。

（四）心理教育

患者就诊时是抱着很大的希望前来的，首先医护人员需要耐心倾听患者或父母的倾诉，让其有机会将内心压抑的感受发泄出来，随后与之有效沟通。

患者的生活质量受到严重影响，一方面与患者病情严重程度有关，另一方面与其患病后久治不愈心理的巨大压力有关，采用心理疗法可以改善焦虑、抑郁水平以及缓解病情，亦可减轻瘙痒－搔抓恶性循环。临床医护人员需对AD患者，尤其是成年AD患者心理健康作出相应的评估，并且及时做好心理健康教育，给他们树立战胜疾病的信心。在患者就诊过程中可介绍特应性皮炎患者及家属相互认识，提供给他们互相交流的机会，让每位成员有机会认识到他们的烦恼并非自己独有，从而消除患者孤寂感，促进他们之间互相支持和帮助，并从其他患者的积极恢复中看到自己的希望，增强患者战胜疾病的信心，从而改善患儿及其父母的抑郁、焦虑情绪，打破患者父母与患者焦虑、抑郁情绪的相互影响。

此外，心理干预的同时给予行为指导也是必要的，行为疗法可以起到减轻患者的搔抓行为，因为很大部分患者的搔抓行为是从小开始的，多年来已经形成一定的习惯性，搔抓并非全部由真正的瘙痒引起，针对这一情况，教育患者采用拍打或者揉捻的方法可以减轻搔抓，减少对皮肤屏障的进一步损伤。对于年幼的患儿，护理时可以和患儿逗乐、玩耍，转移注意力从而减轻瘙痒－搔抓行为。

（五）患者以及家庭需要更多的健康宣教

健康宣教作为改善AD患者治疗依从性在国外受到特别重视，它既注重对患者的教育也强调对患者父母或护理人员的宣教。例如针对皮肤屏障功能异常的治疗，润肤剂的使用是治疗的基础，欧洲AD工作小组推荐的用量为成人每周至少使用500g，儿童则为250g，一般患者很难按照要求做到以上用量。当患者每次就诊时医护人员可以通过感受皮肤的干燥程度大致来判断当天患者润肤剂使用情况，与患者及父母交流，不断强化多次大量使用润肤剂的必要性，特别是对于年幼患者润肤剂的使用全部依赖于父母或者护理者，这时候家庭成员的教育就显得极为重要；此外，我们针对12岁以下的患儿在家庭中采用"清天河水"按摩手法治疗也取得了较好的疗效；以上提及的特应性皮炎患者的护理大部分是在家庭中进行的，因此建立以家庭为中心的特应性皮炎儿童护理是非常必要的。

随着对 AD 认识的不断深入，我们对患者家庭的宣教也需不断增加，如临床研究发现 AD 儿童存在感觉调制障碍，患者可以出现多动、注意缺陷等诸多行为异常的表现，因此，需要针对性给予家庭人员更多的健康教育，使得他们能够理解及容忍 AD 患者的多动行为、脾气暴躁、粗鲁无礼等表现，尽量和睦相处，从而尽量减少患者的情绪波动，以免加重病情。

（六）总结

一项临床研究表明，在采用他克莫司局部治疗 AD 8 周的过程中，患者的平均依从性仅有 32%，一个 AD 患者如果经过正规的治疗后，没有达到所预期的目标，那么患者的依从性差可能是其中一个重要原因。何荣国等采用综合性心理行为干预对学龄 AD 儿童进行观察，研究发现心理、行为干预能明显降低 AD 患儿血清神经肽（NGF、SP）水平，在缓解不良情绪的同时，还可减轻患儿的症状，增强药物的疗效，从而改善皮损和提高生活质量，比单纯应用药物具有更多的优越性。在特应性皮炎的长期管理过程中，常规治疗的同时进行健康教育是非常重要的，健康教育不但可以减轻患者病情，而且可以改善患者及整个家庭的生活质量，特别是能够改善患者及父母的焦虑程度，使得他们不会再像以前那样惧怕本病，从而增强战胜疾病的信心，更好地配合临床治疗，使 AD 的治疗效果达到最佳。

刘俊峰，唐小龙，陈达灿. 特应性皮炎健康教育经验浅谈 [J]. 中国中西医结合皮肤性病学杂志，2012，11（1）：28 - 29.

十、谈儿童皮肤病的诊治

儿童并非缩小版的成人，而是有着不同于成人生理病理状态的特殊群体。在儿童皮肤病的诊治中，不仅应该重视皮肤病的相关因素，还要充分了解其不同于成人患者的身心特点，抓住核心病机，灵活运用多种手段，以达到最佳的治疗效果。

（一）认识儿童的生理病理特点

如同春天刚刚萌芽的植物，儿童的生长发育极其迅速，同时其脏腑又非常娇嫩，"形气未充"，各系统功能都未成熟。最早的儿科专著《颅囟经》曾说，"凡孩子三岁以下，呼为纯阳，元气未散"，钱乙所著《小儿药证直诀》认为儿童"五脏六腑，成而未全……全而未壮"，"脏腑柔弱，易虚易实，易寒易热"，"小儿易为虚实，脾虚不受寒温，服寒则生冷，服温则生热，当识此勿误也"。明代的儿科名医万全又在前人基础上提出小儿"肝常有余，脾常不足；肾常虚；心常有余，肺常不足"，"阳常有余，阴常不足"。

上述生理特点中以"脾常不足"最应引起重视。小儿生长发育旺盛，需要大量精微物质。脾胃为后天之本，水谷精微皆依赖于脾的不断运化。但由于小儿五脏六腑成而未全，全而未壮，整个消化系统发育尚未完善；而机体的生长发育较快，对水谷精微的需求量相对较大，担负后天给养重任的脾胃化生之精微常易"供不应求"，以致于不能适应生长发育需要；故形成生理上的"脾常不足"，脾不足则生内湿。此外，"心常有余"也是小儿皮肤患病的重要生理基础。心主神明，心有余而火旺，君相不能安位，则容易出现烦躁，夜间不能安睡，与湿浊相合，则外发瘙痒、皮疹。

儿童发病的病因与成年人多数相同，但由于其生理特点，对不同病因的易感程度与成人有着显著的不同，先天禀赋、乳食因素、外感因素对小儿影响相对较大。双亲的身体状况，特别是母亲的健康状况对胎儿的影响非常突出，母亲孕期过食肥甘厚味，可形成"胎毒"，致使幼儿罹患疾病。儿童的智识未开，饮食不知道节制，家长又常常喂食过饱导致形成食积，体内湿热、积热蕴结，或由于挑食、偏食、嗜食，造成营养成分不均衡，阴阳、气血失调，成为疾病产生的内在病理基础。小儿皮肤薄嫩，体温调节功能较差，易受风、寒、暑、湿等外邪侵袭，与内邪相合而为病。

此外，较易被忽视的一个病因是情志因素。一般认为，七情为病，小儿少于成人。但由于家长对孩子的教养不当、责打凌辱、学习压力或是环境改变等因素造成的小儿心理问题，这在临床中并不少见。由于皮肤病常导致外貌受到一定程度的影响，对儿童在日常生活中与同伴的交往带来了潜在的不利因素，导致部分患儿较为焦虑，同时部分疾病的反反复复又易使患者丧失信心，产生抑郁和焦虑，焦虑和紧张又可以导致睡眠的障碍和皮肤症状的加剧。

（二）把握接诊各环节，提高患儿的依从性

1. 重视与患儿的沟通与互动

医患的沟通交流是无时不在的，贯穿了整个接诊过程的始终。医生不仅要重视家长的口述，更应加强对患儿本身的关注，特别要重视非语言性的沟通。平视的眼光，脸上的微笑，把脉时亲切地摸摸小朋友的手，问问小朋友喜欢什么，都有助于医生和患儿建立起亲切、信任的良好关系，把看病变成

患儿记忆中的美好体验。陈教授接诊的特应性皮炎患儿数量众多，常能听到家长说起小朋友惦记着要来看"陈爷爷"，如此被记挂，自然是患儿心目中的重要人物，其医嘱自然才能够被顺利执行。

2. 重视对家长的心理疏导

生活中可以观察到，家长的情绪变化潜移默化地影响和改变着儿童的心理。在皮肤病患儿家属中，不乏焦虑纠结的家长。他们营造的不健康的情绪环境，是造成很多皮肤病反复的重要诱因。及时正确的健康教育和心理疏导，能够帮助家长正确认识疾病，接受恰当的治疗，减少不必要的担心与忧虑，从而帮助患儿尽早康复。

3. 重视药物口感

小朋友怕苦，家长怕小朋友受苦，对中药有一定的抗拒心理，药效常因此打折不少。因此处方用药之时，在疗效相当的前提下，应着意于选择口感较好、易于服用的药物，尽量避免如龙胆草、苦参、紫草等口味较难被接受的药物，剂型方面也可考虑经过矫味的颗粒剂、糖浆等，以最大程度提高患儿的依从性。

4. 重视中医外治法的灵活应用

在皮肤病的治疗中，中医外治法有着得天独厚的优势，因其直接作用于皮肤及经络，起效相对迅速，安全性较好，且免于口服药物之苦，适合儿童选择。常用的外治法有中药外用、推拿、针灸、拔罐、耳穴等。以最常见的中药外用治疗为例，其一大优势是可根据皮损状况的变化随时调整药味及剂型，但应注意把握药物浓度，减轻刺激性。儿童皮肤黏膜相对较薄，透皮吸收快而多，要预防药物过量引起的副作用。

此外，小儿推拿也非常适宜儿童皮肤病患者应用。其手法轻柔和缓，加之儿童脏气轻灵，经络通畅，父母或医者双手对特定部位的按揉抚摸，不仅可以帮助患儿调节脏腑功能，还能够增进感情，对儿童心理健康起到积极的促进作用。

5. 重视润肤剂的作用

儿童的皮肤因较成年人偏薄，水分流失速度偏快，容易干燥，部分患儿更是存在皮肤屏障功能受损的情况，因而在皮肤的修复中充分润肤十分必要。很多家长并不了解这一点，基础护理不到位，在接诊时反复强调润肤的重要性有助于提高临床治疗效果，降低复发的概率。

6. 重视健康宣教和随访

皮肤病的发生与环境、气候、情志、饮食、生活习惯等多种因素相关，饮食的宜忌、衣物的选择、良好作息习惯的养成、正确疾病观的树立都有助于患儿的康复及长远的身心健康。因而开展全面细致的健康宣教很有意义。随访更是跟踪疾病发展轨迹，总结临床经验，增进医患之间互相了解，获得患者良好依从性的重要途径。

（三）严格审慎用药，保证医疗安全

儿童的脏腑娇嫩，对药物安全性的要求较成人更高。临床开具处方，务必了解患儿的年龄、体重、既往病史、过敏史等相关信息，并兼顾其脾胃是否能够受纳。中药汤剂需斟酌药味、药量与剂型，使补不碍滞，祛邪不伤正，并掌握疗程，中病即止，因时因人因病情及时调整处方，用法用量交代确切，嘱家属喂药时耐心、细心，切忌强灌。成药方面，目前儿童专用的药物剂型和规格相对较少，缺乏完善的儿童用药安全性数据，因此需严格掌握用药指征。

十一、谈从脾胃论治皮肤病

陈达灿教授从医近20年，在治疗中医皮肤疾病方面颇有造诣。陈教授治病，首重中医辨证施治，并结合皮肤病的病因病机及治疗特点，创立了独树一帜的治疗理论和方法。皮肤病纷繁复杂，不同的疾病病机不同，治疗时各施其法。在跟师的过程中，我们发现陈教授注重从脾胃论治皮肤病，并且取得了较好的疗效。

（一）经验总结

陈教授认为皮肤病虽现于体表，却与五脏六腑有着密切的关系，尤其是脾胃二脏。《素问·至真要大论》曰："诸湿肿满，皆属于脾。""脾主运化水湿"，脾不健运、湿邪内生引起渗液、流滋，如湿疹；"脾主肌肉"，脾虚气血生化无源，四肢肌肉无力，致皮痹、肌痹；"脾统血"，脾虚不能统摄，血行脉外则出现葡萄疫；脾与胃相表里，胃火上炎而至痤疮、口疮。

皮肤病外因多与湿邪侵犯，或兼夹其他外邪，如风、寒、暑、热邪。湿邪困脾，脾胃受纳、运化失职，湿邪内生，湿邪蕴久化热。陈达灿教授治湿，多通过健脾渗湿，达到祛湿之功。由于岭南地区属亚热带气候，中医认为此地多湿热之邪。陈达灿教授治疗辨证属湿热的皮肤病少用性温燥之品，多用

性平味轻的药物如云苓、苡仁、白术等以健脾渗湿；以苍术、川朴、陈皮等理气化湿，若舌红、苔黄、病性属热者慎用。"治湿不利小便，非其治也"，他多用淡竹叶、灯心草、泽泻淡渗利湿，使湿邪从小便而出，因势利导，祛邪不伤正，达到事半功倍的效果。治疗肝肾不足等虚证，他强调补益之品不宜过于滋腻，以防碍脾，影响药物吸收，从而难以发挥应有的功效。且皮肤疾病多虚实互见，补虚忌太过，慎防闭门留寇。

陈教授强调脾胃为后天之本的重要性。"胃喜润恶燥，脾喜燥恶湿"。清养脾胃，顾护胃气阴精。故陈教授临证用药注重顾护胃气阴精，不过用辛香燥热、寒凉之品，以免损伤胃气，耗劫阴液。脾胃为多血气之脏腑，用药当清和，唯有清和之气，方能健运脾胃，助脾胃运化水谷。在临床用药上，他认为平胃散之苍术性温燥，故在临证中常常加入生地、甘草甘润以调护胃气。属实热证的疾病，用药多苦寒败胃，处方用药时注意苦寒药不过用，中病即止，或佐以健脾护胃，以防祛邪伤正。属虚证者，不过用补药，佐以健脾和胃药物，使其滋补而不腻。

（二）临床举隅

1. 特应性皮炎

陈教授认为本病外因多由风、湿、热邪困阻肌肤。在内（即脏腑）与心、脾关系密切。"脾虚湿困，心火偏亢"贯穿本病的始终。特应性皮炎的难治性表现为瘙痒在发作期以心火偏亢为主，脾虚湿困为次；在缓解期以脾虚湿困为主，心火偏亢为次。脾虚失其健运，水湿内停，湿邪浸淫肌肤；脾虚日久，生化乏源，肌肤失于濡养，故常常表现为皮肤肥厚干燥。故治疗时针对健脾渗湿用四君子汤加苡仁，以导赤散加减清心火。四君子汤中将人参改为太子参，因人参补气有闭门留寇之弊，而太子参性平，滋补之力弱于人参，益气养阴润燥，故缓解期配合他药，补而不留邪。本病在病程中可相互交织，不同阶段可以虚实互见，或虚中夹实，或本虚标实。所谓本虚，多以脾虚为主，因此陈教授治疗本病始终注重健脾，通过健脾达到渗湿之功。

2. 各类脱发疾病

陈达灿教授擅长治疗各类脱发疾病，如男性型脱发、女性型脱发、斑秃、普秃等。他认为若属于肝肾不足者，以补益肝肾为主，如用首乌，本品善补肝肾，质地较为滋腻，易碍脾生湿，影响诸药通过脾胃吸收、运化、直达病所的作用。故本品使用不宜大量（常用10g），且多加用云苓、白术等以助脾胃运化功能，使补而不腻。若久病见脾胃气虚之证，治以健脾益气，陈教授认为头发的生长需要精血的濡养，而气是推动头发生长的原动力，故以北芪为君药，益气健脾，紧束发根，使之不易脱落；气血足则头发得以生长。陈教授在多年的临床实践中发现，脂溢性脱发的发生与肝肾气血不足及脾胃湿热密切相关，强调在补肾基础上健脾渗湿，清利湿热。治疗上以山药、太子参（或党参）、白术、甘草健脾益气；云苓、泽泻健脾渗湿；蒲公英、茵陈清热利湿消脂。

3. 冬季皮炎、皮肤干燥症

《素问·阴阳应象大论》说："饮入于胃，游溢精气，上输于脾，脾气散精，上归于肺，通调水道，下输膀胱，水精四布，五经并行。"皮肤最终得益于脾胃的健运，肺气的输布，气血津液的濡养。冬季皮炎、皮肤干燥症多为阴虚血弱，燥邪内生，肌肤失养所致，治疗宜养阴润燥。陈达灿教授认为治疗本病不应一味滋阴，因滋阴碍脾，故补阴同时佐以健运脾胃药物，使津血得以源源不断生化，临床常加用山药、云苓、白术、生地、麦冬等。

4. 慢性荨麻疹、慢性湿疹、结节性痒疹等变态反应性疾病

该类皮肤病多由内外诸多因素相互作用而产生，主要是风、寒、湿、燥、火、虫毒、外伤、七情内伤、饮食不节、禀性不耐、营卫不和及脏腑功能失调，湿热毒邪内积等因素所致。也可因心情烦躁、心火内生导致内热，又可因饮食失节或过食腥发动风之物伤及脾胃，脾失健运、湿从内生，湿与热合困脾，两邪相搏，上蒸下窜，充溢肌肤所致；又由于"湿"性重浊黏腻致使反复发作，迁延难愈。陈达灿教授长期临床观察发现，这类疾病患者多有脾胃功能的紊乱，多从脾胃着手论治。湿热蕴结困脾者，治以清热利湿，酌加藿香、佩兰芳香醒脾化湿。脾虚湿困证，健脾渗湿，用太子参、北芪、白术、扁豆。肺脾气虚、风邪袭表证，健脾祛风，用白蒺藜、徐长卿、北芪、防风、云苓等。肝经有热、横逆犯脾者，宜清肝培土，用钩藤、柴胡、夏枯草、麦芽疏肝清热，以云苓、白术、山药等健脾。脾虚食滞、影响胃纳者，可在健脾基础上酌情选用谷麦芽、山楂、神曲等。

5. 红斑狼疮、硬皮病等结缔组织病

结缔组织及免疫系统皮肤病，除皮肤损害外，常侵犯多个组织器官，临床出现气阴两伤或脾肾不足的虚证表现。陈教授治疗这类疾病多从脾肾不足、阴阳失调着手，治疗以健脾益肾、调和阴阳，来降低糖皮质激素的副反应，使激素有效递减，体内阴阳平衡，机体康复。常用药物有：北芪、太子参、

白术、茯苓、山药、旱莲草、女贞子、仙灵脾、菟丝子、枸杞子、首乌等。

（三）结语

李东垣认为："内伤脾胃，百病由生……百病皆由脾胃衰而生。"脾胃之气互根互生，相互协同，共同完成水谷精微的化生过程，并以之濡养五脏六腑、四肢百骸。而胃气的强弱决定着疾病的转归，陈达灿教授注重脾胃在疾病发生发展及预后中的作用。清养脾胃，顾护胃气阴精，强调保护胃气的重要性，主张用药宜轻灵、攻补兼施，忌过用苦寒攻下之剂，中病即止，以防败胃，补勿敛邪，滋补药中酌配健脾助运之剂以防碍脾。从脾胃论治皮肤病，并非只一味地温补脾土，而是分清阴阳寒热虚实，辨证施治，从而获得理想的疗效。

刘文静，廖勇梅. 陈达灿教授从脾胃论治皮肤病 [J]. 四川中医，2007，25（8）：1-2.

十二、谈中医治疗白癜风

（一）重视病因病机强调标本兼治

中医对白癜风的病因病机可归纳为：肝肾阴虚，致气血失和，气滞血瘀；心肾不交、心脾两虚致气血失和，气滞血瘀；风邪兼肾气不足，风邪客于肌肤，气血失和，气滞血瘀，肾气不足则肾精亏，气血生化无源；血虚风乘致气血失和，血不养肤；血热风热致气滞血瘀；风湿搏于皮肤致气血失和，血不荣肤，肌肤失养；情志不遂致气机阻滞，经脉不畅，郁而成斑。外伤跌仆致气滞血瘀，络脉阻塞。

陈达灿教授在多年的临床实践中发现，肝肾不足及气血失和为本病的主要病机。治疗上善于运用滋补肝肾的药物，如常使用旱莲草、女贞子、补骨脂、菟丝子等药物。关于气血失和，陈达灿教授认为小儿主要因为先天不足，后天失养致脾肾两虚，易感风邪，继而出现气血失和。临床上此类患者常表现出面色苍白或萎黄，纳差、便溏等症状，治疗上重在健脾益气，多使用茯苓、白术、山药等健脾，使气血生化有源，重用黄芪以益气，以推动血液循行。对于成人，气血失和则多因情志不遂致气机阻滞，外感风湿热邪而致。临床上此类患者多表现为精神焦虑不安，纳眠差，舌红苔薄黄，脉滑。治疗上重在疏肝理气、重镇安神及祛风除湿，多用牡蛎、龙骨、钩藤、防风等药物。

急则治其标，缓则治其本。治病必求于本。在临床治疗慢性病时，标本同治，方可取得有效而稳固的效果。陈达灿教授在临床治疗该病的过程中，运用以上原则，确已取得一定成效。陈达灿教授关于本病的标本认识为：肝肾不足为本病之本。黑色乃肾之主色，"发为血之余"，"发为肾之外候"，因此白斑、毛发变白乃肝肾不足的表现。并且患者除皮肤变白外，常伴有头晕、健忘、腰膝酸软、易疲劳、月经不调等全身症状。故补益肝肾亦为治疗该病的根本原则之一。常用药：熟地、制首乌、菟丝子、补骨脂、枸杞子等。风邪入侵，气血失和为本病之标。白癜风初起多为一处或二处白色斑片，日久渐发展为多处病变，甚者泛发全身，故具有风邪善行而数变的特点；从其发病部位来看，多在头面、颈部、手背、腰背部等，又具有风为阳邪、易袭阳位之特点。因此治疗该病必选祛风之品，如荆芥、防风、白芷。而且，患者发病前有或精神紧张、或长期的情志抑郁等诱因，故而需行气活血、化瘀通络。常选用丹参、赤芍、鸡血藤、牛膝、丝瓜络等药物。

（二）结合年龄辨证治疗

中医治疗强调整体理论与辨证论治，三因治宜则是这一理论的具体体现。中医中药的现代研究中越来越重视体质理论在治疗方面的意义。陈达灿教授在临床上强调不同年龄患者的辨证治疗。小儿生机旺盛，但气血充足，脏腑娇嫩。本病年幼患者证候以脾虚为主，兼夹风湿证，故治疗上主要是健脾为主，辅以祛风除湿。且因小儿脏腑娇嫩，稚阴稚阳之体，易虚易实，不宜过用滋补的药物，故陈达灿教授临床上治疗小儿少用黄芪、党参、首乌等药物。所用药物温和、剂量宜轻。对于青中年患者，其脏腑功能渐由盛转衰，其精血暗耗，阴阳渐亏，易出现脏腑功能失调。本病青中年患者常表现为肝肾不足为主的症状，故治疗上以补益肝肾为主。

（三）重视经络辨证并进行相应治疗

1994 年 6 月国家中医药管理局发布了白癜风的诊断依据、证候分类、疗效评定标准，将白癜风的中医证候分类定为气滞血瘀和肝肾阴虚两种主要类型。这个分类总结了古今的经验，抓住了白癜风病机和证候的主要特点，执简驭繁，规范了白癜风的中医证候。陈达灿教授在临床实践中对于白癜风的辨证治疗遵循上述分类的同时，重视结合经络辨证进行治疗。陈教授指出临床上好发于面部、四肢等暴露部位的患者占较大比例。而这些部位以阳经分布为主，故针对阳经使用相应药物可增强疗效。

（四）善于运用西医学理论

西医学认为白癜风是由于皮肤和毛囊的黑色素细胞内酪氨酸酶系统的功能减退、丧失而引起的一种原发性、局限性或泛发性的色素脱失症。补骨脂中含补骨脂素和异构补骨脂素呋喃香豆素类物质，能提高皮肤对紫外线的 T 敏感性，抑制表皮中巯基，增加酪氨酸酶活性而刺激黑色素细胞使其恢复功能而再生色素，使其皮损不再继续扩大和白斑部位色素加深。另研究发现补骨脂、白芷、防风有光敏作用。陈教授治疗白癜风是在中医辨证治疗的原则下，并结合中药现代化研究的理论选用补骨脂、白芷、防风等药物内服和外用治疗以增强疗效。

（五）注重心理治疗及精神调摄

白癜风虽不直接危害身体健康，但其发病后白斑成片，特别易发于面颈部及手部等暴露部位，严重影响美容，给患者造成极大的心理压力，故易导致性格孤僻，不愿参加社交活动，严重影响到患者的身心健康和生活质量。且常因治病心切而乱投医，这样不仅病情不能缓解，甚至会加重病情。因此，对于本病的心理治疗和精神调理显得尤为重要。陈达灿教授一直重视该方面的治疗，在多年的临床治疗过程中总结出如下几点：①耐心解释病情，积极取得患者的信任。大多数本病患者都存在自信心不足，临床上可见患者低头不愿正视医生、说话声音低等现象，作为医务工作者应以平常心面对，既不歧视也不过于关切。应给患者提供本病的正确信息，告之患者本病目前在全世界范围内仍尚无根治办法，但本病并不直接危害身体健康，并且部分患者有自愈倾向。②树立患者的信心，以及坚持治疗的决心和耐心。目前本病虽无根治的办法，但临床上屡见疗效满意的患者，本病疗程长，故需要患者树立信心。③辅以重镇安神的药物治疗。本病患者大多精神负担重，睡眠差，如果长期得不到改善会加重病情。故辅以此类药物治疗以改善患者睡眠等状况。

廖勇梅，刘文静．陈达灿教授治疗白癜风经验纂要［J］．中华中医药学刊，2007，25（3）：443－444.

十三、谈中医治疗病毒性皮肤病经验

（一）重视中医外治法治疗跖疣

跖疣，中医称"跖瘊"，是由人乳头瘤病毒（HPV）感染引起的足底赘生物，好发于足底、趾间等部位。中医认为本病是因长途跋涉或鞋靴紧小，使足部摩擦或过度受压，而致气滞血瘀，卫外不固，外染邪毒，聚结而成。症见灰褐色或污灰色角化性丘疹，表面粗糙，中央稍凹，外周有略带黄色高起的角质环，压痛明显。临床上多采用 CO_2 激光、高频电离子、液氮冷冻等治疗，但均存在损伤面积大、创面难愈合、易留瘢痕且复发率高等不足，导致本病易诊难治。

陈教授临证常用中药熏洗治疗该病，疗效显著。常用中药熏洗方组方为：板蓝根、大青叶、山豆根、木贼各30g、蜂房10g等，水煎至2000ml，浸泡双足，每天1次，每次20分钟，连续1个月左右，疣体可明显变小，大部分患者用药2~3个月，可基本消退。方中大青叶、板蓝根、山豆根均味苦性寒，有清热解毒凉血之效，其有效成分均具有抗病原微生物作用，对多种病毒、细菌均有抑制和杀灭作用。同时，大青叶可促进 T 淋巴细胞分化增殖，山豆根中的非生物碱可增强细胞和体液免疫调节，从而提高机体免疫功能与抗病毒能力。木贼味甘苦性平，具有疏散风热之效，《玉楸药解》谓其"平疮疡肿硬、吐风狂痰涎，治痈疽瘰疬、疔毒、疝肿、汗斑、粉渣诸证"；研究发现木贼所含的硅酸盐和鞣质有收敛作用，而所含咖啡酸具有较强抗病毒作用，从而发挥消炎、止血作用。蜂房味甘性平，有攻毒杀虫、祛风止痛之效，《本草纲目》指出"阳药也，外科牙科及他病用之者，亦皆以其毒攻毒、兼杀虫之功耳"；研究表明其提取物有抗菌、祛腐生肌、消炎收敛等功效，对炎症、慢性疼痛有效。上述诸药合用共奏清热解毒、消肿散结之效，临床应用，疗效甚佳。

（二）善用虫类药治疗带状疱疹后遗神经痛

带状疱疹后遗神经痛，多见于老年或体弱之人，由于感染部位的神经被病毒破坏，常在带状疱疹消退后出现迁延不愈的疼痛，治疗较为棘手。目前治疗多以长期应用止痛药为主，存在一定副作用且效果常不理想。

陈教授认为该症的基本病机为正虚邪恋、余毒未清、瘀热互结、滞留经络、不通则痛，治疗重点应以正虚邪恋为主要病机，以扶正祛邪为总治则，以益气养血、清热利湿、活血化瘀、通络止痛为法。

此外，陈教授曾跟师国医大师朱良春教授学习虫类药应用经验，临证处方喜好用全蝎、全蝎粉或蜈蚣等，取其走窜通络、攻毒止痛之效，以毒攻毒，用于该病屡屡奏效。全蝎味辛性平，有小毒，入肝经，具有息风止痉、解毒散结、通络止痛之功，常用剂量为全蝎 2~5g 或全蝎粉 1.5~3g；研究表明全蝎具有一定的修复受损神经作用，且其镇痛作用强于吗啡，可抑制急、慢性疼痛。蜈蚣辛温，有毒，入肝经，有息风镇痉、攻毒散结、通络止痛之功。《医学衷中参西录》云："蜈蚣……走窜之力最速，内而脏腑，外而经络，凡气血凝聚之处皆能开之。"现代药理表明蜈蚣有增强机体吞噬细胞的活性、改善机体免疫功能等作用，同时有中枢镇静、抗惊厥作用，常用剂量为 3~5g。

外治方面，陈教授常配合梅花针、刺络拔罐治疗该症。操作如下：先以梅花针叩刺至局部皮损潮红和点刺状出血，再拔火罐，出血约 2ml 后取罐，隔日 1 次，7 次为一疗程，能活血通络、祛瘀生新，促进神经恢复，止痛效果明显。

（三）分期辨证论治复发性生殖器疱疹

复发性生殖器疱疹，中医称"阴疮疹"，是由单纯疱疹病毒感染引起，以外阴生殖器部位群集的小水疱为特征的性传播疾病。陈教授认为本病多由房事不洁，外感湿热毒邪，困阻下焦、外阴所致；反复发作者，多耗气伤阴，导致肝肾阴虚、脾虚湿困、正虚邪恋所致，遇劳遇热则发。治疗上，提倡分期治疗，发作期以驱邪为主，缓解期以标本兼治为主。

1. 发作期

发作期以下焦肝经湿热为主，多见阴部簇集性红色丘疱疹或小水疱，破溃后形成点状糜烂面，可伴灼热、疼痛感、口干口苦、小便短赤、舌红苔黄腻、脉弦数或滑数。治疗上以清热利湿解毒为主，处方常以龙胆泻肝汤加减，药味加减上则常使用现代药理证明有抗病毒作用的清热、解毒、利湿的中药，如板蓝根、虎杖、栀子、连翘、大青叶、蒲公英、紫草、生苡仁、仙灵脾等。邪实盛者药物用量应加大；疼痛明显者常加用郁金、三七以行气化瘀止痛。

2. 缓解期

缓解期本虚标实，应标本兼治。本虚者，一是肺脾气虚，卫表不固，运化失职，湿邪留恋；治宜益气健脾，辅以清热利湿，方拟玉屏风散合四君子汤加减；玉屏风散能补益正气，调节机体免疫力，从而减少复发。二是肝肾不足，阴虚火旺；治宜补益肝肾，辅以清热利湿，方拟二至丸、知柏地黄丸加减，并酌加生苡仁、白术、苍术、茯苓等健脾利湿之品，灵芝、芡实等补益肝肾之品。陈教授强调在缓解期虽以正虚为主，但补益之品不宜过于滋腻，以防碍脾，影响应有功效发挥，且缓解期常虚实互见，可在补虚之时佐以祛邪之品，如板蓝根、生苡仁、大青叶、连翘、虎杖等。

黄楚君，孟威威，林颖，刘俊峰，陈达灿. 陈达灿教授治疗病毒性皮肤病经验[J]. 广州中医药大学学报，2018，35（2）：342-344.

十四、谈"三术三藤药对"治疗顽固皮肤病经验

陈达灿教授从事中医皮肤科学的临床、教学、科研工作 20 余年，先后师从名医禤国维、朱良春，在运用中医治疗皮肤疾病，尤其是顽固性难治性皮肤病方面，如原发性皮肤淀粉样变、慢性湿疹等，辨治不拘泥于常法，尤其运用"三术三藤药对"加减治疗脾虚失运，营血不足，湿热与气血瘀滞所致顽固性皮肤病，每或良效，令笔者受益匪浅，现介绍如下。

（一）"三术三藤药对"含义

1. "三术"——健脾除湿、破血除瘀

所谓"三术"，是指白术、苍术、莪术。白术，味甘、苦，性温，入脾、胃经，功效健脾和中、燥湿利水；苍术，味辛、苦，性温，入脾、胃、肝经，功效燥湿健脾、祛风散寒。白术与苍术是治疗脾虚有湿的皮肤病常用药，二者性味、功效同中有异，皆有健脾燥湿功能，均可用治湿阻中焦，脾失健运之证。然白术之精要在于健脾而化湿，通过健脾，达到化湿的功效，适用于脾虚湿困而偏于虚证者；苍术苦温，其功效在于燥湿而运脾，通过燥湿而使脾气得运，适用于湿浊内阻而偏于实证者，常用于日久之顽湿。现代药理研究证明，苍术乙酸乙酯提取物能抑制小鼠毛细血管通透性，增强小鼠单核巨噬细胞系统吞噬功能，减少炎症部位的前列腺素 E 含量。莪术味辛、苦，性温，入肝、脾经，功效行气破血、消积止痛。其功效在于破血，主治癥瘕痞块、瘀血经闭、食积胀痛等。现代药理研究表明，β-榄香烯、莪术醇是莪术油中提取的萜类成分，能影响细胞周期和诱导肿瘤细胞凋亡，进而发挥抗肿瘤作用，除此以外还有抗血栓、抗病毒作用。

临床上，陈教授常以白术健脾化湿，消痰饮之本，配以苍术燥湿运脾，两者共奏健脾除湿之效，相得益彰，标本同治，正如《本草崇原》谓："凡欲补脾，则用白术，凡欲运脾，则用苍术，欲补运相兼，则相兼而用，如补多运少，则白术多而苍术少，运多补少，则苍术多而白术少，品虽有二，实则一也。"然顽固性皮肤病多日久顽固，瘀结较重，故非加莪术之破血除瘀难以立效。

2. "三藤"——活血通络、养血疏风止痒

叶天士《临证指南医案》云:"大凡经主气,络主血,久病血瘀,初为气结在经,久则血伤入络。或久病气机逆乱,气有一息之不通,则血有一息之不行,气滞则瘀血易生。"提出了"久病多瘀""久病入络"的病机。这也正符合顽固性皮肤病缠绵反复,日久不愈的病机。根据中医取象比类理论,藤类药物外形多条达,善走经络,通其所滞,如《本草汇言》所谓"凡藤蔓之属,皆可通经入络",正适合治疗此类顽固性皮肤病,以达搜剔之功。在藤类药物中,陈教授喜用"三藤",即钩藤、鸡血藤、首乌藤。

鸡血藤,性温,味苦、微甘,入心、脾二经,可补血活血、养血舒筋,调理气血之运行。《饮片新参》云:"鸡血藤,祛瘀血,生新血,流利经脉。"首乌藤,性平,味甘、微苦,入心、肝、脾、肾经,有安神养血、祛风通络止痒功效。《本草从新》记载:"首乌藤,补中气,行经络,通血脉,治劳伤。"钩藤,性凉,味甘,主入肝经,清透泄热,可祛风止痒、清热平肝。《本草新编》载:"钩藤,去风甚速,有风症者必宜用之。但风火之生,多因于肾水不足,以致木燥火炎,于补阴药中,少用钩藤,则风火易散,倘全不补阴,纯用钩藤以祛风散火,则风不能息,而火且愈炽矣。"现代研究表明,鸡血藤具有补血活血、激活造血功能的作用,还有显著的抗微生物,抗肿瘤,调节免疫功能的作用;首乌藤的生理活性物质大黄素具有抗炎、抗病毒、抑菌等药理作用;钩藤主要成分是异钩藤碱,实验证实异钩藤碱具有抗血小板聚集和抑制血栓形成的作用。总之,鸡血藤、首乌藤、钩藤合用可以调节顽固性皮肤病患者的免疫状态,并改善局部血液循环的作用。

陈教授认为,顽固性皮肤病患者不仅"久病多瘀","久病入络",且血虚不能滋养肌肤,体肤失养,血虚生风,可见发作剧烈瘙痒。其治当遵李中梓《医宗必读·痹》"治风先治血,血行风自灭"之旨,故用鸡血藤合首乌藤,活血通络、养血疏风止痒,配以钩藤祛风止痒;因患者日久不愈,烦躁焦虑,易肝郁而化火,是为肝火,故取钩藤之清热平肝之效。"三藤"凉温并用,通经入络,携诸药直达病所。

3. 运用

陈教授针对顽固性皮肤病脾虚失运,营血不足,湿热与气血瘀滞的病机,辨证施以"三术三藤药对"健脾除湿、破血除瘀、活血通络、养血润肤、疏风之痒。若患者病久皮肤干燥、粗糙、黯沉明显者,常加丹参、生地黄、茜草,以加强活血凉血之功;若湿热较重者,常加白鲜皮、地肤子以清热利湿;

若瘙痒剧烈，以致心神不宁、睡眠欠佳者，常从镇静安神入手，加用珍珠母、龙齿等重镇安神、平肝息风之品。现代研究表明，珍珠母和龙齿等重镇安神之品，富含人体所需的氨基酸和微量元素，而补充这些可以使与其相关的多种辅酶活性增强，更好地发挥生理功效。

（二）体会

陈教授在治疗顽固性皮肤病时，四诊合参，明辨标本，论治准确。认为皮肤淀粉样变、湿疹之类顽固性皮肤病的病因病机多由于先天禀赋不足，或情志失调，或饮食失节，或过食辛辣刺激荤腥动风之物，脾胃受损，失其健运，湿邪内蕴，郁久化热，而湿热内生，加之外受风湿热邪气，日久化燥，致气血瘀滞，皮肤失于濡养则见皮肤干燥，血燥生风，故觉皮肤瘙痒难忍。该类疾病之本在于脾虚失运，营血不足，其标在于湿热与气血瘀滞。陈教授采用健脾除湿、破血除瘀、活血通络、养血疏风之法，运用"三术三藤药对"加减标本兼顾，临床取效迅速，对于异病同证的其他顽固性皮肤病同样有指导意义。

吴卿，赵巍，陈达灿. 陈达灿"三术三藤药对"治疗顽固皮肤病经验［J］. 中国中医药信息杂志，2014，21（7）：99-101.

十五、谈动物类药治疗皮肤病经验

（一）动物类药应用原则

1. 以疾病病机为主精选药物

陈教授认为各类皮肤病在其发生发展中都有其基本病机，而根据基本病机往往可以确立基本处方，诚如清末医家徐灵胎言："一病必有一主方，一方必有主药。或病名同而病因异，或病因同而病症异，则又各有主方，各有主药，千变万化之中，实有一定不移之法。"例如特应性皮炎，中医称为"四弯风""奶癣"等，儿童期患者临床表现有四肢曲侧皮疹以红斑、丘疹为主，甚至出现糜烂、渗出，日久可见皮肤干燥、粗糙肥厚，瘙痒剧烈，纳眠差，小便黄，大便稀，舌尖偏红，舌苔多白腻，脉象多濡或缓等特点。根据这一特点，陈教授认为儿童期特应性皮炎基本病机为心火脾虚，"脾胃为后天之本"，脾虚失健，脾主运化功能减退，则易生内湿，湿邪内浸皮肤，可见肌肤红斑、丘疹，甚至渗出、糜烂；出现瘙痒剧烈，即"湿盛则痒"。心火偏盛，火热易扰心神，患者出现入睡难、容易醒等症状，"诸痛痒疮皆属于心"，心火亢盛，燔灼于外，肌肤瘙痒剧烈，即"热盛则痒"。陈教授根据儿童期特应性皮炎心火脾虚为主要病机，确立了清心火、健脾胃的治疗原则，精选药物如羚羊角骨、龙齿等药物，取得良好疗效。

2. 结合四时、患者体质增减药物

陈教授对于皮肤病的治疗在辨证论治的基础上，常结合四时变化加减用药，即"因时制宜"。春、夏、长夏、秋、冬分别对应风、暑、湿、燥、寒五气，如春季及初夏时节为风邪之所长，皮肤病患者多从外感受风热外，从内肝风内生而发病，表现为皮肤灼热、瘙痒，舌边尖红，脉浮数等表现，陈教授在辨证论治的基础上，佐以祛风清热、镇肝息风，要用蝉蜕、连翘、石决明、牡蛎等药物；岭南地区长夏多湿热，陈教授常常配合清利湿热之药物。患者体质在选用药物中也十分重要，患者体虚兼有表证的皮肤病中，使用麻黄恐其发散太过而伤气，而配合使用牡蛎可制约麻黄之发散太过，而且具有镇潜的功效。

3. 参考中药的现代药理研究提高疗效

陈教授在中医辨证论治治疗皮肤病的同时，也常常将现代中药研究的成果应用于皮肤病，如贝壳类动物药，其主要成分多含有钙类成分，变态反应性皮肤病发病原因多为肥大细胞脱颗粒释放组胺等血管活性物质，引起血管通透性增加，局部组织水肿，瘙痒，而钙离子的增加可以降低血管通透性，从而在一定程度上抑制过敏反应，改善临床症状。此外，现代研究，一些动物药本身含有的有效成分具有抗炎、免疫调节、抗过敏的作用，例如蝉蜕、全蝎等。陈教授认为结合现代研究筛选并使用中药，有利于明确疗效机制，更好地提高使用中药的疗效。

（二）动物类药物的应用介绍

动物类药物品种繁杂，大约千余种之多。陈教授在临床上针对皮肤病的发病特点，多喜用介壳类，取其重镇、安神、止痒等作用的动物类中药。具体如下。

1. 镇心安神用龙齿

龙齿，性味涩、甘、凉。归心、肝经。功效：镇惊安神，清热除烦。现代研究发现龙齿具有安神、抗惊厥、降低血管通透性、减轻骨骼肌的兴奋性的作用。陈教授认为龙齿较龙骨在镇心安神方面功用较强，对于皮肤病中可有清心除烦、安神止痒的功效，变态反应性皮肤病及红斑鳞屑性皮肤病中，例如，急性湿疹、银屑病进行期，多数表现为局部皮疹鲜红，明显瘙痒，烦躁、入睡难，夜间瘙痒，多梦等，陈教授常在清热凉血祛湿的基础上，配合龙齿以镇心安神止痒，改善其睡眠，提高生活质量。成人用量一般为 10 ~ 15g，小儿酌减。

2. 清心解毒用羚羊角骨

羚羊角骨，为羚羊角的骨塞，性味咸、寒。归肝、心经。功效：平肝息风，清肝明目，凉血解毒。现代研究发现，其具有抗惊厥、镇静、解热、降压、抑制平滑肌兴奋、抗菌、抗病毒及提高免疫的作用。陈教授认为羚羊角骨在皮肤病方面，具有清心平肝、清热止痒的功效，其特点为善于退热，但却不甚凉，即使过用也不会引起寒凉伤胃而泄泻，对于心火偏盛证的皮肤病尤为适用，表现为皮损的鲜红、触之灼热感或患者自觉灼热感强烈，舌尖红，心烦失眠等。例如陈教授认为儿童期特应性皮炎的基本病机为心火脾虚，常在其清心培土方的基础上，配合羚羊角骨，使得心火得平，失眠烦躁得减，皮色的鲜红、灼热感减轻，能够取得良好疗效，且较羚羊角价格便宜，可以减轻患者经济负担，但用量较羚羊角量稍大，陈教授常用量为，儿童宜 5 ~ 10g，成人可为 10 ~ 20g。

3. 祛风清热用蝉蜕

蝉蜕，性味甘、咸、凉。归肺、肝经。功效：发散风热，透疹止痒，祛风止痉，明目退翳。现代研究发现蝉蜕中含有大量氨基酸类成分及蛋白质、甲壳素、可溶性钙等，具有抗惊厥、镇静、镇痛、解热、抗炎、抗氧化、免疫抑制、抗肿瘤等作用。陈教授多将此药用于风热袭表之皮肤病，例如湿疹、急性荨麻疹、光敏性皮肤病，尤其是治疗瘾疹（荨麻疹）的要药，有以皮达皮之效果，陈教授常常以健脾祛风、清热凉血为基础，配合蝉蜕具有加强疏风清热止痒之效，陈教授认为使用蝉蜕治疗皮肤病时量宜小，取其"轻轻之性"，且不宜过煮，如一般小儿用量可用 3 ~ 5g，成人用量 5 ~ 10g。

4. 平肝收敛用牡蛎

牡蛎，性味咸、涩、微寒。归肝、胆、肾经。功效：平肝潜阳，软坚散结，收敛固涩。现代研究发现牡蛎主要含有碳酸钙、磷酸钙及硫酸钙、铜离子，具有抗酸、保肝、增强免疫、抗肿瘤、降血糖的作用。陈教授认为牡蛎可以用于以下几个方面：第一，用于肝阳偏亢为表现之皮肤病，具有平肝潜阳、息风止痒的作用，例如湿疹皮炎类疾病。第二，制约处方中发散药物，防止发散太过，例如慢性荨麻疹，发现多数患者辨证为营卫不和证，常在麻桂各半汤基础上，配合牡蛎与麻黄，牡蛎制约麻黄之过度发散，两药一升一降、一收一敛、一发散一镇潜，卫气得宣，营气得行，病情易愈。第三，用于皮肤病表现为结节、囊肿的患者，具有软坚散结的作用。第四，用于多汗症，使用煅牡蛎，以敛汗收湿。第五，用于脱发的治疗，陈教授取其收敛固涩作用，认为其具有益肾养阴、牢固发根的作用，可以减少脱发。第六，用于白癜风等色素脱失或色素减退性皮肤病，结合现代研究其含有大量的铜离子，铜离子的缺乏与白癜风有一定的相关性，而中医理论认为白癜风的基本病机为气血失和、肝肾不足、肝风内动，在调和气血、培补肝肾基础上配合牡蛎潜镇定风，收散风邪，行气于内外，能够取得良好疗效，成人用量一般为30g。

5. 安神养颜用珍珠母

珍珠母，性味咸、寒。归肝、心经。功效：平肝潜阳，安神定惊。现代研究认为其具有镇静、抗惊厥、抗氧化等作用；此外，珍珠母对于皮肤病有潜阳安神、祛风养颜濡肤的作用。陈教授在应用珍珠母方面，认为珍珠母对于心肝具损的患者，除有相关皮肤病表现之外，又有失眠、多梦、急躁易怒等心、肝受累的表现的皮炎湿疹类疾病尤为适用；此外，认为珍珠母尚有降虚火的作用，对于面部潮红、灼热等为表现的过敏性皮炎、脂溢性皮炎具有良好的疗效，成人用量一般为30g。

6. 清肝明目用石决明

石决明，性味咸、寒。归肝经。功效：平肝潜阳，清肝明目。主治肝阳上亢、头目眩晕、虚劳骨蒸、吐血、青盲内障等症。现代研究认为，其主要含碳酸钙、胆素及壳角质和多种氨基酸及微量元素，具有解热、镇静、消炎、止血、抗氧化等作用。陈教授认为石决明为平肝、镇肝之要药，此药只入肝经，而"肝开窍于目"，其药性善明目，对于肝经循行部位中眼部周围的皮肤病，尤为适用。例如眼部带状疱疹，带状疱疹侵袭面部、眼眶周围，表现为眼周红斑、密集簇状水疱的急性期，陈教授多在清肝利湿解毒的基础上配合石决明，直达病所，加强镇肝、息风、止痛，使得肝火平，疼痛止，成人用量一般为30g。

7. 制酸收敛用海螵蛸

海螵蛸，性味咸、涩，温，归脾、肾经。功效：收敛止血，涩精止带，制酸，除湿敛疮。现代研究发现其具有中和胃酸、抗溃疡、成骨、降磷的作用。陈教授运用此药，主要取其两方面作用：第一，制酸护胃，陈教授认为脾胃在皮肤病发病机制中占有重要作用，脾胃主肌肉四肢，"诸湿肿满皆属于脾"，肌肉四肢湿邪侵袭的皮肤病多则之于脾，而现代研究认为一些食物过敏性疾病，多与胃肠黏膜上皮功能紊乱、消化酶、肠道益生菌群失衡有关，因此通过调理脾胃在治疗某些皮肤病中具有良好疗效，如对于慢性荨麻疹的部分患者常常伴有慢性胃炎，患者有反酸现象，应用此药有良好疗效。第二，收湿敛疮，对于急性期湿疹伴有渗出或慢性溃疡久不收口的患者，应用此药，有除湿及敛疮的功效。成人用量一般为30g。

赵巍，温晓文，吴卿，孟威威，刘俊峰，莫秀梅，陈达灿. 陈达灿教授运用动物类药治疗皮肤病经验［J］. 中华中医药杂志，2016，31（8）：3114－3117.

十六、谈光敏性皮肤病临证经验

（一）对光敏性皮肤病病因病机的认识

光敏性皮肤病主要是由皮肤接受日光照射后所引起的皮肤红斑、丘疹、水疱等炎症性病变，常见的疾病包括日光性皮炎和多形性日光疹等，属中医学"日晒疮"疾病范畴。"日晒疮"既是病名，亦是病因和症状的高度概括。日晒即是日光曝晒之意，而疮即指皮肤红斑、丘疹、水疱等表现。陈教授治病强调整体辨证，详审病机，务求于本。他认为先天禀赋不耐，皮肤腠理不密，外受光毒之邪与内生之湿热相搏结为本病发病的基本病机。

1. 光毒之邪为主要外因

明代申斗恒《外科启玄》记载："日晒疮……受酷日晒曝，先疼后破，而成疮者，非气血所生也。"清代陈世铎在《洞天奥旨》中记载："日晒疮，乃夏天酷烈之日曝而成者也。"这些均已明确指出日晒为本病的根本病因。现代医家赵炳南先生首次提出了"外受光毒热之邪"的病机论断，将光作为一种独立的致病外邪而命名为"光毒"，并指出其属阳热之邪，具有六淫中火、热之温邪的致病特点。《六因条辨》曰："斑为阳明热毒，疹为太阴风热。"陈教授认为，光毒之温邪致病，常常不拘表里而直中气分，与阳明之热相合而酿成热毒。"阳明多气多血"，热毒迫血妄行，外发于肌肤，这是引起皮肤红斑、丘疹表现的主要原因。若素为阳盛、湿热或血热之体，复感光毒，内外合邪，则更易耗血动血而出现疹色鲜红、肿胀、灼热等表现。

2. 湿热内蕴为主要内因

赵炳南先生提出，皮肤病的致病因素非常多，以湿、热、风、燥、虚为主，其中湿邪尤为突出。陈教授认为，湿证之发常挟寒挟热，因而无热邪清之可除，风邪散之可去，寒邪温之可消的特点，治疗起来十分缠绵难愈。而光敏性皮肤病常于夏暑季节反复发作，与湿热之邪息息相关。湿热致病，多因脾胃受损，运化不足，水湿内生化热。《洞天奥旨》中记载："大约皆奔走劳役之人，与耕田胼胝之农夫居多，若安闲之客，安得生此疮乎"，指出该病好发于户外体力劳动之人。陈教授认为，长期在外受日光暴晒之人，往往容易郁热内生，加之夏暑季节贪凉喜冷，容易导致脾胃受损，水湿内停，与郁热相结，形成湿热内生的体质特点。"热得湿而愈炽，湿得热而愈横"，外受光毒之邪与内生之湿热相搏结，发于肌肤腠理，轻者出现皮肤潮红、水疱、肿胀，重者出现皮肤糜烂、黄水淋漓不尽、痒痛难忍等表现。

3. 禀赋不耐为易感因素

先天禀赋不耐，皮肤腠理不密，易外受光毒之邪而郁于肌肤，造成肌肤气血失和，或内合素有之内邪而外发于肌肤，发为本病。陈教授强调，"禀赋不耐"指对外邪或内邪之不耐受，易于感邪而致病，强人亦可出现，与"禀赋不足"之虚人体质截然不同。故在治疗本病时，务必四诊合参，辨证施治，可适当顾护正气、巩固卫表，切勿盲目一味补之。

（二）治疗经验

1. 方药特点

基于光敏性皮肤病的发病为光毒之邪与内生之湿热相搏结这一特点，陈教授治疗时常以"清透"与"清利"二法合用，在此基础上兼以疏风止痒、凉血活血。以自拟方加减治疗光敏性皮肤病，其基本组成为：连翘、防风、蝉蜕、桑叶、鱼腥草、青蒿、白鲜皮、淡竹叶、芦根、生地黄、丹皮、甘草。方中连翘、鱼腥草功善清热解毒兼以透邪外出，尤其在发病初期温热之邪触及营分时运用，起"透营转气"的作用；防风、蝉蜕、桑叶、白鲜皮等用于清热祛风，使风邪从外而透，助连翘、鱼腥草透邪外出。其中陈教授认为蝉蜕的用量一定要小，取其轻、清之性以祛风清热，效果更佳；淡竹叶、芦根清心利尿，给湿邪以出路，取"治湿不利小便，非其治也"之意；青蒿苦寒清热，芳香透散，长于治疗温邪伤阴发热以及清泄血分之瘀热；生地黄、丹皮等清热凉血活血；甘草有清热解毒之功，又能调和诸药。总结上方，"清热"是组方之基本思想，其中清热、疏风、透邪使外来之邪仍从肌表而祛，入里之邪则从内而解；清热、解毒、利湿使内结之湿热从小便而出；凉血活血而消斑、化瘀、止痛，故针对以湿、热互结为致病特点的光敏性皮肤病往往能起良效。

临证加减时，热毒偏盛者，常加金银花、紫苏叶、浮萍等疏散风热、清热解毒；湿热偏盛者，加槐花、茵陈等清热利湿；瘙痒、失眠者，加龙齿、牡蛎等以镇心安神；血热较重者，加茜草根、羚羊角骨等凉血解毒。

2. 辨治特色

重"清透"，合"清利"。陈教授治疗光敏性皮肤病，常以清热透邪为第一要务，因温邪致病，往往传变迅速，容易入营入血而耗血动血，加重病情。现代温病学权威董建华先生强调"清热是治温病之本"，投以寒凉之药以达"热者寒之"之效本为正治，但陈教授常常强调，临证用药应注意不同邪气致病特点，审因论治，方能事半功倍。本病病因为日光热毒之邪，具有火热之邪向外、升散等特点，若单纯用寒凉之药，不免有寒滞之虑，故治疗时应顺应邪势，因势利导，以辛凉、质轻之药清透卫气营分之热，使里郁之邪向外透解，取"入营仍可透热转气"之义；另外，温热之邪容易扰乱人体气机，不管在卫气营血哪个阶段，均容易出现火郁不达的特点。故治疗以"清热"和"透邪"相合，方能起到热清而气畅邪透的效果，而非一味大剂量投用寒凉之药，使邪不能祛反而损人正气。临证时，陈教授常喜用连翘、银花、桑叶、蝉蜕、藿香等药，此类药多具有辛凉、质轻、气芳香的特点——凉以清热，辛以发散，质轻之品则性灵动而不黏滞，芳香之品则开达流通而不执着，以利于清热透邪、宣散气机。陈教授还提到，该病病机多为湿、热交织，湿邪为阴邪，其性黏腻、流连，常使病情迁延难愈；且湿邪阻滞气机，阳气不能开达，则热邪难以宣透。故治疗时，陈教授也十分重视清利湿热，宣通阳气。叶天士曰："通阳不在温，而在利小便。"通利小便从而使三焦之湿从下而去，湿浊既消，阳气通达周身，热邪自然得以宣透。陈教授常常教导我们，温热之邪致病，最易耗伤人体津液，正如吴鞠通所说："热之所过，其阴必伤。"故陈教授在清利小便时，常常选用性寒而甘淡生津之品，使湿去而不伤阴，如淡竹叶、芦根、沙参等。

顾护正气，助正达邪。疾病发生发展的过程，不外乎是邪正盛衰，正邪相争的过程。《黄帝内经》即有"正气存内，邪不可干"的论述，邪气在疾病发生发展过程当中固然发挥着重要作用，然正气的作用亦不容忽视。若正气充盛，则邪气易退，疾病易于向愈。陈教授强调，日光热毒之邪致病，最易损人正气、耗气伤津，故治疗时机必须把握得当，趁人正气未衰，尽早治疗。正如吴又可在《温疫论》中所说"大凡客邪贵乎早逐，乘人气血未乱、肌肉未消、津液未耗，病人不至危殆，投剂不至掣肘，愈后亦易平复。"另外，该病治疗常需使用苦寒清热之药，在治疗当中，必须关注患者病情之变化，中病即止。如若治疗不及时，或病程缠绵，久病伤正，则在治疗过程当中应注意适当施以益气养阴之法，扶正固本。临证时，陈教授常喜用生地、玄参、芦根、沙参、麦冬等，因此类药既能清热，亦能养阴生津，使邪祛而不伤阴、滋阴扶正而不恋邪，标本同治；若气虚明显者，则适当合用太子参、生黄芪等，加强益气助卫之功以托邪外出。在疾病后期，则要逐渐加强益气固本的治疗，《灵枢·五癃津液别》曰："五脏六腑，心为之主……脾为之卫"，提出脾与卫表息息相关。脾胃为气血生化之源，卫气化源充足，卫外有权，自然邪不外侵。故陈教授在疾病逐渐向愈后往往合用太子参、白术、茯苓等以加强健脾实卫之力，使皮肤腠理致密而光毒之邪不易外袭，病不再发。

从"心"论治，阻断"瘙痒-搔抓"循环。陈教授经常提到，光敏性皮肤病患者常因皮肤炎症，加上衣物摩擦、出汗等多种外界刺激而出现明显瘙痒。瘙痒导致搔抓，而搔抓会刺激各种炎症介质的产生和释放，反过来又加重瘙痒，还可能引起出血、感染等并发症，形成恶性循环。因此，在治疗时常须关注患者瘙痒的轻重，并加以重视治疗。早在《内经》即有记载："诸痛痒疮皆属于心。"陈教授认为，心主血属营，日光热毒之邪既入营分，则极易与心火相合而化热，导致营热燔灼肌肤引起瘙痒；若病程日久，热灼营血导致营血损耗，肌肤失于濡养，亦可引起皮肤瘙痒，故陈教授治疗光敏性皮肤病之瘙痒多从心论治。而其基本病因为火热之邪，如《类经》记载："热甚则疮痛，热微则疮痒。"故临证治疗时，若辨证属营热者，陈教授多用牡丹皮、赤芍、紫草等清热凉血药，以达清营止痒之功；若属久病营虚者，则多用生地黄、玄参等以养阴止痒。另外，心藏神，心神与人体的精神意识思维活动息息相关，而火热之邪往往容易扰乱心神，导致患者出现心烦、失眠等症状而加重瘙痒，故陈教授在治疗光敏性皮肤病之瘙痒时，也常常加用重镇安神之法，以羚羊角骨、龙齿、牡蛎、珍珠母等清心解毒、镇心安神，常常取得意外的疗效。

结合现代理论用药，注重日常护理避免复发。现代研究抗光敏的药物其治疗机制主要体现在吸收紫外线、屏蔽紫外线、抗氧化或抗自由基活性、保护细胞与细胞膜和抑制过敏介质的释放等方面。在陈教授治疗药物中，经现代研究证实，蝉蜕、丹皮等均有抗过敏作用，青蒿具有抗光敏的作用，芦根具有抗氧化作用。因此陈教授在治疗光敏性皮肤病当中常常辨证使用此几味药物，对于中医、西医之病机均能切合治疗。另外，陈教授十分重视患者的日常护理，常常嘱咐患者尽量避免日晒，尽可能减少在光照强度大的时间段进行户外活动，同时应避免进食现代研究发现具有光敏性的食物，如灰菜、木耳、韭菜、油菜、苋菜、菠菜等。而一些富含维生素 C、维生素 B 和维生素 E 的果蔬、谷类等食物，有助于提高皮肤抗紫外线和抗氧化能力，则可以适当多吃。陈教授治疗光敏性皮肤病，以中医辨证与现代研究理论相结合，效果良好。

光敏性皮肤病为皮肤科常见病，其发生主要与接受紫外线辐射后引起的光毒性反应和光变态反应相关。目前西医主要以外用遮光剂及口服抗组胺药、糖皮质激素、抗疟药、免疫抑制药等治疗，长期使用往往存在较大的副反应而使患者不能耐受。中医药治疗光敏性皮肤病具有副反应小、疗效确切等优点，陈教授经过长期的临床实践，总结出其独特的辨证治疗思想，且在传统中医辨证的基础上结合现代研究理论用药，疗效突出。

李伟强，刘俊峰，晏烽根，薛素琴，莫秀梅，林颖．陈达灿教授治疗光敏性皮肤病临证经验 [J]．中国中医急症，2018，27（7）：1269-1271.

十七、浅谈皮肤病诊疗与医患沟通

（一）皮肤病的中西医诊断技巧

按照西医皮肤病的分类，皮肤病的种类可达数千种之多，如此多的病名对于皮肤科医生来说，尤其是中医皮肤科医生是一个巨大的挑战，中医皮肤科医生不仅需要明确诊断出西医的病名，而且要给出相应中医的诊断及中医证型（中医的二级诊断），因此，中医皮肤科医生需要阅读大量的中西医专业书籍来提高自己的诊断水平。

1. 抓住诊断的主要线索

对于皮肤病的诊断来说，我们在平时学习当中，首先，要大量阅读皮肤科专业书籍，阅读及记忆的方式采用目录法，根据目录所示的皮肤病分类进行主干→分枝的记忆树结构，这样对于皮肤病病名的掌握就相对容易。在常见皮肤病的诊断特点中，主要抓住两点：第一，皮肤病的发病部位，例如，慢性单纯性苔藓（神经性皮炎）发病部位常见为肘后、项后、腰骶等容易摩擦部位。第二，皮肤病的皮损特点，例如，慢性单纯性苔藓（神经性皮炎）的皮损特点为苔藓样变，单纯疱疹的皮损特点为簇集性水疱。

2. 诊断不明病理来帮忙

对于一些诊断不明的疾病，尤其是对于由于治疗等不当造成临床表现无法诊断的疾病，不能因为是中医院就放弃了对患者明确诊断的机会，如医院有病理科（可行皮肤病理诊断），一定要对患者进行病理诊断，若无病理科，可通过第三方诊断机构或上级有诊断能力的机构进行诊断，切不可自作聪明，耽误患者病情发展，尤其是对于皮肤恶性肿瘤的诊断尤为重要。

3. 中医的诊断及辨证

在中医诊断方面，首先，要对中医古籍进行全面的整理或在已经整理好的专业中医皮肤科书籍中寻找；再者，对于中医病名的认知，仍需要反过头来重新阅读古籍原文，理解原文中临床表现的表述与西医学病名的符合度，例如，特应性皮炎的中医病名，包括了"四弯风""奶癣"等，但考虑到与西医学最为符合的，应该为"四弯风"，我们在临床诊断中使用"四弯风"作为特应性皮炎的中医诊断则更为符合。

辨证方面，我们认为每种皮肤病都有其发生发展的基本病机或者称为核心病机，对于辨证方面，首先，要抓住疾病的核心病机，作为辨证的主要矛盾方面，也可以称为是主攻方面或主打方面；再者，要抓兼证，这主要是根据患者的临床表现等四诊合参，辨证求因，审因论治。例如，我们认为特应性皮炎的中医基本病机为脾虚，那么脾虚为特应性皮炎的主要矛盾方面，其他方面上，患者若有舌尖鲜红，情志烦躁，夜间睡眠差，那我们考虑会有心火亢盛的问题，那么综合辨证为脾虚湿蕴兼有心火亢盛。

（二）皮肤病的中医治疗

1. 一病一主方

陈教授认为各类皮肤病在其发生发展中都有其基本病机，而根据基本病机往往可以确立基本处方，诚如清末医家徐灵胎言："一病必有一主方，一方必有主药。或病名同而病因异，或病因同而病症异，则又各有主方，各有主药，千变万化之中，实有一定不移之法。"

2. 拿来主义

陈教授在中医辨证论治治疗皮肤病的同时，也常常将现代中药研究的成果应用于皮肤病，如贝壳类动物药，其主要成分多含有钙类成分，变态反应性皮肤病发病原因多为肥大细胞脱颗粒释放组胺等血管活性物质，引起血管通透性增加，局部组织水肿，瘙痒，而钙离子的增加可以降低血管通透性，从而在一定程度上抑制过敏反应，改善临床症状。此外，现代研究，一些动物药本身含有的有效成分具有抗炎、免疫调节、抗过敏的作用，例如蝉蜕、全蝎、蜂胶等。陈教授认为结合现代研究筛选并使用中药，有利于明确疗效机制，更好地提高使用中药的疗效。

3. 三因制宜

陈教授对于皮肤病的治疗在辨证论治的基础上，常结合四时变化加减用药，即"因时制宜"。春季及初夏时节为风邪之所长，皮肤病患者多从外感受风热，从内则肝风内生而发病，表现为皮肤灼热、瘙痒，舌边尖红，脉浮数等表现，陈教授在辨证论治的基础上，佐以祛风清热、镇肝息风，要用蝉蜕、连翘、石决明、牡蛎等药物治疗。

4. 攘外安内

皮肤科治疗中的一大特色就是除了内治以外，还包括了许多外治的疗法，陈教授在治疗皮肤科疾病中，在继承古代外科治疗法则的基础上，开展了有益的探索，例如对于洗剂运用，患者在皮炎湿疹的急性阶段，瘙痒难忍，可配合使用洗剂，如飞扬草洗剂、消炎止痒洗剂以及针对特应性皮炎的银黄洗剂等；又诚如对于慢性肥厚性皮肤病，外涂 25% 硫黄膏后，使用神灯进行吹烘疗法，促进局部角质层软化及剥脱改善皮肤状况。

（三）浅谈医患沟通中需要注意的问题

1. 诚以待人

社会中，人与人之间可能最为缺乏的就是诚信，彼此之间的不信任造成了许多误会，诚信度的缺乏在医患矛盾中占有重要的地位，因此，我们在日常的医疗工作中，需要取得患者信任，这种信任来自两个方面，既有医生对患者的态度方面，还有我们所内在的专业知识对患者的解释及治疗效果。首先，对患者的态度要诚恳，患者是我们的衣食父母，要有大爱之心，"老吾老以及人之老，幼吾幼以及人之幼"，态度的谦和，会让患者感受到一丝丝的温暖；态度的诚恳，也表现在医者对患者病情的解释。例如，有些医生对患者打包票一切都能治好，结果患者治疗几个疗程后或看过多个医生治疗不满意后，往往对后来接诊的医师造成巨大的压力。我们应该对疾病有着客观的认识，对患者要诚恳地交代疾病当前的研究现状，不夸大治疗效果，这样患者也会对自己的病情更为了解，医生在治疗中获得的依从性也会更高。再者，在专业知识方面，我们要对自己的专业知识进行实时更新，要"与时俱进"，努力提高自己的专业知识，在这之后我们运用专业知识解释病情时更为详尽，治疗疗效的预期更为准确，更容易获得患者的信任。

2. 因其衰而彰之

临床工作中，对于慢性复发性皮肤病或肿瘤性皮肤病，这类患者往往会出现情绪低落、抑郁甚至有轻生的念头，这类患者的理由是疾病无法治愈，严重影响生活，甚至担心很快走向死亡，对于目前医疗无法治愈进展较快的恶性肿瘤性疾病，我们交代患者要更为用心，早期若能手术治疗，则尽快安排手术以免耽误病情，除此之外，要给予心理暗示，言谈中可谈及其家人团聚、天伦之乐、生活的美好等方面，促使患者学会坚强面对生活。而对于慢性、复发性非死亡性的疾病来说，更多的是要我们不厌其烦地对患者进行鼓励，让患者明白，他们不是一个人在战斗，而是医生和患者及患者家属共同在努力。例如，对于特应性皮炎的儿童患者，本身疾病带来的皮损问题、瘙痒问题、睡眠问题已经给患者带来了巨大的负担，那么，我们在接诊过程中，对于"表现良好"患儿要进行奖励，包括语言奖励和适当其他奖励等，这样既有利于我们取得患儿的信任，又有利于增加患儿的依从性。

3. 其彪悍者，按而收之

我们在临床工作中往往会遇到这样一类患者，简单粗暴、不通情理或以自我为中心，当然，这跟一个人的成长背景有很大关系，我们无法改变其成长背景，但遇到这类人也不必怯懦。例如，在临床工作中，必有一些患者提出无理的要求，对于这类患者，首先要制定好自己的原则，"以患者为中心"当然是最大的原则，而诊疗规范则是最基本的底线。

4. 通权达变

综合了上面所述的内容，我们对于不同的患者要根据不同情况具体灵活应对，俗语有之"面由心生"，不同的性格也会表现在面部表情中，这时候，中医的"望诊"可以发挥作用。例如，进入诊室后，我们首先看到的是患者的面部表情，性格直率者，这时候我们不妨坦率地交代病情并简单而明了地阐明诊断及治疗，这样患者更为容易接受；若进入诊室后，患者语声低微、面白色弱，欲哭，心虚胆怯者，我们在交代病情时候切不可简单粗暴，而是需要以更为温和而耐心的语气交代病情。总而言之，与患者的沟通是一门艺术，需要我们在实践中不断摸索，才能成为受患者欢迎的合格医生。

十八、皮肤病研究和治疗的变化，以及未来的方向

（一）皮肤病疾病谱在发生变化

首先，近年来随着中国经济的快速发展以及人民生活水平的不断改善和

提高，经济快速发展的同时也伴随生活环境的改变和污染的加重，卫生意识的增强，湿疹、皮炎、荨麻疹等变态反应性皮肤病患病人数不断增多，目前这类疾病占首位；细菌感染性皮肤病、真菌感染性皮肤病相对较前减少，排位后移。其次，随着人们的生活节奏加快，工作、生活压力逐渐增加，神经性皮炎、黄褐斑、银屑病、白癜风等与精神情志相关的皮肤病患病率越来越高；饮食不节、昼伏夜出、起居失常，导致人体内分泌、免疫失调，阴阳失衡，患天疱疮、白塞病等自身免疫病的患者明显增多。最后，因药物获取容易和滥用药物导致继发的药物性皮炎也逐年上升。

（二）治疗方面

近年来，陈教授主要方向是中医药治疗变态反应的临床及基础研究，特应性皮炎是陈教授的主攻病种，每次门诊埠外的患者至少占一半，病种以变态反应性疾病为主，主要包括湿疹、特应性皮炎，其中不少患者来自国外。以特应性皮炎来举例。

特应性皮炎是一种以剧烈瘙痒，反复发作的炎症性皮肤病。近年流行病学调查结果表明，无论是国内或国外特应性湿疹患病率的总体趋势呈逐年上升。英国报道特应性湿疹发病率50年来增长了近3倍，其原因可能与工业污染、气候改变、移民人口增加、饮食结构改变、激素类药物的广泛滥用等因素有关。特应性皮炎是慢性复发性疾病，治疗目的是缓解或消除临床症状，消除诱发和（或）加重因素，减少和预防复发，提高患者的生活质量。局部外用糖皮质激素是 AD 的一线疗法，外用经济、方便且可快速控制病情，症状改善后逐步过渡到每周 2～3 次的维持治疗，可减少复发，长期大面积使用会引起皮肤和系统的不良反应，对于局部外用糖皮质激素治疗 AD 所致的"糖皮质激素恐惧"由来已久，2000 年的调查显示：72.5% 的 AD 患者或患儿的父母对外用激素感到担忧，24% 的患者承认由于恐惧外用激素的副作用而不能依从治疗，10 年之后的另一项调查显示"糖皮质激素恐惧"仍然普遍存在于患儿的父母中。外用钙调神经磷酸酶抑制如他克莫司和吡美莫司是近年来治疗及预防 AD 复发的新药物，此类药物对 T 淋巴细胞有选择性抑制作用，有较强的抗炎作用，没有糖皮质激素的副作用，且可以用于面颈部和皱褶部位。但是在实际临床应用中，常常出现治疗的不应答或依从性差，此外，对于轻中度患者采用钙调神经磷酸酶抑制剂来积极维持治疗在一定程度上可控制病情的复发，但对于重度 AD 患者及部分中度患者仍然缺少有效的治疗方法。

基于以上西医治疗本病的现状，患者更愿意接受一种远期疗效可以更好、更为安全的疗法，甚至这种疗法的疗效温和缓慢，只要能够逐渐减轻疾病，其医疗的价值更大。

在境外，中医药归属为替代医学或传统医学，尤其在亚洲地区是一种广泛使用的治疗方法，调查研究发现在中国香港地区 67% 的 AD 患者在近 12 个月中接受了中医治疗。在爱尔兰、巴西分别有 42.5%、63.5% 的 AD 患者曾经使用过替代疗法，替代或补充医学领域中的中草药是最常用的方法。近年来，多项随机对照临床试验研究显示，中医药治疗特应性皮炎不但可以控制病情，减少糖皮质激素或他克莫司用量，而且可以改善患者生活质量，消风散对于重度、难治性、泛发性非渗出性特应性皮炎也是一种选择性的治疗方法。一项系统评价研究也显示中医药不但可以明显改善特应性皮炎患者的症状，而且有着较好的安全性。这些研究为中医药治疗特应性皮炎的疗效提供了一些证据，使中医药治疗特应性皮炎受到很大关注，特别是美国、英国、日本等国家的特应性皮炎治疗指南中均提及中医药疗法，如美国在 2014 年 AD 的治疗指南中专门提及中药、针灸、推拿等中医的传统疗法，但是仍然需要循证依据支持。中医药治疗 AD 有着巨大的潜力值得进一步研究，中医药治疗 AD 的疗效仍然需要高质量的临床研究证据来支持。目前，我们正在与澳大利亚墨尔本理工大学进行国际合作，进行中医药治疗特应性皮炎的临床研究，目前研究进展顺利，希望能够获得提高级别的临床证据；此外对于有效的中药复方也需要深入研究其作用机制，方可得到国内外的认可。

（三）未来方向

中医皮肤科需要充分发挥中医的优势；此外对目前中医及西医疗效均不理想的临床领域，需要加大中医皮肤科的研究，特别是新的理论来充实发展中医皮肤性病学的学科内涵，更加有效地指导临床实践，努力打造成中医皮肤科学的优势领域。

尽管中医皮肤科已经有了很大的发展，但是真正成为独立的临床学科时间尚短。许多皮肤病的治疗还停留在民间单方、验方治疗阶段，完善中医皮肤科的防治体系仍是中医皮肤科工作者的当务之急。应加强研究利用内治、外治，以及发挥中医特色疗法如针刺、艾灸、推拿、食疗等方法全方位有效治疗皮肤病；研究多种给药途径，开拓皮肤雾化给药、经穴给药等的方法和技能；加快中药传统剂型的改革，变革传统中医制药方式，更好地发挥药物

当代中医皮肤科临床家丛书（第三辑） 陈达灿

的效能。所有这些，均是未来中医皮肤科学的重要研究课题。

对于在变态反应性皮肤病这一重点领域，复发是疾病治疗的一个难点，中医学强调"治未病"，并且认为"正气存内，邪不可干"，皮肤病容易复发，这和人体正气不足有密切关系，如特应性皮炎、银屑病、荨麻疹等，病情控制后防止复发将会成为未来中医皮肤科领域重点研究方向之一。

第七章　传承与创新

第一节　特应性皮炎

近 20 年来，陈教授带领团队以特应性皮炎为主攻病种，开展临床及基础研究。陈教授创立的"培土清心法"治疗特应性皮炎的理论有很高的临床应用价值，其诊疗理念的核心内容已写入全国中医药行业高等教育"十二五"规划教程《中西医结合皮肤性病学》、原卫计委"十二五"规划教材《中医外科学》、全国中医药行业高等教育"十三五"规划教材《中西医结合皮肤性病》中；主持完成了国家"十一五"科技支撑计划课题"培土清心法治疗特应性皮炎的临床研究"，执笔出版了"特应性皮炎中医诊疗方案专家共识"，主编出版了专著《特应性皮炎中西医结合治疗》。"培土清心"的中药组合物及其制备方法已获得国家知识产权局专利。2015 年，主攻的病种"特应性皮炎"作为皮肤科唯一的一个病种获得广东省中医药强省建设专项中医优势病种突破项目资助，2017 年，培土清心颗粒获原国家食品药品监督管理总局临床试验批件和广东省食品药品监督管理局医疗机构制剂注册批件。在特应性皮炎的基础研究方面先后采用半抗原诱导 C57BL/6 小鼠特应性皮炎模型、NC/NgA 小鼠特应性皮炎样模型、豚鼠皮肤瘙痒模型进行培土清心颗粒的作用机制研究，阐明了培土清心颗粒治疗特应性皮炎的部分作用机制。

一、特应性皮炎古籍文献的内容评析

特应性皮炎（AD）是一种具有遗传过敏素质并伴有免疫功能紊乱的慢性复发性、瘙痒性、炎症性皮肤病，在婴幼儿及青少年的发病率正日益升高。其病程的缠绵反复，不但影响儿童的心理及生理发育，也给家庭和社会带来沉重的经济负担。目前，西医学的治疗手段仍有不足，而中医药治疗 AD 却有独特的效果和优势，逐渐被国内外专家所关注。几千年来，中医药积累丰富的治疗经验，通过中医古籍不断地传承。本病在古代并无相对应名称，而散见于"浸淫疮""四弯风"等病中。为更好地发掘这些经验，本研究结合循

238

证医学的思路，从古籍中筛选出最相似于 AD 的古籍文献作为研究对象，进行评价、分析，从中获取相应的证据，以期更好地指导 AD 的中医临床及科研。结果纳入研究 71 篇古籍文献，其中 48 篇（67.6%）提及 7 种病因病机，以风、湿、热邪致病居多；49 篇描述了皮损的好发部位；23 篇描述了发病年龄，以儿童期常见；49 篇描述了自觉症状，以瘙痒贯穿了该病的始末；58 篇古籍文献中的治疗方法以外治法为主，共涉及 30 个外治方。研究显示从古籍中发掘临床辨治 AD 的规律可用于指导临床实践。

黄楚君，蔡坚雄，刘炽，黄咏菁，吴大嵘，陈达灿. 特应性皮炎古文献的内容评析［J］. 时珍国医国药，2011，22（6）：1492－1494.

二、古代中医对特应性皮炎疾病特征的认识钩玄

近年来，特应性皮炎的发病率逐年攀升，世界各国患者饱受困扰。由于缺乏对因治疗，西医学治疗特应性皮炎捉襟见肘。中医学并没有特应性皮炎的确切病名，但古人从临床表现及舌脉象来记录了相当一部分类似疾病，如浸淫疮、乳癣、奶癣、胎癥疮等，其记载均散落于浩瀚的古文献当中。本研究通过对相关原始文献进行分析、提炼，揭示其内在联系，为进一步研究提供纲领和线索。

刘炽，温晓文，黄楚君，陈达灿. 古代中医对特应性皮炎疾病特征的认识钩玄［J］. 新中医，2011，43（4）：127－128.

三、亚洲地区特应性皮炎诊疗指南比较

特应性皮炎（atopic dermatitis，AD）是一种慢性、炎症性、瘙痒性皮肤病，全球患病率呈逐年上升趋势。由于 AD 具有高度异质性，发病涉及基因、环境、免疫等多个因素，病情复杂，治疗上涉及皮肤科、儿科、变态反应科、心理科、营养科、护理学等在内的多学科团队协作，各国及地区均制定了相应的诊疗指南并不断更新，目前亚洲地区指南包括 2013 年亚太地区 AD 工作组发布的 AD 治疗指南（简称：亚太指南），2014 年中华医学会皮肤性病学分会免疫组及 AD 协作研究中心发布的中国 AD 诊疗指南（简称中国指南），2014 年日本皮肤病学会（JDA）发布的 AD 治疗指南（简称 JDA 指南），2015 年韩国特应性皮炎学会（KADA）发布的 AD 治疗共识指南（简称 KADA 指南），其中亚太地区指南制定国家包括澳大利亚、中国香港、印度、印度尼西亚、马来西亚、菲律宾、新加坡和中国台湾。从指南制定方式来看，4 项指南

中 KADA 指南的制定采用了循证医学的方法，亚太指南参考部分循证依据，JDA 指南和中国指南主要基于专家讨论形成的共识，相对缺乏临床循证医学证据。本研究将从定义、诊断、病情评价、治疗方面对 4 项指南进行比较分析，找出异同，为 AD 的诊断、治疗和疾病管理提供参考。

刘俊峰，温晓文，莫秀梅，林颖，陈达灿. 亚洲地区特应性皮炎诊疗指南比较 [J]. 中国皮肤性病学杂志，2016，307（7）：758 – 761.

四、境外中医药治疗特应性皮炎的研究进展

中医学有着非常悠久的历史，在治疗皮肤病上也有着自己的特色。在境外，中医药归属于补充与替代医学，近年来英国、日本、中国香港等医学机构先后运用较严格的科研设计，对中医药治疗特应性皮炎的疗效进行了临床研究，认为中医药治疗 AD 有着独特的优势，也进行了较多的动物试验，从不同的方面阐明了中草药治疗 AD 的可能作用机制。

陈达灿，刘俊峰. 境外中医药治疗特应性皮炎的研究进展 [J]. 中国皮肤性病学杂志，2010，24（9）：1 – 3.

五、中医药治疗特应性皮炎的临床疗效：一项随机对照研究

通过多中心、随机、对照研究，采用评价者盲评的方法，客观规范评价培土清心方中药治疗特应性皮炎的临床疗效。以 5 ~ 25 岁中、重度特应性皮炎患者为研究对象，随机分为 3 组，第一组采用培土清心中药内服治疗，第二组采用培土清心中药内服加中药外洗治疗，对照组采用艾洛松外用，氯雷他定片（或赛庚啶片）及中药安慰剂内服治疗。3 组治疗时间均为 12 周。主要疗效指标为特应性皮炎病情严重程度评分（SCORAD）的变化，次要疗效指标为包括患者的生活质量。分别于治疗前及治疗第 4 周、第 8 周、第 12 周对患者进行 SCORAD 评分，并于治疗前及治疗结束时进行生活质量评价；治疗结束后进行 24 周的随访观察，每 8 周进行一次病情评估，并于随访的第 8 周、第 24 周进行生活质量的评估。本研究共纳入患者 250 例，在 12 周的治疗期间三组患者病情均持续改善，SCORAD 评分均持续下降；在第 28 周和第 36 周，2 个中药治疗组 SCORAD 评分的下降程度均较对照组显著（在第 28 周 P 值分别为 $P = 0.002$ 和 $P = 0.036$；在第 36 周时，P 值分别为 $P < 0.001$ 和 $P = 0.002$）。在第 36 周，两个中药治疗组生活质量得分均较对照组改善明显（$P < 0.001$，$P < 0.001$）。临床研究过程中 3 组均无严重不良事件发生。研究

显示培土清心中药对于降低中重度特应性皮炎患者病情的严重程度及改善患者的生活质量是有效的（试验注册号：ChiCTR – TRC – 08000156）。

Liu J, Mo X, Wu D, Ou A, Xue S, Liu C, Li H, Wen Z, Dacan Chen. Efficacy of a Chinese herbal medicine for the treatment of atopic dermatitis：A randomised controlled study [J]. Complement Ther Med, 2015, 23 (5)：644 –51.

六、培土清心方治疗特应性皮炎的疗效观察及对血清 NGF、SP 影响的研究

为观察培土清心方治疗 AD 的疗效，以及对 AD 患者 NGF、SP 物质的影响，选择了 55 例 AD 患者为研究对象，于治疗前及治疗后 1 个月、3 个月分别记录 SCORAD 积分。并在 55 名患者中随机选取 38 名于治疗前及治疗后 3 个月时进行血清学指标的检测，以 15 例健康志愿者为对照。结果显示 55 例 AD 患者经培土清心方治疗 3 个月后 SCORAD 积分较治疗前有明显的下降。AD 患者的治疗前血清 NGF、SP 水平显著高于正常对照组（$P < 0.01$）。治疗后 NGF、SP 水平明显降低（$P < 0.01$）。相关性分析表明：SCORAD 积分与 NGF、SP 呈正相关（$R = 0.639$，$P < 0.05$）。研究显示：（1）培土清心方治疗 AD 有确切疗效。（2）证实了 NGF 及 SP 参与了 AD 的发病，支持 AD 发病机制中的神经源性机制。（3）AD 患者治疗前血清 NGF 及 SP 水平与 Rajka 评分和 SCORAD 积分均存在正相关关系，提示 NGF 及 SP 与 AD 病情严重程度有关。（4）培土清心法治疗 AD，可明显降低血清中 NGF、SP 水平，说明其治疗机制可能与神经源性机制有关。

廖勇梅，黎昌强，陈德宇，陈达灿，刘文静. 培土清心方治疗特应性皮炎的疗效观察及对血清 NGF、SP 影响的研究 [J]. 辽宁中医杂志，2012，39 (12)：2344 – 2345.

七、培土清心方对特应性皮炎患者血清总 IgE、ECP 影响的研究

本研究检测了特应性皮炎（以下简称 AD）患者血清中总 IgE、ECP 水平，探讨二者在特应性皮炎发病机制中的作用；并研究培土清心方对 AD 患者血清总 IgE、ECP 的影响，探求其治疗特应性皮炎可能的机制，以指导临床实践。选择了 55 例 AD 患者为研究对象，于治疗前及治疗后 1 个月、3 个月分别记录 SCORAD 积分。并随机选取 38 名于治疗前及治疗后 3 个月时进行 IgE、ECP 的检测，另以 15 名健康志愿者为对照。结果显示 55 例 AD 患者经培土清

心方治疗 3 个月后 SCORAD 积分较治疗前有明显的下降。AD 患者治疗前血清 IgE、ECP 水平显著高于正常对照组（$P < 0.01$），治疗后 IgE、ECP 水平明显降低（$P < 0.01$）。研究显示 AD 患者血清总 IgE、ECP 水平明显升高，培土清心方治疗后可明显降低血清中总 IgE、ECP 水平，说明其治疗机制可能与免疫学机制相关。

廖勇梅，陈达灿，陈德宇. 培土清心方对特应性皮炎患者血清总 IgE、ECP 影响的研究 [J]. 江西中医药，2013，44（8）：14 - 16.

八、培土清心方对特应性皮炎患者血清 n - 6 必需脂肪酸的影响

通过检测特应性皮炎（AD）患者治疗前后 n - 6 必需脂肪酸水平的变化，探讨培土清心方治疗 AD 的可能作用机制。选取血清总 IgE 升高的患者采用培土清心方水煎剂口服，每日 1 剂，连续 12 周，用 SCORAD 指数进行病情严重度评估；检测治疗前后患者血清中亚油酸（LA）、1 - 亚油酸（GLA）、二高亚油酸（DGLA）、花生四烯酸（AA）水平，以 20 例健康者为对照进行比较。结果显示治疗前血清 GLA 明显低于正常对照组（$P < 0.05$）；血清 LA，DG-LA，AA 水平与对照组比较无差异；GLA/LA 水平低于正常对照组（$P < 0.05$）；血清 GLA 与 SCORAD 指数存在中度负相关（$P < 0.05$）。治疗后 SCO-RAD 指数较治疗前明显下降，差异有统计学意义（$P < 0.01$），血清 GLA、GLA/LA 均较治疗前明显升高（$P < 0.05$）。研究显示 IgE 升高的 AD 患者血清 GLA 水平与病情严重程度相关，培土清心方治疗 AD 的作用机制可能与调节 n - 6 去饱和酶作用有关。

刘俊峰，薛素琴，陈达灿. 培土清心方对特应性皮炎患者血清 n - 6 必需脂肪酸的影响 [J]. 中国实验方剂学杂志，2013，19（3）：292 - 294.

九、润肤消炎洗剂外用治疗特应性皮炎的疗效和安全性评价

本研究对润肤消炎洗剂外用治疗特应性皮炎（AD）的疗效和安全性进行评价。纳入存在左右侧对称分布、且两侧皮损严重程度积分差值 < 2 分的 AD 患者，采用自身左右对照的研究方法，治疗侧靶皮损和对照侧皮损采用相同的基础润肤治疗，治疗侧靶皮损加用润肤消炎洗剂外洗，对照侧皮损不应用，疗程 2 周，观察其临床疗效和安全性。结果显示润肤消炎洗剂治疗 2 周后靶皮损和对照皮损的局部皮损积分、瘙痒分值统计有显著性差异（$P < 0.01$），治疗后靶皮损急性、慢性皮损积分总和比较统计有显著性差异（$P < 0.01$），

急性皮损积分总和较慢性皮损积分总和下降明显（$P < 0.05$）。轻、中度患者应用该药无刺激性，重度 AD 患者中 4 例在用药早期出现轻至中度可忍受的灼热和刺痛感。研究显示润肤消炎洗剂对改善 AD 皮损和瘙痒疗效肯定；在治疗的 2 周疗程中对急性皮损的改善程度比慢性皮损明显。润肤消炎洗剂组方切合"心火亢盛、脾虚湿蕴"的病机，以"清心培土"为治法，适用于 AD 急性期和缓解期，抗炎、抑制 AD 皮肤金黄色葡萄球菌的定植和感染可能是其主要作用机制。润肤消炎洗剂应用安全，中、重度 AD 患者在用药前评估皮损的严重程度和敏感性，调节药物浓度、控制用药时间、温度等影响因素，注意洗浴后加强润肤治疗可减少不良反应的发生。

林颖，陈达灿，陈淑慧，丁常清，李红毅，莫秀梅，刘俊峰. 润肤消炎洗剂外用治疗特应性皮炎的疗效和安全性评价 [J]. 中国实验方剂学杂志，2014，20（13）：220 - 224.

十、润肤消炎洗剂对特应性皮炎皮损定植金黄色葡萄球菌影响的体内外实验研究

通过体内外实验探讨润肤消炎洗剂对特应性皮炎（AD）皮损定植金黄色葡萄球菌的影响。研究中选取 23 例 AD 患者，左侧（或右侧）上肢（或下肢）的典型皮损作为治疗组靶皮损，对侧相应皮损则作为对照组皮损。治疗方法为：（1）治疗组靶皮损以润肤消炎洗剂外洗或湿敷，治疗 14 天。对照组皮损不给予治疗。治疗 14 天后比较两组皮损处金黄色葡萄球菌定植密度。（2）检测润肤消炎洗剂对标准金黄色葡萄球菌和耐甲氧西林金黄色葡萄球菌（MRSA）的体外抑菌活性。研究得出结果：（1）治疗后治疗组靶皮损的金黄色葡萄球菌定植密度 [（107893 ± 260049）CFU/cm^2] 显著低于对照组皮损 [（343321 ± 424940）CFU/cm^2]，差异有统计学意义（$P < 0.05$）。（2）润肤消炎洗剂（中药浓度 1g/ml）对标准金黄色葡萄球菌和 MRSA 均具有抑菌作用，与阳性对照组（2% 夫西地酸钠）的抑菌作用比较，差异有统计学意义（$P < 0.01$）。本研究显示抗炎、抑制金黄色葡萄球菌可能是润肤消炎洗剂作用的主要机制之一。

林颖，梁洁，陈达灿，陈淑慧，丁常清. 润肤消炎洗剂对特应性皮炎皮损定植金黄色葡萄球菌影响的体内外实验研究 [J]. 中国全科医学，2011，14（6C）：2062 - 2065.

十一、特应性皮炎患儿病情严重程度与行为异常的相关性研究

为探讨特应性皮炎（AD）患儿病情严重程度与行为异常的关系，选择了6～11 岁 AD 患儿，以 AD 评分指数（SCORAD）评价患者病情的严重程度，以 Conners 父母症状问卷评价患儿的行为情况，并且与中国城市常模比较。结果显示患儿冲动 - 多动、多动指数均高于中国城市常模（$P < 0.05$）；品行问题、学习问题、焦虑、心身问题与常模比较，差异均无统计学意义（$P > 0.05$）。AD 患儿的多动指数与主观症状呈中度正相关（男：$r = 0.610$，$P < 0.05$；女：$r = 0.533$，$P < 0.05$），与病情的严重程度均无直线相关（$P > 0.05$）。研究显示 6～11 岁 AD 患儿存在多动行为，其多动指数与主观症状严重程度有关；理解 AD 的行为异常，有助于增强 AD 的治疗策略。

刘俊峰，朱海莉，莫秀梅，陈达灿. 特应性皮炎患儿病情严重程度与行为异常的相关性研究 [J]. 中国全科医学，2011，14（10B）：3384 - 3386.

十二、特应性皮炎皮损处金黄色葡萄球菌定植情况和药敏分析

对特应性皮炎（AD）患者皮损处定植的细菌尤其是金黄色葡萄球菌（简称金葡菌）进行研究，并分析其药敏情况，为进一步探讨和思考 AD 抗感染治疗方案提供依据。通过鉴定 AD 皮损表面细菌菌种定植情况，计算金葡菌的菌落密度，分析其与皮损类型、病情严重程度的关系，并进行药敏分析。结果显示是否检出金葡菌与皮损类型、病情严重程度相关，AD 皮损中的金葡菌定植密度与皮损类型相关，金葡菌药敏提示耐甲氧西林的金黄色葡萄球菌（MRSA）阳性率高。研究显示金葡菌的定植与 AD 发病、皮损类型、病情严重程度有密切关系。AD 的抗感染治疗首选外用药物，其中夫西地酸为 100% 敏感，系统用药可选择敏感率相对较高且较为安全的头孢类抗生素（敏感率为 76.2% ～91.9%）。

林颖，陈达灿，陈淑慧，丁常清. 特应性皮炎皮损处金黄色葡萄球菌定植情况和药敏分析 [J]. 广东医学，2011，32（9）：1140 - 1142.

十三、半抗原诱导 C57BL/6 小鼠特应性皮炎模型的研究

为探索使用半抗原 2，4 - 二硝基氟苯（DNFB）诱导 C57BL/6 小鼠建立特应性皮炎模型的方法，将 12 只小鼠随机分为模型组和对照组各 6 只，实验第 1 天小鼠背部分别使用 0.5% DNFB（丙酮/橄榄油 4∶1）溶液及单纯丙酮/

橄榄油溶液外涂，第 5、8、11、14 天耳部及背部分别外涂 0.2% DNFB 溶液及单纯丙酮/橄榄油溶液，共涂药 5 次，14 天过后（第 15、16 天）48 小时内处死，检测病理生理各项指标。结果显示：与对照组相比，模型组背部皮肤表现出明显炎症性皮损，耳部明显肿胀，病理提示表皮增厚、真皮炎症细胞浸润，血清 IgE、IL-4 明显升高，皮损内 IL-4 mRNA 表达升高。研究显示外用半抗原 DNFB 诱导 C57BL/6 小鼠能产生特应性皮炎样皮损，其模型可以成为研究特应性皮炎发病机制及研发新药的有效工具。

赵巍，刘俊峰，吴卿，莫秀梅，陈达灿. 半抗原诱导 C57BL/6 小鼠特应性皮炎模型的研究 [J]. 广东医学，2015，36（15）：2331-2334.

十四、培土清心颗粒对特应性皮炎样动物模型影响的研究

本研究建立了特应性皮炎小鼠模型，探讨中药培土清心颗粒对特应性皮炎细胞免疫的作用机制。以半抗原 2-氟二硝基甲苯（DNFB）诱导 C57BL/6 小鼠建模，灌胃形式给药。根据局部皮肤症状与组织病理学进行模型评估，计算耳廓肿胀程度和流式细胞检测脾脏调节性 B 细胞表达变化。结果显示模型组皮肤出现明显炎症改变，耳部肿胀明显，病理提示表皮增厚、真皮炎症细胞浸润。培土清心颗粒炎症抑制率为 82.73%；培土清心颗粒组 CD_5^+ B 细胞、Breg 细胞表达水平明显上升（$P < 0.05$）。研究显示出中药培土清心颗粒能有效治疗特应性皮炎，其治疗作用与抗炎、刺激调节性 B 细胞增殖有关。

温晓文，赵巍，孟威威，刘俊峰，莫秀梅，陈达灿. 培土清心颗粒对特应性皮炎样动物模型影响的研究 [J]. 中华中医药杂志，2016，31（5）：1992-1995.

十五、培土清心颗粒对小鼠特应性皮炎模型脾脏 Th1/Th2 细胞的影响

观察培土清心颗粒对半抗原诱导 C57BL/6 小鼠特应性皮炎模型脾脏 Th1/Th2 细胞的影响。将 18 只雄性 C57BL/6 小鼠随机分为空白组、模型组、培土清心颗粒组，每组 6 只。模型组和培土清心颗粒组采用 2,4-二硝基氟苯（DNFB）诱导 C57BL/6 小鼠建立特应性皮炎模型，从造模第 1 天开始，培土清心颗粒组小鼠按 2.47 g/（kg·d）灌胃培土清心颗粒，空白组和模型组给予同等体积的蒸馏水灌胃，连续给药 14 天。观察小鼠皮损表现和皮肤组织病理切片情况，检测耳部肿胀度，使用流式细胞仪检测小鼠脾脏中 Th1、Th2 细胞的表达。结果显示与空白组比较，模型组小鼠右耳厚度和 Th2 细胞显著升

高，Th1/Th2 显著降低，培土清心颗粒组小鼠右耳厚度明显升高，差异均有统计学意义（$P < 0.01$）。与模型组比较，培土清心颗粒组小鼠右耳厚度和 Th2 细胞显著降低，Th1/Th2 显著升高，差异均有统计学意义（$P < 0.05$，$P < 0.01$）。空白组小鼠皮肤正常；模型组小鼠背部皮肤增厚、粗糙、红斑、脱屑、糜烂、结痂，皮肤组织病理表现为表皮角化不全、角化过度、海绵水肿、棘层增厚，真皮内大量淋巴细胞浸润；培土清心颗粒组小鼠背部皮肤轻度增厚、粗糙、淡红斑、少许脱屑、结痂，炎症程度较模型组减轻，皮肤组织病理表现为表皮轻度角化不全、角化过度、海绵水肿，棘层轻度增厚，真皮内少量淋巴细胞浸润。研究显示 C57BL/6 小鼠特应性皮炎样模型存在以 Th2 细胞升高为主的 Th1/Th2 失衡，培土清心颗粒可降低该模型小鼠脾脏 Th2 细胞的表达，提示调节 Th1/Th2 失衡是培土清心颗粒抗炎作用的可能机制。

林颖，孟威威，张娴，晏锋根，刘俊峰，莫秀梅，薛素琴，陈达灿．培土清心颗粒对小鼠特应性皮炎模型脾脏 Th1/Th2 细胞的影响［J］．新中医，2017，49（6）：5 – 9.

十六、培土清心颗粒的抗炎效果研究

评价培土清心颗粒对实验性炎症动物模型的抗炎效果。选择了 SPF 级 NIH 小鼠及 SPF 级 SD 大鼠，采用动物区组随机的实验方法进行分组，正常对照组、模型对照组、培土清心颗粒对二甲苯所致小鼠耳廓肿胀模型组、冰醋酸所致小鼠腹腔毛细血管通透性增高模型组以及大鼠棉球肉芽肿模型组，造模成功后对动物进行灌胃，观察培土清心颗粒的抗炎作用。结果显示培土清心颗粒对二甲苯所致小鼠耳廓肿胀、冰醋酸所致小鼠腹腔毛细血管通透性增高及棉球所致大鼠肉芽组织增生均有明显抑制作用（$P < 0.01$）。研究显示培土清心颗粒具有良好的抗急、慢性炎症效果，其抗炎作用与西药吲哚美辛肠溶片和中成药消风止痒颗粒的效果相当。

莫秀梅，刘俊峰，陈玉兴，曾小慧，薛素琴，赵巍，陈达灿．培土清心颗粒的抗炎效果研究［J］．中国中医基础医学杂志，2015，21（6）：744 – 746.

十七、培土清心颗粒对鼠皮肤瘙痒模型的止痒效果研究

为观察评价培土清心颗粒对实验性瘙痒动物模型的止痒效果，采用了动物实验研究方法，观察培土清心颗粒对磷酸组胺所致豚鼠瘙痒模型、4 – 氨基吡啶所致小鼠瘙痒模型和右旋糖酐 40 诱发小鼠瘙痒模型的影响，观察培土清

心颗粒的止痒作用。结果显示培土清心颗粒可增加豚鼠涂抹磷酸组胺次数，升高豚鼠致痒阈值（$P < 0.01$），减小 4 - 氨基吡啶瘙痒小鼠和右旋糖酐 40 瘙痒小鼠的搔抓次数（$P < 0.01$ 或 $P < 0.05$）。研究显示出培土清心颗粒可通过多种途径控制皮肤的瘙痒症状，对特应性皮炎患者具有良好的止痒效果。

莫秀梅，刘俊峰，陈玉兴，曾小慧，薛素琴，赵巍，陈达灿．培土清心颗粒对鼠皮肤瘙痒模型的止痒效果研究［J］．新中医，2015，47（7）：272 - 274.

第二节　脱发病

脱发病是陈教授主攻病种之一，陈教授跟随国医大师禤国维教授对本病的中西医病因病机进行了深入研究。针对不同类型的脱发形成了多种有效的治疗手段，对于一些有效的验方逐步研发成为院内制剂，同时带领弟子开展了多项临床及基础研究。2012 年 1 月"中医药治疗脱发病的系列研究"获得中华中医药学会科学技术二等奖。

一、斑秃皮损血流量变化的研究

为探讨微循环改变在斑秃病理机制中的作用，采用 LDF - 3 型激光多普勒微循环血流仪，对 38 例斑秃患者共 56 个斑秃皮损的血流量进行了检测，健康对照区则取患部对侧相应正常部位。结果显示斑秃皮损的血流量明显低于健康对照组（$P < 0.01$）。在斑秃病理机制中，除遗传、免疫因素外，血管神经因素亦可起着重要作用，推测这可能与血管运动中枢功能紊乱，交感神经和副交感神经功能失调，从而导致患部毛细血管持久性收缩、毛乳头供血障碍、发失营养而脱落相关。

陈达灿，胡东流，区勇全，禤国维．斑秃皮损血流量变化的研究［J］．斑秃皮损血流量变化的研究．中国皮肤性病学杂志，1998，12（1）：20 - 21.

二、中药益发治疗脂溢性脱发 576 例的近期疗效观察

为观察中药制剂益发制剂治疗脂溢性脱发的临床疗效，将门诊的 903 例脂溢性脱发患者随机分为试验组（益发组）576 例，对照组（西药组）327 例，治疗 90 天，期间观察脱发（根）数/日，油腻性、瘙痒和脱屑程度及新发生长情况。结果显示痊愈 335 例（58.2%），显效 144 例（25%），有效 83 例（14.4%），总有效率 97.6%。疗效优于西医对照组（$P < 0.01$），治疗过

程中没有发现皮肤过敏和其他毒副反应。中药制剂益发治疗脂溢性脱发安全、有效，远期疗效尚待进一步追踪观察。

陈达灿，胡东流，禤国维. 中药益发治疗脂溢性脱发 576 例近期疗效观察 [J]. 新中医，1996（8）：49 – 50.

三、中药益发制剂治疗斑秃 319 例临床观察

观察中药益发制剂治疗斑秃的临床疗效，并通过部分病例实验室相关指标的检测对益发的治疗机制作了初步探讨。将来自门诊的 532 例斑秃患者随机分为试验组（益发组）319 例，对照组（西医组）213 例，治疗 60 天。观察毛发的生长情况，治疗前后照相对比，部分病例治疗前后采用 APAAP 桥联酶标法检测外周血 T 淋巴细胞及其亚群。结果显示观察组治愈率 64.3%，总有效率为 95.6%；对照组治愈率 42.7%，总有效率为 84.5%。两组疗效有显著性差异（$P < 0.01$）；治疗后斑秃患者外周血中 CD_3、CD_8 百分率及血清 $IL – 2$ 水平较治疗前显著回升（$P < 0.01$），CD_4/CD_8 比值下降（$P < 0.01$）。研究显示益发制剂治疗斑秃疗效确切，其作用机制可能通过提高患者 $IL – 2$ 水平，从而从整体上发挥免疫增强、免疫调节作用。

陈达灿，禤国维，胡东流，黄咏菁. 中药益发制剂治疗斑秃 319 例临床观察 [J]. 广州中医药大学学报，1996，13（3 – 4）：41 – 43.

四、中药益发复方对人头皮毛囊体外培养的研究

采用体外培养观察中药益发复方对人头皮毛囊的影响。研究中选取健康志愿者 1 名，采血制备空白血清后，给予 18、33g/kg 剂量的益发复方口服，连续 7 天，于第 8 天清晨空腹服药后采血制备含药血清；复制人头皮游离毛囊体外培养模型，分为 7 组：空白对照组加 Williams E 无血清培养基，空白血清组分别加入体积分数为 5%、10%、20% 血清，益发复方含药血清组分别加入体积分数为 5%、10%、20% 的中药含药血清；采用倒置显微镜观察毛囊大体形态变化，并测量毛囊生长长度和生长时间，计算前 4 天平均生长速度和最终生长长度。结果显示不同剂量空白血清组前 4 天平均生长速度、生长时间、最终生长长度均减少，与空白对照组比较具有显著性差异（均 $P < 0.05$ 或 $P < 0.01$）；不同剂量中药含药血清均可不同程度升高以上指标（$P < 0.05$ 或 $P < 0.01$），其中以体积分数为 10% 中药含药血清的作用更为显著。研究显示益发复方具有促进毛囊生长、维持毛囊正常形态的作用，而空白血清对毛

囊生长具有一定的负影响。

陈达灿，刘维，陈修漾，韩凌，孙静，周丹．益发复方对人头皮毛囊体外培养的影响 [J]．广州中医药大学学报，2006，23（3）：249－252.

五、不同证候雄激素性脱发患者受损头皮的病理特征及雄激素受体表达的规律

为探讨雄性激素受体（AR）在雄激素性脱发（AA）患者受损头皮的表达特点和分布规律及其与中医证候的关系，将 80 例中医证型属脾胃湿热或肝肾不足两型的 AA 患者作为研究对象，用免疫组织化学法检测和对比其秃发区与正常非秃发区 AR 水平，并与 32 例正常人头皮组织的 AR 水平进行异体对照研究。结果显示表皮颗粒细胞层、棘层、基底层、真皮纤维母细胞、血管内皮细胞、神经组织、立毛肌、汗腺、皮脂腺、毛根鞘、毛乳头 AR 表达均为阳性。而表皮角质层、皮下脂肪、内毛根鞘、毛干细胞和毛母质细胞染色均为阴性。AA 患者秃发区头皮总 AR 阳性细胞百分率以及表皮、汗腺、皮脂腺、毛根鞘、毛乳头五个皮肤结构中的 AR 阳性细胞百分率均高于非秃发区及正常人（$P < 0.01$）。且各皮肤结构 AR 值高低与秃发区毛发稀稠程度存在相关性。脾胃湿热组患者秃发区汗腺、皮脂腺中以及总体 AR 阳性细胞百分率高于肝肾不足组（$P < 0.05$），而表皮、毛根鞘、毛乳头上的 AR 表达在两组间差异无统计学意义（$P > 0.05$）。研究显示 AR 与 AA 发病有关，局部 AR 含量的异常是 AA 的病因之一；不同中医证候的秃发患者秃发区的病理特征以及 AR 的数量也不同，脾胃湿热型患者头皮秃发区的 AR 表达总的要比肝肾不足的患者高。

陈修漾，陈达灿．不同证候的雄激素性脱发患者受损头皮的病理特征及雄激素受体表达的规律 [J]．广州中医药大学学报，2004，21（3）：169－173.

六、益发口服液联合激素治疗重型斑秃疗效观察

为观察补益肝肾、养血生发类中药联合糖皮质激素治疗重型斑秃的疗效，采用益发口服液（制首乌、旱莲草、菟丝子、黄精、党参、洋藿叶、山萸肉、枸杞子、川芎等）联合西药（激素）治疗本病 23 例，并设对照组观察。结果显示治疗组总有效率为 82.60%，对照组总有效率为 52.17%，两组差异有统计学意义（$P < 0.05$）。本方法对本病有补益肝肾、养血生发的功效。

陈修漾，陈达灿，胡东流，陈建宏．益发口服液联合激素治疗重型斑秃疗效观察

[J]. 陕西中医，2010，31（8）：1031 - 1032.

七、益发口服液合乌发生发酊对肝肾不足型斑秃患者免疫功能的影响

为观察益发口服液合乌发生发酊对肝肾不足型斑秃患者免疫功能的影响，将 100 例肝肾不足型斑秃患者随机分为治疗组和对照组各 50 例，治疗组给予益发口服液口服合乌发生发酊外用治疗。对照组给予常规西药治疗（胱氨酸、维生素 B_6、谷维素内服和盐酸氮芥外用），治疗 60 天，观察临床疗效。采用双抗体夹心酶联免疫吸附反应（ELISA）法检测治疗前后外周血 T 淋巴细胞亚群（CD_4^+、CD_8^+）及细胞因子干扰素 - γ（IFN - γ）、白细胞介素 - 12（IL - 12）、白细胞介素 - 10（IL - 10）水平。结果显示：（1）治疗组总有效率为 84.0%，对照组为 62.0%，治疗组疗效优于对照组（$P < 0.05$）。（2）治疗后，治疗组血清 IL - 12、IFN - γ 和 T 淋巴细胞亚群 CD_4^+、CD_8^+ 水平降低，IL - 10 水平升高，与治疗前比较差异有统计学意义（$P < 0.05$），且基本恢复至正常组水平（$P > 0.05$）；对照组血清 IL - 12、IFN - γ 和 T 淋巴细胞亚群 CD_4^+、CD_8^+ 水平有降低趋势，但差异均无统计学意义（$P > 0.05$）；2 组治疗后比较，治疗组各项指标的改善作用均优于对照组，差异均有统计学意义（$P < 0.05$）。研究显示斑秃患者存在免疫功能紊乱，益发口服液合乌发生发酊对肝肾不足型斑秃患者的免疫功能有一定的调整作用，这可能是其治疗斑秃的作用机制之一。

陈修漾，梁家芬，李红毅，陈达灿，罗家胜. 益发口服液合乌发生发酊对肝肾不足型斑秃患者免疫功能的影响［J］. 广州中医药大学学报，2014，31（2）：201 - 204.

八、雄激素性脱发患者血清雄性激素水平测定

为探讨雄性激素在 AGA 发病中的意义，采用化学发光法和酶联免疫吸附试验（ELISA）对 80 例雄激素性脱发（AGA）患者血清睾酮（T）、游离睾酮（FT）和二氢睾酮（DHT）的含量进行检测。结果显示男、女患者的 FT、DHT 水平均高于正常对照组（$P < 0.05$）。研究显示 AGA 的发病机制与雄激素水平密切相关，血清 FT 和 DHT 的测定对 AGA 的临床诊治具有一定的参考意义。

刘维，陈达灿，韩凌. 雄激素性脱发患者血清雄性激素水平测定［J］. 中国麻风皮肤病杂志，2007，23（2）：136 - 137.

九、益发胶囊联合米诺地尔酊治疗雄激素性脱发 88 例疗效观察

为探讨益发胶囊联合米诺地尔酊治疗雄激素性脱发的临床疗效，将 88 例雄激素性脱发患者随机分为观察组（58 例）和对照组（30 例），观察组采用口服益发胶囊同时外用米诺地尔酊进行治疗，对照组单纯用米诺地尔酊进行治疗，观察两组头发脱落与再生及其他症状的改善情况，对比两组疗效。结果显示观察组的疗效和总有效率均较对照组明显提高（$P < 0.05$）。研究显示益发胶囊与米诺地尔酊合用治疗雄激素性脱发疗效更佳。

刘维，陈达灿，陈修漾，李华莉. 益发胶囊联合米诺地尔酊治疗雄激素性脱发 88 例疗效观察 [J]. 广东医学，2009，30（8）：1187 – 1189.

十、益发复方治疗女性型脱发 40 例临床观察及其对血清二氢睾酮及脱氢表雄酮水平的影响

为观察"益发"复方治疗女性型脱发临床疗效及对患者血清二氢睾酮（DHT）与脱氢表雄酮（DHEA）水平表达的影响，采用固肾健脾生发口服液，20ml/次，3 次/天口服，治疗 40 例患者。观察时间 6 个月。同时采用酶联免疫吸附试验方法测定治疗前后 DHT 与 DHEA 水平。结果显示：40 例女性治疗 6 个月后，显效率为 55%，总有效率 85%。治疗前患者 DHT 及 DHEA 明显高于对照组，差异有统计学意义。治疗后 DHT 及 DHEA 水平显著低于治疗前，差异具有统计学意义。研究显示"益发"复方治疗女性型脱发临床疗效确切，并可显著降低患者 DHT 及 DHEA 水平。

陈圣丽，陈达灿. "益发"复方治疗女性型脱发 40 例临床观察及其对血清二氢睾酮及脱氢表雄酮水平的影响 [J]. 中国中西医结合皮肤性病学杂志，2009，8（2）：76 – 78.

第三节　性传播疾病

1991 年至 2001 年期间，珠江三角洲为全国性病发病率较高的地区之一，性传播疾病如梅毒、淋病、生殖道衣原体/支原体感染、尖锐湿疣、生殖器疱疹等在门诊为多发病，常见病。广东省中医院是珠三角地区性传播疾病的防治监测点，陈教授对于性病的诊疗有着丰富的临床经验，诊疗过程中体会到西医治疗某些性传播疾病虽有较好疗效，却又普遍存在耐药菌株增加、复发

率高、药物副作用大等问题，如生殖道衣原体/支原体感染就是一个典型的例子。陈教授在辨证论治的指导下，针对不同患者、不同病程、不同证候，采用不同的理法方药予以施治，很好地发挥中医药的优势，对于一些难治性的病例取得了满意的疗效，带领学生开展了一系列的临床和基础研究，其中"尿路清治疗 Uu 感染之男性尿道炎与女性宫颈炎的临床与实验研究"获广东省科学技术三等奖；"中医药治疗难治性性病的系列研究"获得 2007 年度中华中医药学会科技进步三等奖。

一、尿路清合剂治疗 Uu 感染的非淋菌性尿道炎的临床研究

为观察尿路清合剂（由白花蛇舌草、土茯苓、积雪草、黄柏、黄芪、旱莲草、地肤子等组成）治疗 Uu 感染的非淋菌性尿道炎（NGU）的临床疗效，将 119 例患者分成 A、B、C 三组，A 组 39 例用尿路清合剂治疗，B 组 35 例用强力霉素治疗，C 组 45 例用尿路清合剂加强力霉素治疗，疗程均为 2 周。结果显示三组患者总有效率分别为 71.8%、48.6%、88.9%，组间比较（$P < 0.05$，$P < 0.001$）；Uu 培养阴转率比较 C 组与 A、B 组有差异，（$P < 0.05$，$P < 0.01$）；临床量化指标比较显示 A 组、C 组患者症状的缓解程度优于 B 组（$P < 0.01$，$P < 0.05$）。研究显示尿路清合剂是治疗 NGU 的有效中药，与强力霉素合用对 Uu 转阴作用更显著。

陈达灿，陆原，池凤好，李鸣九，黄健玲，郑德全，廖列辉. 尿路清合剂治疗 Uu 感染的非淋菌性尿道炎的临床研究 [J]. 上海中医药大学学报，2002，16（1）：24 – 25.

二、中西医结合治疗沙眼衣原体泌尿生殖道感染临床观察

为探讨中西医结合治疗沙眼衣原体泌尿生殖道感染（CGI）患者的临床效果，将 96 例 CGI 患者随机分为 3 组，A 组 38 例给予尿路清 1 剂/天，连用 2 周；B 组 29 例给予红霉素肠溶胶囊口服，每次 500mg，4 次/天，连用 2 周；C 组 35 例给予尿路清加用红霉素肠溶胶囊口服，用法同 A、B 组。所有患者均于 2 周后进行疗效评价。结果显示 A、B、C 3 组痊愈率分别为 27%、27% 和 53%，总有效率分别为 77%、81% 和 97%。总有效率 A 组与 B 组比较显著性差异（$P < 0.05$），A 组、B 组与 C 组比较有显著性差异（$P < 0.05$）。研究显示中西医结合治疗沙眼衣原体泌尿生殖道感染疗效确切，值得临床推广应用。

王小艳，陈达灿．中西医结合治疗沙眼衣原体泌尿生殖道感染临床观察［J］．现代中西医结合杂志，2012，21（9）：963－964．

三、尿路清对解脲支原体国际标准株和临床耐药菌株的抑菌作用

为探讨中药尿路清（由白花蛇舌草、土茯苓、地肤子、黄柏、崩大碗等组成）对解脲支原体（Uu）的抑菌作用，以测定药物抑制微生物的最低浓度（MIC）的方法测定尿路清对解脲支原体（Uu）国际标准菌株和临床菌株的敏感性，并以红霉素和四环素做对比，测定63株Uu临床菌株分别对尿路清、红霉素、四环素的敏感性，以判断菌株对尿路清的耐药情况。结果显示尿路清对解脲支原体（Uu）国际标准株（T8）的MIC为7.81mg/ml。63株Uu临床菌株中，31株为四环素耐药株，13株为红霉素耐药株，经统计学检验，Uu临床株对尿路清的敏感性分别与对四环素和红霉素的敏感性之间无明显联系（$P > 0.05$），对四环素和对红霉素耐药者并不一定对尿路清耐药。研究显示中药尿路清对Uu国际标准株（T8）显示出较强的体外抑菌作用，对临床耐红霉素、四环素的Uu菌株亦敏感。

陈达灿，陆原，李鸣九，禤国维，范宝剑，赵季文，汪宁．尿路清对解脲支原体国际标准株和临床耐药菌株的抑菌作用［J］．广州中医药大学学报，2001，18（3）：237－239．

四、尿路清合剂体外抗奈瑟淋球菌作用的研究

为评价中药复方制剂尿路清在体外抗奈瑟淋球菌的作用，分别采用对淋球菌的体外抑制试验、抑菌时间观察试验、抑菌环试验，分别检测尿路清、八正散和壮观霉素的抗淋球菌作用。结果显示对淋球菌的体外抑制试验：尿路清作用最强，体外对产青霉素酶的奈瑟淋球菌（PPNG）和非产青霉素酶的奈瑟淋球菌（NPPNG）均有明显抑制作用。给药浓度为1∶512（160mg/L）～1∶1024（820mg/L）时可抑制淋球菌生长；抑菌时间观察试验：尿路清高浓度能快速杀灭淋球菌，当浓度为7.81mg/ml时，30分钟可以对淋球菌有杀灭作用；当浓度为15.63mg/ml时，20分钟能杀灭淋球菌；浓度为31.25mg/ml时，10分钟即能杀灭淋球菌，而当浓度升为62.5mg/ml时，5分钟内即可杀灭淋球菌。抑菌环试验：尿路清对淋球菌的平均抑菌环为15～21mm，敏感菌株占63.63%，八正散平均抑菌环12～15mm/L，敏感菌株占54.55%。壮观霉素平均抑菌环为16～19mm，敏感菌株占72.72%。研究显示尿路清有确切的体外

抗淋球菌作用。

陆原，陈达灿，禤国维，李清，柴宝，何雯，翁翊．尿路清合剂体外抗奈瑟淋球菌作用的研究［J］．山西中医，2010，26（6）：41－42．

五、中药尿路清合剂体外抗沙眼衣原体活性研究

为了解中药尿路清合剂体外抗泌尿生殖道沙眼衣原体的活性，将尿路清合剂制备浓度为1g/ml，10株沙眼衣原体菌株为来自性病门诊的临床株，未进行血清学分型，应用微量Mc Coy细胞培养法，检测中药尿路清体外抗沙眼衣原体的活性。结果显示尿路清有抗泌尿生殖道沙眼衣原体的活性，当浓度为50～200mg/ml时能显著减少包涵体数目，其最大抑制率达94%，随着中药浓度的升高，衣原体包涵体的体积逐渐减小、数量逐渐减少，最后消失。研究显示出尿路清有体外抗泌尿生殖道沙眼衣原体的作用。

陆原，陈达灿，何雯，翁翊，徐大云，禤国维．中药尿路清合剂体外抗沙眼衣原体活性研究［J］．中国皮肤性病学杂志，2005，19（4）：224－225．

六、尿路清对几种常见泌尿生殖道病原体的抑制试验

为了探讨中药尿路清对几种常见泌尿生殖道病原体的抑制作用，为中医药治疗此类疾病提供药理学依据。采用液体试管法和微量稀释法测定了尿路清对这些病原体的体外抑制效应。结果显示尿路清对金黄色葡萄球菌、乙型溶血性链球菌、丙型链球菌、卡他球菌、大肠埃希菌、铜绿假单胞菌、白念珠菌和表皮葡萄球菌的MIC（g/ml）分别为0.10、0.05、0.20、0.20、0.20、0.20、0.20、0.20、0.10；尿路清对解脲支原体和人型支原体的MIC分别为3.91g/L和7.81g/L。研究显示中医药在泌尿生殖道感染的治疗上有重要作用。

陆原，陈达灿，李鸣九，禤国维．尿路清对几种常见泌尿生殖道病原体的抑制试验［J］．中国皮肤性病学杂志，2002，16（6）：398－399．

七、尿路清对包涵体影响的电镜观察及其治疗CGI的临床研究

观察中药尿路清合剂对不同证型沙眼衣原体泌尿生殖道感染的临床疗效，进一步明确其临床适应证；实验方面，利用电镜技术观察尿路清合剂对沙眼衣原体包涵体的影响，初步探讨尿路清治疗本病的可能机制。研究过程中对符合纳入标准的70例本病患者分为湿热下注、肝郁气滞、肝肾阴虚、脾肾亏虚四

组，均以尿路清合剂 50ml 口服，每日 2 次，疗程 2 周。停药后对所有患者临床症状积分变化进行统计，观察尿路清合剂对不同证型的临床疗效。实验方面，利用 Mc COY 细胞培养法，对培养的临床分离株分别以尿路清合剂含药血清及空白血清培养 48 小时后，利用电镜观察包涵体的超微结构。结果显示 70 例患者中以湿热下注证为多，其次分别为肝郁气滞、肝肾阴虚及脾肾两虚型。尿路清合剂治疗 GCI 的总体痊愈率 26.98%，临床有效率达到 80.95%。对湿热下注、肝郁气滞、肝肾阴虚、脾肾亏虚四型治疗的痊愈率分别为 30.77%、31.25%、25%、11.11%，有效率分别为 80.77%、81.25%、83.33%、70%；对湿热下注、肝郁气滞证患者疗效更佳，但差别无统计学意义（$P > 0.05$）。实验方面，尿路清含药血清组 Ct 包涵体数量较空白血清组有不同程度的减少，且宿主细胞完整，无明显破坏而对照组宿主细胞出现较严重的空泡化。研究显示尿路清合剂具有补肾通淋、健脾化浊之标本兼治的功效，且副作用少，对 CGI 尤其是湿热下注、肝郁气滞等实证患者有良好的治疗效果，具备保护宿主细胞及清除 Ct 感染双重功效，可有效减轻或消除临床症状。

苗德光. 尿路清对包涵体影响的电镜观察及其治疗 CGI 的临床研究［D］. 广州：广州中医药大学，2006.

第四节　跟师心得

跟师心得一

2002 年，陈达灿教授作为我的基础导师把我领进的中医皮肤科学的大门，从基础导师、硕士研究生导师再到博士导师，至今不知不觉已有 10 余年的时间了。陈老师是我心中最敬重的老师，是成长路上指引我不断前行的一盏明灯，他教会我的不但是中医临床知识，更重要的是如何做人、做事、做学问，如何努力成为一位好医生。

陈老师是国医大师禤国维教授、朱良春教授的学术经验继承人，从事临床、科研、教学工作 30 余载，他身兼多职，虽然平常行政工作繁忙，但从不间断临证实践，医术精湛，吸引了大量国内外患者就诊，治疗各种常见、疑难中医皮肤疾病疗效显著。但他从不循古守旧，而是不断学习，在临床上不断创新。作为广东省中医院皮肤科的学术带头人，他近年来带领特应性皮炎专科和工作团队对该病进行深入的研究和探讨，结合皮肤病的病因病机及治疗特点，创立了培土清心法治疗特应性皮炎等独树一帜的治疗理论。

跟师10年，老师坚定的中医信念深深地影响着我，老师关于中医皮肤病的临证思路、行之有效的临床用药经验是无私赠予我们的宝贵财富，老师不断创新的中医理念和实践常常激励着我们不断学习和前进。感恩老师，千言万语汇成这篇跟师总结……与同道、同学共勉。

一、坚定的中医信念

10年前，作为一名刚刚接触中医的学生，我对中医的学习充满着困惑。老师常常说："中医是不是有效，我们就是看临床，实践是检验真理的唯一标准。"老师在临证时基本不用西药，常常是一个简单的方剂、几味清灵的中药就解决了患者多年的顽疾，这样难以置信的疗效深深地触动了我，让我树立了学习中医的信心。古人云，"读书三年，便谓天下无病可治；治病三年，便谓天下无方可用"，我在跟师学习和工作中常常遇到这样或那样的临床问题，老师不厌其烦地为我们释疑解惑，毫无保留地向我们传授经验，鼓励我们不断学习，在临床中勇于实践和创新。老师的言传身教，时刻向我们说明，中医药的生命在于疗效，而临床疗效的取得，在于坚定的中医信念，扎实的中医理论基础，哲学的中医辨证思想，以及长期实践和创新中积累的行之有效的临床用药经验。

二、中医皮肤病的临证思路

老师从医30余年，在长期的临床实践中创立了一套独树一帜的临证思路和方法，其中尤有特色的是从脾胃论治各种疑难皮肤病。

老师认为皮肤病虽现于体表，却与五脏六腑有着密切的关系，尤其是脾胃二脏。李东垣云："内伤脾胃，百病由生……百病皆由脾胃衰而生。"脾胃之气互根互生，相互协同，共同完成水谷精微的化生过程，并以之濡养五脏六腑、四肢百骸。而胃气的强弱决定着疾病的转归，脾胃在疾病发生发展及预后起到举足轻重的作用。

皮肤病外因多与湿邪侵犯，或兼夹其他外邪，如风、寒、暑、热邪，湿邪困脾，脾胃受纳、运化失职，湿邪内生，湿邪化热，蕴于肌肤而为病。《素问·至真要大论》曰："诸湿肿满，皆属于脾。""脾主运化水湿"，脾不健运、湿邪内生引起渗液、流滋，如湿疹；"脾主肌肉"，脾虚气血生化无源，四肢肌肉无力，致皮痹、肌痹；"脾统血"，脾虚不能统摄，血行脉外则出现葡萄疫；脾与胃相表里，胃火上炎而致痤疮、口疮。岭南地区人群素体脾胃虚弱，脾不健运，湿邪内生，加之处于湿热之地，外湿、内湿相合导致湿邪缠绵难去，疾病缠绵难去。老师常常从脾胃论治特应性皮炎、慢性湿疹、慢性荨麻疹、脱发、过敏性紫癜、红斑狼疮、硬皮病等疑难皮肤病，取得良好疗效。

如老师创立培土清心法治疗特应性皮炎，总结"脾虚湿蕴、心火偏盛"是特应性皮炎的基本病机，发作期以心火偏亢为主，脾虚湿困为次，以灯心草、淡竹叶、连翘、钩藤、白鲜皮等清心火、疏风除湿；缓解期以脾虚湿困为主，心火偏亢为次，治以四君子汤加减，人参改太子参益气养阴润燥，配以白术、茯苓、山药、苡米、芡实等以健脾除湿固本。该病病程中虚实并见，在各个病程阶段辨证着重点不同，但健脾始终贯穿整个治疗，"胃喜润恶燥，脾喜燥恶湿"，脾气健运则湿邪得去。特应性皮炎多见儿童、青少年。老师在治疗小儿皮肤病时尤其重视调理脾胃，因考虑小儿是"纯阳之体"，"稚阴稚阳"之体，其"脏腑娇嫩，形气未充"，存在卫表不固、脾常不足的生理和病理特点，故治疗时常用四君子汤、参苓白术散、保和丸等健脾、运脾、消导，并在健脾的基础上配合祛风、清热、利湿、解毒之剂。

又如老师治疗各种脱发疾病，脱发多与肝肾、气血有关，肝藏血，肾藏精主骨，其华在发，肝肾精血同源，共为毛发生长之必需物质，故治从肝肾、脾、湿热三方面论治，以二至丸加味。但熟地、首乌、杞子等补肝肾、补气血之品质地滋腻，易碍脾生湿，故用量不宜大，否则滋腻碍脾，影响诸药吸收、运化。老师认为，脾胃为多血气之脏腑，用药当清和，唯有清和之气，方能健运脾胃，助脾胃运化水谷。且脾为后天之本，气血生化之源，故拟方同时配合太子参、党参、山药、薏仁肉、白术、茯苓等健运脾胃之品以增效，使补而不腻。如合并湿热等实邪，补虚忌太过，以防闭门留寇。

老师在辨证治疗湿热证的皮肤病时，强调苦寒攻下之剂中病即止，以防败胃，亦不过用辛香燥热、寒凉之品，以免损伤胃气，耗劫阴液。老师用药轻灵，清利湿邪亦少用性温燥之品，而多用性平味轻的药物如云苓、薏苡仁、白术等以健脾渗湿；以苍术、川朴、陈皮等理气化湿，"治湿不利小便，非其治也"，亦多用淡竹叶、灯心草、泽泻淡渗利湿，使湿邪从小便而出，因势利导，祛邪不伤正，达到事半功倍的效果。

陈老师坚持临床工作 30 余载，师从全国名老中医禤国维教授、朱良春教授，治疗各种常见、疑难中医皮肤疾病疗效显著，他精湛的医术和高尚的医德吸引了大量国内外的皮肤病患者。老师在长期的临床实践中积累了不少行之有效的处方、用药经验，也毫不保留地传授给学生。

（一）善用玉屏风散治疗疑难皮肤病

玉屏风散出自《丹溪心法》，主用于气虚、卫表不固、自汗不止、容易外感之证，黄芪固表而外有所卫，白术固里而内有所据，防风遍行周身既驱已有之风邪，又防再来之风邪，表里皆固，风邪不得入侵如屏风之围护。老师常灵活运用玉屏风散以治疗复方性斑秃、慢性顽固性荨麻疹、白癜风、生殖器疱疹等疑难皮肤病。

1. 复发性斑秃

斑秃属中医学"油风"范畴，通常以疏肝活血、补益肝肾治疗；老师认为，"颠顶惟风可及"，卫气不足，风邪易入，头皮气血运行不畅，故毛发失却濡养而迅速脱落。肺主皮毛，肺卫不固，邪气易侵袭皮肤，阻碍气血运行，毛发失于滋养而脱落。"形不足者，温之以气"，以玉屏风散可补气调卫。方中黄芪甘温，乃补气固表之圣药，重用黄芪补卫气固肌表；辅以防风疏风祛邪，黄芪得防风之助其功愈速；脾主肌肉，以白术健脾益气温分肉，与防风相合，走表祛邪；肾主骨，其华在发，肝藏血，发为血之余，肝肾不足，气血亏虚，则毛发失于濡养，故加何首乌、枸杞子、女贞子、菟丝子、生地黄等补肝肾、填精血，可获良效。

2. 慢性顽固性荨麻疹

老师认为，瘾疹病因为禀赋不耐，脾肺虚弱。肺主皮毛，主一身之表，肺气虚则卫表不固，易受外邪侵袭，风邪袭表，营卫不和，发于肌肤之间则见风团伴瘙痒。脾为后天之本，气血生化之源，脾虚则气血生化乏源，无以充养肺气，故此病易反复，缠绵不愈。治宜培土生金，健脾益气，固表祛风。老师常以玉屏风散酌加益气养血、祛风止痒之山药、生地黄、乌梅、紫苏叶、白鲜皮等，获良好效果。瘾疹患者皮损消退，自汗、恶风、易感冒、疲劳等表虚证随之缓解，更表明气虚卫表不固是导致瘾疹长期反复发作的根本原因，故长期服用玉屏风散可改善体质，减少复发。

3. 白癜风

白癜风易诊难治，西医认为与自身免疫功能紊乱使黑色素小体合成障碍有关，目前尚无疗效肯定的治疗方法。《诸病源候论》曰："面及颈身体皮肉色变白，与肉色不同，亦不痒痛，谓之白癜。"老师认为该病外由感受风邪，内由情志内伤、亡血伤精等导致风血相搏，气血失和，瘀血阻络，血不养肤所致，素体表虚及肝肾不足是风邪易侵入的根本原因，故治以玉屏风散益卫固表，二至丸、桑寄生、山茱萸补益肝肾，辅以牡蛎、珍珠母潜镇息风安神；丹参、赤芍、自然铜、牡丹皮活血；玉竹、麦冬养阴；补骨脂、白芷增强皮肤光感，促进黑色素的形成，临床上疗效颇佳。

4. 生殖器疱疹

生殖器疱疹属中医学热疱、阴疱疽、火燎疱等范畴，病由单纯疱疹病毒感染生殖器皮肤黏膜，目前尚无确切药物能根除潜伏病毒及预防复发。老师认为，本病其外因感受风热毒邪，内因脾胃湿热，湿热之邪循经下注二阴而发病，其缠绵难愈，存在本虚标实两方面，本虚为气虚，肺气虚卫表不固，邪气易犯，脾虚运化失职，湿邪留恋难化。治疗时缓解期应标本兼治，补脾益气，辅以清热利湿。方以玉屏风散合四君子汤，并选加板蓝根、薏苡仁、大青叶、连翘、虎杖等清热利湿解毒之品。而发作期则以清热利湿为法兼以扶正。正虚明显者黄芪可用至30g，邪实盛者可用板蓝根30g、生薏苡仁40g。玉屏风散能补益正气，调节机体免疫力，扶正祛邪，减少复发。

（二）善用二至丸治疗常见皮肤病

《本草备要》谓女贞子能"补肝肾、安五脏、强腰膝、明耳目、乌须发"，《本草纲目》云旱莲草能"乌须发、益肾阴"，女贞子冬至日采，旱莲草夏至日采，取冬至一阳生、夏至一阴生之义，既补肝肾之阴又凉血清热，滋而不腻，为平补之剂。老师善用二至丸治疗脱发、痤疮等常见皮肤病，疗效颇佳。

1. 脱发病

中医学认为脱发病多与肝肾、气血有关。《内经》云："血气盛则肾气强，肾气强则骨髓充满，故发黑；血气虚则肾气弱，肾气弱则骨髓枯竭，故发白而脱落。""发为肾之候"，"发为血之余"，肝藏血，肾藏精主骨，为先天之本，其华在发，肝肾精血同源，故肝肾精血相互滋生，共为毛发生长之必需物质。若禀赋不足，思虑过度，劳伤肝肾，精血亏虚则发失濡养，发枯而脱。

老师认为，肝肾阴阳平衡失调，尤其肾阴不足是脂溢性脱发的主要病因。现代社会中，多数患者由于学习工作紧张，经常熬夜、睡眠不足，久之肾阴暗耗，致阴阳失衡，阴血不足，则毛发生长无源，毛根空虚而发落。老师治疗脱发病多从肝肾、脾、湿热三方面论治，其中补肝肾首选二至丸。临床在主方基础上黄芪补气固表，紧束发根，使之不易脱落；山药、太子参（或党参）、白术健脾益气；何首乌、杞子补肝肾、益精血、乌须发；云苓、泽泻健脾渗湿，寓泻于补，避免滋腻太过；干地黄、丹参清热凉血活血，蒲公英、仙鹤草清热利湿祛脂，可防本方过于温燥，反伤阴津精血之虞；白蒺藜、侧柏叶以凉血祛风润燥，龙齿、夜交藤、合欢皮、牡蛎以潜镇安神，甘草补脾益气，调和诸药。众药合用，共奏平补肝肾、益气活血、清热祛湿、启窍生发之效。

2. 痤疮

痤疮是临床上多发于青少年颜面部位的常见皮肤病，由于其会影响面容不同程度的美观，因此对本病的治疗日益受到重视。《外科正宗》云"粉刺属肺，皆血热郁滞不散"，中医传统认为该病是由于肺胃热盛上熏头面所致。老师跟师禤老，认为本病其本在于"肾之阴阳天癸平衡失调，相火妄动"，除清肺胃泄热之外，应治以养阴清热，首选二至丸加味，女贞子甘苦清凉，滋肾养肝；旱莲草甘酸微寒，养阴凉血，两药补肝肾之阴又凉血清热，滋而不腻。现代药理研究表明女贞子、旱莲草含有雌激素样的物质，促进雌激素的分泌，亦具有抑制金黄色葡萄球菌的作用。临床在主方基础上配合鱼腥草、连翘、丹皮、赤芍、生地清热凉血；蒲公英清热祛脂，桑叶、杷叶、菊花疏散肺胃之热，引药上行，丹参活血祛瘀，可取效。

（三）特色经验用药

老师跟师朱良春、禤国维教授，博采众长，但不拘泥于老中医的经验用药，而是积极创新、实践于临床，积累了大量有效的用药经验，下面仅举数端。

1. 三术妙用治疗顽固性肥厚性皮肤病

颜德馨老中医常用苍、白二术以燥湿健脾，使湿去脾自健，脾健湿自化。老师在临证中发现许多顽固性肥厚性皮肤病病程长，缠绵难愈，病机纷繁夹杂，往往取效困难。且治疗过程中因长期应用一派清热凉血解毒之品，致损伤脾气、耗伤阴血，使病情缠绵难愈，时轻时重，皮损色淡，灼热、瘙痒不显，常为脾虚、阴虚、湿邪、蕴热、血瘀之象，故治常以健脾利湿活血为法。故老师用药时除苍、白二术燥湿健脾，更配伍莪术以破血行瘀，三术共用，起到健脾渗湿、醒脾燥湿、活血化瘀软坚散结之功，不但应用于银屑病稳定期，也常常应用于结节性痒疹、神经性皮炎、慢性湿疹等病程缠绵难愈、皮损色淡、肥厚、苔藓化的慢性皮肤病，并取得良好效果。

2. 豨莶草、蒲公英治疗雄性激素型脱发

豨莶草味苦性寒，入肝、肾二经，能祛风湿、平肝阳、强筋骨，朱老对该药的应用颇多发挥，云"考之于古，验至于今，豨莶草解毒活血之功，勿以平易而忽之"，朱老应用豨莶草治疗风湿痹痛之证以祛风湿、活血通络屡建其功。而陈老师临床实践中发现，雄性激素型脱发患者因工作压力大、熬夜、睡眠少等因素而致体质肝肾阴虚，因广州地属湿地，气候潮湿，复加饮食肥甘滋腻，往往证见肝肾阴虚，瘀血阻络，阴不养发而脱，湿邪化火熏蒸发浆而溢脂，养阴则易恋湿，利湿则易伤阴为治疗的矛盾。而豨莶草补肝肾、祛风湿、活血通络之功正切合该病病机，故大胆创新应用之，处方常以二至丸加豨莶草养阴利湿，通其脉络。豨莶草能直入阴分，导其湿热，同时能平肝化瘀，通其脉络，开其毛窍，则邪去自安。

老师在治疗脱发选药中尤有特色的是蒲公英一味，蒲公英味甘苦，性寒，能化热毒，善疗疔疮、消痈散肿。《本草纲目》谓蒲公英有"乌须发，壮筋骨"，老师多年临床经验所得，以大剂量蒲公英（30g）治疗脱发效果颇佳。非取其清热解毒之功，而以其平补肾、乌发生发，且现代药理研究发现蒲公英内含肌醇，促进毛发生长，并减少油脂的分泌，为其应用提供一定的理论依据。

3. 桑叶、桑椹治疗面部黄褐斑、痤疮

桑叶为桑树之叶，味甘寒，归肺、肝经，有疏散风热、养阴清肺润燥、平肝明目之功。《本草经疏》云："桑叶，甘所以养阴，寒所以凉血，甘寒相合，故下气而益阴。"桑椹为桑树之果实，味甘酸寒，入肝、肾二经，为滋补肝肾、养阴息风之要药。朱老认为，举凡肝肾阴虚、精亏血少之耳鸣、怔忡、不寐、腰酸等悉为妙品。《本草经疏》云："桑椹，甘寒益血而除热，为凉血补血益阴之药。"

老师认为面部色斑、痤疮多属肝肾阴虚、肝血不足之证。如黄褐斑多因肝血不足，肝气郁结，久而化火，肺肝肾不足。病主在肝，次在肺，肝主疏泄，肝气瘀滞，因燥生风，则血气不能上荣于面，可用桑叶疏风宣肺疏肝、清虚热、引药上行，桑椹补血、滋肝肾之阴，配合杞子、天冬、山萸肉滋补肝肾，肝肺滋润，内燥得润，加活血化瘀之品疏通气血，血行风自灭，肝风自息，色斑则退。肝火旺盛酌加清热之品，风重者酌加定风之全蝎、蝉蜕、地龙。又如痤疮多因肝肾阴虚、虚火上炎、肺胃热盛导致，早期可予桑叶、杷叶、菊花疏风清肺胃之热，引药上达头面，鱼腥草、连翘、丹皮、赤芍、生地等清热凉血；蒲公英清热祛湿祛脂，后期以桑椹养肝血、益肝阴，二至丸补肾育阴清热，丹参活血祛瘀可巩固疗效。

4. 虫类药治疗疑难皮肤病

国医大师朱良春教授因善用虫类药治疗疑难杂症，饮誉医坛，有"虫类药学家"美称。1978年出版了《虫类药的应用》一书，深入浅出地系统介绍了前人和自己的临床用药体会，包括适应证、用法用量、毒副作用、方剂组合加减及用药时限等，引起了国内中医界很大的反响。朱老善用虫类药的攻坚破积、活血祛瘀之性治疗癥瘕积聚，良、恶性肿瘤，顽痹等一切血瘀征象，以推陈致新；善用其息风定惊之性治疗肝风内动等晕眩、抽搐等神经系统疾病，以平肝息风；善用其宣风泄热、搜风解毒之性治疗风邪、热邪、毒邪所致的皮肤病、温热病和大风、历节病等；善用其消散痈肿、收敛生肌之功效治疗外伤、痈肿、顽疮等。

老师跟师朱老，在朱老应用虫类药经验的基础上发挥和创新，在临床的中医辨证治疗上加用地龙、全蝎、乌蛇、蝉蜕、僵蚕等虫类药物治疗疑难皮肤病，取虫类药善行之性入络搜风，取毒性之偏以毒攻毒，取得良好的效果。

如治疗复方性顽固性斑秃，可在中医辨证基础下加用地龙干10～12g，取地龙通络之性以祛风通络，配合二至丸等药物补益肝肾以生发。现代研究发现地龙对免疫系统有双向调节作用，对由于免疫功能紊乱引起的复发性斑秃有一定的疗效。同时，地龙含多种矿物质，其丰富的蛋白质水解后可得到多种氨基酸，具较高营养价值，为生发提供营养；而且具有多种重要生物活性作用的酶，包括尿激酶和纤维溶解酶等，催化纤维蛋白的水解，可以促进新陈代谢，溶解血栓，可能通过改善头皮局部的血液循环而促进生发。此外，工作紧张、经常熬夜、血压偏高的中轻年脂溢性脱发患者，证属阴虚阳亢者尤为适宜，可加用地龙以滋阴潜阳、通络生发。

又如带状疱疹后遗神经痛临床上治疗非常棘手，中医认为本病乃湿热毒邪为患，虽皮损痊愈，但痛如针刺，经久不除，往往是由于湿热未尽，余毒未清，瘀热互结，滞留经络，不通则痛。治宜清热利湿，活血化瘀，养血通络止痛。老师认为痹证日久邪毒深遏肌肤腠理，在辨证治疗上加用全蝎粉（3～5g 冲服）以毒攻毒、活血通络止痛，疗效显著。现代药理也支持全蝎蝎毒对小鼠内脏痛、皮肤痛及刺激大鼠三叉神经诱发皮层电位均有较强的抑制作用，蝎尾的止痛作用比蝎身强 5 倍，且全蝎可抗惊厥、镇静、安神，对改善患者的睡眠也起到一定的作用。

再如治疗慢性荨麻疹，中医称为"风疹块""瘾疹"，多为风热客于营分，治宜祛风泄热、凉血活血；病久脾虚风湿蕴于肌腠不化，宜补脾祛风化湿为主；或久治未愈而气血亏虚者，宜益气养血、祛风湿。本病的病因病机虽多，但均与风（外风、内风）有关，故其治疗当以祛风为首务。朱老经验应用蕲蛇（或乌梢蛇）、蝉蜕、僵蚕，老师亦临床常用之疗效显著。"风瘾疹瘙痒难除者，非此不除，故有截风要药之称"。蕲蛇内通外达，其透剔搜风之力最强。常取蕲蛇为主药（或用乌梢蛇 15～20g），加僵蚕宣散风热解毒，蝉蜕轻浮达表，凉散风热；佐以炒荆芥、赤芍祛风凉营，白鲜皮、地肤子、徐长卿清热利湿、祛风止痒，如风寒型当参麻黄、桂枝、浮萍以温散之；如妇女月经不调加当归、川芎、仙灵脾以调冲任；如气血虚加益气养血之品，如地黄、芍药、丹参、黄芪等。

四、创新的中医理念和实践

老师常常不满足和拘泥于既有取得的临床疗效，不断创新中医治疗理念。他在繁忙工作之余，一直孜孜不倦地阅读百家书籍。老师常随身带有中医书籍，即使是中午休息、出差、开会前后的简短时间，亦每每取书而阅。纳百家之长，有容乃大，正是通过这种挤海绵式的日积月累的学习，才有了老师如此渊博的知识。

老师常常对我们说："学习时读书要精读一本、泛读多本，我们虽然从事皮肤专业，但我们不能见皮治皮，泛读不单纯是中医外科学、皮肤专业方面的知识，而是通过阅读，把中医基础理论打得扎实，再从中医理论到中医辨证、理法方药到各家学说、医家经验等等，甚至是其他非医学的，如自然科学、哲学等书籍，多阅读，才能拓开思路、触类旁通。"老师常常要求我们学生多读书、多查阅文献、多讨论，教诲我们将"泛览"和"精读"相结合，在浏览全貌的基础上抓住重点，反复琢磨，深入理解，归纳总结，将厚书读薄，再在临床中大胆运用，将书本的知识转变为自己的经验体会。

老师临证 30 余年，在许多皮肤病的中医辨证用药中形成了自己一套独特的经验，也取得良好的治疗效果。但跟随老师出诊，看老师处方用药就如行军打仗，运筹帷幄，常常迭出新招，惊喜不断。有时一个新的治法，有时是一个新的用药，老师会选择应用于不同的患者、不同的病种，进行反复的实践来验证其疗效，形成自己新的理念。老师常常提醒我们："遇到中医临证问题要多思考，不要因循守旧，一些新的用药和治疗思路要通过在临床上的反复实践、论证，才能取得突破。"

10多年前，老师接诊了几位非常严重的特应性皮炎的华裔儿童患者，他们在国外治疗多年，应用多种药物甚至系统应用激素口服均不效，几乎丧失了治疗的信心，为寻求中医治疗而归国。老师根据皮损辨证，结合"小儿脾常不足、心常有余""诸痛痒疮皆属于心""诸湿肿满皆属于脾"等中医理论，以清心火解毒、健脾渗湿、疏风止痒为治法，仅灯心草、淡竹叶、连翘、白术、钩藤寥寥数味，药虽轻清，却取得了意想不到的良好疗效，引起了老师的反复思考，从而在长期的临床实践中逐渐形成和创立了以清心培土法治疗特应性皮炎的辨证思路和治法。随着近年来生活水平的不断提高，环境、食物污染的情况日益严重，特应性皮炎的发病率大大增加，其病程缠绵难愈，西医治疗主要为糖皮质激素和钙调磷酸酶抑制剂等外用制剂，均存在药物依赖、停药反跳、系统吸收引起影响儿童生长发育等副作用。老师作为广东省中医院皮肤科的学术带头人，成立了特应性皮炎专科和工作团队，牢牢抓住中医辨证治疗该病的优势作为切入点，主持进行了国家"十一五"支撑计划课题"清心培土法治疗特应性皮炎"等一系列研究，主编《特应性皮炎》等专著，培养博士、研究生对该病进行深入的研究和探讨，处于国内本领域研究的前沿。

老师做学问、做研究的严谨、认真、高要求是出了名的，一篇讲稿、一篇论文往往经过反反复复的思考，反反复复的修改，不轻易拿出手。他常说，"作为我的学生，你们做研究一定要诚实，阳性结果也好、阴性结果也好，千万不能在做学问上面造假"，"研究要掌握方法，要用先进的、规范的、国际公认的方法从事研究，这样的研究才有意义，才能得到认同"，"如果我们做研究只是为了做研究，那就大错特错了，我们踏踏实实地做研究不是为了名，也不是为了利，而是为了研究更好的治疗方法，更好地提高临床疗效，为更多的患者提供更好的治疗方案"。

老师不断创新实践，不但体现在中医辨证内服药物方面，也强调内外合治、综合治疗的方法。老师认为内治法能发挥中医整体观念，辨证论治的特色，从整体上调节机体内分泌功能以治本；而外治法直接针对患病部位用药，可提高局部药物浓度，使药效直达病所以治标。两法配合应用治疗脱发能起到相辅相成，标本兼治，提高疗效的作用。

如老师创新应用综合疗法治疗各种脱发，梅花针叩刺、金粟兰酊外搽红外线照射可疏通经络，运行气血，改善脱发区血液循环，并能刺激毛囊，兴奋毛发生长点，有促进生发之效。梅花针、刺络放血拔罐治疗带状疱疹后遗神经痛以活血化瘀，通络止痛。以丹参、高丽参、当归穴位注射双手/足三里疗法可健运脾胃，益气血生化之源，活血化瘀通络，使气血充盛，经络通畅，毛发得以濡养。

又如老师创新将中医推拿、按摩手法与基础润肤治疗相结合治疗特应性皮炎。老师认为，中医外治法中的推拿、按摩不但可促进外用润肤保湿剂的吸收，而且通过辨证取穴，手法补泻，可扶正祛邪，调节全身脏腑、气血，起到改善皮损和瘙痒，缓解该病产生的焦虑情绪，促进患病儿童和青少年的心身健康、发育和成长的作用。从西医学的角度看，外用药物结合推拿、按摩手法可调节免疫系统、调整胃肠功能，对神经体液、内分泌和血液循环系统也有一定的调整作用。推拿、按摩治疗时借助橄榄油、山茶油等润肤保湿剂，成为全身润肤的基础治疗的一部分，并增强了润肤治疗的作用。推拿基本手法根据清心培土法选穴：发作期清心：清天河水，清小肠，揉总筋，运内劳宫，沿两侧膀胱经抚背；缓解期补脾：补脾经，揉脾俞，揉中脘；配合摩腹、捏脊，按揉足三里。选穴可根据皮损辨证加减：如皮疹鲜红或丘疹、水疱，渗液明显，加水底捞月，揉小天心，清脾经；皮肤干燥、粗糙、增厚或呈苔藓样变者，加补胃经，揉板门，按揉三阴交。也可根据全身症状辨证加减：如瘙痒剧烈者，上半身皮疹为主加掐曲池，下半身皮疹为主加按揉三阴交、掐风市；烦躁易怒或口舌生疮者加按揉、掐、捣小天心，清肝经；便溏、纳呆者加补大肠，揉脐、上推七节骨及揉板门；大便干结者加清大肠，退六腑，揉天枢，下推七节骨。其中，足三里、三阴交、曲池等穴位也可用于成人。可每天进行1~2次。老师常常根据患儿皮损辨证结合症状辨证，选择简单易行的穴位，指导家长在家中进行治疗。从西医学的角度看，外用药物结合推拿、按摩手法可调节免疫系统、调整胃肠功能，对神经体液、内分泌和血液循环系统也有一定的调整作用。老师认为，小儿推拿、按摩结合基础润肤治疗的过程，不仅是调节全身机体免疫、改善皮损、缓解瘙痒的过程，更重要的是父母关爱、与孩子心灵沟通的过程。

跟师 14 年，我不但有幸学习到老师高超的医术，更被老师高尚的医德和人格魅力所折服。老师坚定的中医信念、不断创新的中医理念、为中医事业孜孜进取的决心，鼓舞着我在中医的道路上努力前行。感恩老师的教诲，我将永远铭记于心。

（林颖）

跟师心得二

导师陈达灿教授从事皮肤科临床、科研、教学工作 30 余年，虽数职在身，但仍坚持每周出诊。有幸侍诊门下，获益良多。

一、严谨的工作态度，暖心的医患沟通

跟师中，首先印象深刻的是老师严谨细致的工作态度。由于皮肤病的临床特点，很多门诊医生已经习惯了简单询问病史、查看皮疹后迅速开药处置，注意力集中于主病主症，望、闻、问、切四诊常不周全。老师看病则察舌仔细，切脉细致，询问饮食作息，寒热喜恶，常可于病情之外对患者体质了然于胸，于用药中兼顾周全。他时常教导我们，诊病切忌先入为主，不要因循其他医生的诊断，草率处方用药，一定要获得第一手的资料，对患者负责。

老师的患者中有很多是特应性皮炎的儿童，与小朋友和家属的沟通十分考验医生的功力。门诊上特应性皮炎患儿很多，小孩子大部分都很淘气，而且有的孩子由于长期受瘙痒、睡眠障碍的折磨，而表现出烦躁、多动、脾气大的特点，一进诊室就大哭大闹，有的跑来跑去，有的甚至拿脉枕扔向老师，老师并不生气，老师总能够用温和、循循善诱的言语和动作获得小朋友的信任，乖乖配合查体。下次再就诊时，他们一进诊室就会喊陈伯伯好、陈医生好，有的甚至喊陈哥哥好，老师就会开心地回应他们说小朋友好，顺手捏一下他们的小脸蛋，诊疗结束后还会对小朋友竖起大拇指说今天表现很好，点赞、表扬。有些小朋友甚至每周都盼望与"陈伯伯"见面，看病变成一次次轻松愉悦的体验。老师开药时亦会特意兼顾药物的口感，最大限度提高小朋友的依从性，提升临床疗效。

二、扎实的临床功底，开阔的临床思维

老师先后师从于名中医朱良春教授、禤国维教授得其真传，用药平和而变通灵活，结合岭南地域气候常年高温、潮湿，民众喜食海鲜、生冷，易伤脾胃，现代人工作压力大、熬夜多、易伤肾阴的特点，兼顾健脾祛湿、滋阴

益肾，常于春风化雨，润物无声中收效。同时，我们在跟师时观察到，老师不仅传承了岭南皮肤病学派平调阴阳、滋阴益肾的临床思路与特色，在对荨麻疹等疾病的辨治中，又能将经方的要义运用其中，麻桂芍姜辛，皆方中常用药。师古不泥古，源于流派而不限于流派，真正地做到了个体化的辨证论治。

现代的中医教学与临床，因分科不同，常将中医、中药与针灸、推拿分开教授，造成中医系的学生毕业后对针灸、推拿只知皮毛，临床看病常只有药物而忽视其他方法。老师在对特应性皮炎患者的治疗中，不仅结合了现代西医的治疗理念和药物，亦十分重视针灸、推拿等传统中医疗法对疾病的调治。与儿科、传统疗法和针灸科合作，为特应性皮炎患者提供了耳穴、小儿推拿、针灸等多种多样的治疗和调护方法，突破了专科思维的局限，从更加宏观和整体的角度来认识和研究疾病，展现了开阔的临床思维，使我们获益良多。

三、求真方获真知，身教更胜言传

对于疑难病例，老师会想办法为他们做出明确诊断，进而正确治疗。外地的一位16岁男孩，因躯干反复起红斑伴瘙痒2年，曾在多家医院就诊，诊断为"皮炎""多形红斑"等，先后给予羟氯喹、泼尼松片、环孢素A治疗数月疗效不显，患者家属很焦急，慕名而来求诊于老师，老师进行了认真的查体，详细看了之前的就诊资料，询问了外院用药后皮肤变化情况，并要求患者再次行皮肤病理检查，但是病理报告提示皮肤慢性炎症，老师对这个结果并不满意，认为这个病比较特殊，应该有明确的病名，于是多次找病理科医生会诊，但仍然没有明确诊断，随后又带患者去参加广东省皮肤病的疑难病例讨论，请其他皮肤病专家一起会诊，最终讨论结果考虑色素性痒疹，给予米诺环素口服7周后，病人躯干部的皮疹奇迹般消失了，每次随访患者，患者总会说非常感谢陈医生，他是一位实实在在为病人着想的好医生。

跟师的时间不长，但潜移默化之下，我们的临床知识不断得到完善，导师高尚的医德，实事求是的医疗作风，精益求精的治学态度更是对我们学生起到了身教胜于言传的模范作用。从患者对老师的信赖之中，从临床诊疗的细节之中，我们慢慢体会到应该如何做人，如何医病。

（王海燕、孟威威）

跟师心得三

青苹果只有经过漫长的等待，将糖分沉淀，才会变成诱人的果实。这恰恰像一名中医的成长过程，只有不断的积累，将前人总结的理论基础与临床结合，才能成为真正治病救人的技术。中医理论博大精深，大多基于前人的经验总结，自己看书总有许多疑惑之处。一名有经验的中医对于这些理论一句简单的理解，可能是对你最好的启发，所以，跟师学习是我们必不可少的成长经历。

从去年6月份，我开始跟随陈达灿老师学习皮肤科方面的临床知识。每周跟诊一个下午，所以在这差不多一年的时间里，跟师时间其实不算太多。但在这不算长的时间里，刚上临床的我收获许多。从老师身上学会了作为一名皮肤科的医学生，我应该如何学习专科知识和如何发展自己；学会了如何将许多书本上的知识运用于临床；学会了对于许多皮肤病，中医辨证上应该注意的一些细节；更从老师身上学会了何为医德，真正地理解了"医乃仁术"这句话。

首先从学习上，老师教导我们皮肤病的学习要多看，多触摸。皮肤科的病种可以说是所有专科里面最多的，许多疾病的描述如果只看书本的话，可能十分相似，鉴别起来十分困难，所以对于皮肤病的诊断，除了记住它们的特点之外，经验也十分重要。这时候，我们只有临床上多看，起码要在图谱上多看，将抽象的理论描述对应到具体的实例当中去，这样，我们才能更好地抓住每个疾病的皮疹特点，方便我们更好地鉴别诊断。另外还要多触摸。皮肤科的病看起来给人感觉没那么好，许多医学生刚开始的时候并不敢去触碰患者的皮损，但是皮肤科的许多皮疹的特点也是要靠触摸的感觉来辅助鉴别诊断的，而且皮肤科用药多为外用，我们要通过触摸患者的皮肤来更好地了解患者的皮肤特点，以便更好地选择用药，所以皮肤病的诊断和治疗前一定要多看，多触摸。

然后是皮肤病的中医辨证论治。许多人对于皮肤病的认识可能都认为是热毒壅盛导致的，毕竟皮肤病的表现多以红斑、红疹为主要表现，这在中医辨证里面往往是热毒、血热阻滞于肌肤的表现。然而跟老师学习之后，我更加体会到中医辨证必须是因人而异，不能因为同一个病而笼统地一概而论。就像许多特应性皮炎的患者，在外面接受了许多清热解毒的中药治疗，效果

当代中医皮肤科临床家丛书（第三辑）

陈达灿

往往不佳，而老师有时以清热凉血为主，有时以健脾清心为主的辨证思路，就能使他们的症状得以缓解，并得到长期较好的控制。记得之前有一位来自广西的特应性皮炎患者，也是在其他地方治疗效果不佳，后来找老师治疗，老师对他进行仔细地辨证后以健脾清心为主给他进行中药治疗，加上他依从性较高，配合饮食、生活上的控制，现在病情控制十分稳定，只需 1~2 个月复诊 1 次便可。从老师的诊疗当中，我更加学会了四诊合参的重要性，不能对于同一个病一味地用同一种辨证思路。但是，从这一年的跟师当中，我又从老师的用药上总结出了一个比较适用于大部分皮肤病患者的总体原则：用药偏养阴清热为主，必要时攻补兼施；运用补法时不能过于温燥，宜以平补为主。这只是我从老师身上总结的一个阶段性的小结，不一定完全适用，毕竟中医辨证宜个体施治，希望在未来两年的跟师时间里，能从老师身上总结出更多体会。

最后，谈谈从老师身上学到的对于医德的体会。老师对待患者十分亲切，因名声在外，许多人会从远处慕名而来，作为省中医院的院长，他十分忙碌，但只要是病情较重，又从远处而来的，他基本不拒绝加号。即使患者数量多，他从来不会因此而草率看病，对待每一位患者，他都十分耐心，详细地了解患者的病史，四诊合参，必不可少。尤其是他的患者很多是小孩子，有时候并不会主动配合，而他总有许多方法哄小孩子配合他的诊治，这确实是我们必须向他学习的地方。他总是要求我们在程序上操作尽量不出错，患者来看病本来就比较麻烦了，不能再因为这些错误让他们来回跑。

一年的跟师学习转瞬即逝，虽然通过这段时间的学习，我对于许多皮肤病的诊疗有了初步的认知和体会，但仅仅这些是不够的，我将继续努力，珍惜余下 2 年的跟师学习时间，在中医药继承和发展的道路上继续前行，完善自我，不断提升自身技术水平，努力成为一名优秀的医生。

（李伟强）

跟师心得四

导师陈达灿教授业医三十载，特别在特应性皮炎方面有其真知灼见。能随师跟诊是一件很幸福的事。作为学生，侍诊左右，耳濡目染，受益匪浅，兹将所受熏陶和启发陈述如下。

一、坚定信心学中医

近百年来，质疑中医、取缔中医之声不绝于耳，经历了"胡万林"和

"闫芳"等之后，中医一度被黑得体无完肤。初入临床之际，专业知识尚薄弱，面对各种反中医的言论却辩驳无门，有心无力之余更觉窝火，有时亦会自我怀疑。也曾就此咨询陈老师，陈老师的回答可谓振聋发聩："中医科不科学，有没有用，不是哪个人说了算，病治好了才是最重要的，疗效决定一切，有疗效是中医的底气。就拿我们目前专攻的特应性皮炎为例，复诊患者中，有疗效明显的，有病情反复的，两种疗效之间有什么差异，研究后针对性调整用药方向，提高整体疗效，造福更多患者。比起那些恶意抨击，这更值得我们重点关注。学中医的，要有文化自信。中医作为传统医学，正因为它疗效确切，才能在国内流传几千年。青年一代必须充分认识到这一点，相信中医，坚定初心，这很重要。"诚然，中医也好，西医也罢，都是治病救人的技术。每一个患者最关注的，还是疗效。临床上运用中医屡起沉疴的案例不胜枚举，这正是中医旺盛生命力的体现。当中医被误解时，中医人更要坚定信心，将中医传承及发展；当中医被捧上神坛时，中医人更要清楚知道自身不足，切莫眼高于顶。念念不忘，必有回响，吾辈往后当投身医学领域，积累磨砺，望学有所成，造福一方人。

二、着眼大局把方向

随师跟诊抄方既是良好的学习机会，也是一次难度不定的随堂考核。跟诊学生需要初步接诊病人，自行判病辨证，根据舌、脉、方、证四者的对应关系拟出相应的治疗方案。接诊结束后，再将自己的方案跟导师的进行对比，从两者差异中找不足、补差距。如若是复诊病人，还需要留意病情变化时用药的调整技巧。由于门诊以常见病、多见病为主，这些"考题"，非常适合培养皮肤科医学生的临证诊疗思维。当学生能熟练应对门诊一般病症时，代表他已初步具备独立能力。

乍入临床，存在专业知识运用不熟练，问诊技巧欠缺等不足，加上门诊工作节奏较快，半天下来，自己遣方用药时已感觉捉襟见肘，直叹书到用时方恨少，一般跟诊后会抓紧时间向老师请教。现在回想着实汗颜，因为当时那些问题实在是太浅显，但陈老师总是非常耐心解答，还慷慨跟我们分享自己总结的用药细节，甚至还带着我们解读文章来帮助理解一些关键的想法。除了巩固现有知识，陈老师还经常提醒我们从大局上把控方向，以点击面，将知识融会贯通，建立属于自己的疾病诊疗思维架构，以期一通百通。譬如，以面部白斑为主诉就诊的，属于色素减退性皮肤病，常见的病有哪些，以什么为分类标准，不同分类下都有什么具体疾种，每个病都有什么特征性的表现，不同疾病之间的鉴别要点是什么，治疗用药有什么异同。试想在诊断疾病时，如果缺乏一个全局的高度，没有战略性思路与规划，很容易流于随便应付，那疗效就无从谈起。若是难以一时诊断的疑难病，也可以顺着诊断思维架构进行分析，从中发现有指导意义的线索。

陈老师对医学的态度极其严谨求实，对学生的培养也是尽心尽力。他常教导我们，社会生活节奏快，人体疾病的发生涉及身体、饮食、心理等多方面，各方面知识理解越是充分，越能整体分析，立体还原发病过程，更有利于辨证论治。医学发展是一个循环滚动的过程，我们需要根据医学发展趋势、时代需求、自身条件、环境团队等变化充分规划，不断调整用药与研究变化。因此，除要求我们掌握本专业领域的技能，还同时要求尽可能多涉猎哲学、人文、心理学、艺术等知识，进一步拓宽知识面。可以说，没有陈老师循循善诱的指导，我很难对不同的皮肤病有快速而深刻的理解。就在多次跟诊的不断讨论和学习中，我逐渐建立了自己的临床思维架构。

三、于细微处下功夫

常言道：不积跬步，无以至千里；不积小流，无以成江海。任何事情都是一个逐渐深入、从量变到质变的过程。在这个讲求精细化的时代，细节往往能反映专业水准，突出内在的素质。具体到医学，掌握一个病就是"跬步"，处理病症游刃有余就是"千里"。行医时我们着眼于"千里"，行动上要从"跬步"做起。"跬步"即细节，细节虽小，但很多时候会起关键作用，进而影响最终结果。

跟诊良久，患者就诊时，我按照自己的思路预先开处方，发现陈老师在原处方上药物修改比较多时，患者服药后每每效果显著，为何老师所用药更胜一筹，有时反复思考不得其解，只能求教于陈老师。陈老师笑而答之："每个病证都有它固定的表现及用药选择，但千人千病，年龄、患病时间、诱因的不同，导致用药要量体裁衣，这也是中医的灵活之处。不同季节有哪些高发病，主病因都有什么？不同年龄段患者体质不一样，用药时差别在哪里？小儿的手诊与腹诊，与脉诊不一致时，如何取舍？同一疾病不同患者的治疗诉求不一致，如何分清轻重缓急？牵一发而动全身，这些看似琐碎的事情都需要综合考虑，某些时候，它们会成为决定用药的关键。在细微处下功夫，是每个中医人的必经之路，老师我也是这样慢慢走过来的，好好努力。"

俗语有云：“台上一分钟，台下十年功。”这里的十年功，包括了日复一日的反复研读和琢磨，也包括了跟患者相处的全部细节。观察入微者，更容易发现潜在的病因或治疗切入点，准确定位关键细节，用药时自然更容易实现庖丁解牛般的行云流水，药效自然如鼓应桴。陈老师对于细节把控程度实在是令人佩服，也因为这样的求真务实，从医多年，陈老师总能获得患者的交口称赞，业内外口碑也备受认可。

　　坚定信心学中医，着眼大局把方向，于细微处下功夫。这些都是短短跟师过程中，陈老师教导我的。医路尚远，正是深知这份工作任重道远，我会更加坚定自己的信心，以陈老师为榜样，关注诊疗日常当中的点点滴滴，完成那些微小的积累，脚踏实地，在学习中反思，在实践中提升自己。

（温晓文）